Grundlagen der Sportmedizin

Christoph Raschka • Christine Wild-Bode
Hrsg.

Grundlagen der Sportmedizin

Physiologie, Biochemie und Anatomie für Medizin- und Sportstudium

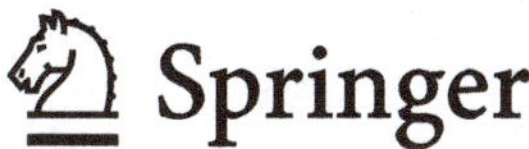

Hrsg.
Christoph Raschka
Praxis Dres. Raschka
Hünfeld, Deutschland

Christine Wild-Bode
Lehrstuhl Stoffwechselbiochemie
LMU
München, Deutschland

ISBN 978-3-662-72760-7
ISBN 978-3-662-72761-4 (eBook)
https://doi.org/10.1007/978-3-662-72761-4

Die Deutsche Nationalbibliothek verzeichnet diese Publikation in der Deutschen Nationalbibliografie; detaillierte bibliografische Daten sind im Internet über https://portal.dnb.de abrufbar.

Einbandabbildung: © stock.adobe.com / Peacefully7

Planung/Lektorat: Christine Stroehla

Springer ist ein Imprint der eingetragenen Gesellschaft Springer-Verlag GmbH, DE und ist ein Teil von Springer Nature.
Die Anschrift der Gesellschaft ist: Heidelberger Platz 3, 14197 Berlin, Germany

Wenn Sie dieses Produkt entsorgen, geben Sie das Papier bitte zum Recycling.

Unseren Familien gewidmet.

Geleitwort

Deutschland zählt zu den wohlhabendsten Ländern der Welt. Soziale Errungenschaften, funktionierender Rechtsstaat, Meinungsfreiheit und mittlerweile 80 Jahre äußerer Frieden sind Kennzeichen der Errungenschaften der deutschen Demokratie nach den verheerenden Zerstörungen des 2. Weltkriegs. Trotzdem sind viele Deutsche unzufrieden und unglücklich. Einsamkeit insbesondere der älter werdenden Bevölkerung, ungesunde Ernährung und Bewegungsarmut mit der Folge zunehmender Übergewichtigkeit sowie von Werteverlust und Orientierungslosigkeit sind ernstzunehmende Probleme unserer Gesellschaft. Deutschland leistet sich jährlich 60 Mrd. € Kosten, die durch Adipositas entstehen – vereinfacht ausgedrückt: für Bewegungsarmut und Fehlernährung! Trotz der höchsten Ausgaben für das Gesundheitswesen in Europa und Krankenhauskosten von jährlich über 80 Mrd. € sind die Deutschen nicht gesünder als ihre europäischen Nachbarn und befindet sich die durchschnittliche Lebenserwartung nur im mittleren Bereich. Nach Herzinfarkt, Schlaganfall und Krebsleiden ist die Bewegungsarmut bereits der vierthäufigste Grund für vorzeitiges Versterben unserer Bürger.

Daraus wird deutlich, dass wir einen Weg zu mehr Gesundheit und Wohlbefinden durch einen präventiven Lebensstil finden müssen. Dem Sport und der Sportmedizin kommen auf diesem Weg eine zentrale Bedeutung zu. Neben den in Norwegen bereits seit über 15 Jahren praktizierten Maßnahmen (60 Minuten qualifizierter Sportunterricht pro Tag in den Schulen, Schulfach Prävention zur Motivation zum lebenslangen Sporttreiben und gesunde Ernährungsweise) muss dem Fach Sportmedizin als zentralem Pfeiler der Prävention eine größere Bedeutung zukommen.

Christoph Raschka als unermüdlicher Werber für eine verbesserte Lebensqualität durch Sport und extrem fleißiger Buchautor gibt nun zusammen mit der Biochemikerin Christine Wild-Bode das Buch „Sportmedizin für Vorkliniker" heraus. Ein Autorenkollektiv vermittelt die Sportmedizin in zwölf Kapiteln in didaktisch neuartiger Form. Anhand von beteiligten Personen werden die fachlichen Inhalte in praxisrelevantem Kontext abgehandelt. Neben Kraft-, Ausdauersport und Schnelligkeit werden auch die Sportartengruppen Ball-, Schieß- und Kampfsport sowie Turnen, Wasser- und Bergsport sowie Regeneration berücksichtigt. Das kurzweilig geschriebene Werk vermittelt nicht nur die relevanten Grundlagen für das Fach Sportmedizin, es motiviert auch für die Anliegen des Fachs.

Ich wünsche den Lesern, dass die Begeisterungsfähigkeit der Autoren auf sie überspringt. Ob sie als Hausarzt, Internist oder Orthopäde tätig sind: sie profitieren von dem Inhalt des Buchs!

Ihr

Prof. Dr. med. Martin Engelhardt

Vorwort

In den letzten Jahrzehnten hat der Sport in Deutschland eine zunehmend zentrale Rolle eingenommen, sowohl im gesellschaftlichen als auch im gesundheitlichen Kontext. Die Bedeutung von regelmäßiger körperlicher Aktivität wird immer mehr erkannt, insbesondere im Hinblick auf die Förderung der Gesundheit und die Reduktion von Risikofaktoren für chronische Erkrankungen.

Sportliche Betätigung trägt entscheidend zur Verbesserung der physischen Fitness bei, stärkt das Herz-Kreislauf-System und hilft, Übergewicht sowie damit verbundene Erkrankungen wie beispielsweise Diabetes und Bluthochdruck zu vermeiden. Darüber hinaus hat Sport auch positive Auswirkungen auf die psychische Gesundheit, indem er Stress abbaut, das Wohlbefinden steigert und soziale Kontakte fördert.

Die deutsche Gesellschaft hat begonnen, Sport als wichtigen Bestandteil eines gesunden Lebensstils zu betrachten. Initiativen zur Förderung von Bewegung in Schulen, am Arbeitsplatz und in der Freizeit sind auf dem Vormarsch. Auch die Politik unterstützt diesen Trend durch Programme, die den Zugang zu Sportangeboten erleichtern und die Infrastruktur für sportliche Aktivitäten verbessern.

Insgesamt zeigt sich, dass der Sport nicht nur zur persönlichen Gesundheit beiträgt, sondern auch zur Stärkung des sozialen Zusammenhalts und zur Förderung eines aktiven Lebensstils in der Bevölkerung. Die zunehmende Bedeutung des Sports in Deutschland ist somit ein wichtiger Schritt in Richtung einer gesünderen und aktiveren Gesellschaft.

So erreichte der Deutsche Olympische Sportbund (DOSB) im Jahr 2023 mit fast 28,8 Mio. Mitgliedschaften im organisierten Sport einen neuen Rekord.

Demgegenüber stehen nur relativ wenige Kolleginnen und Kollegen mit sportmedizinischer Weiterbildung.

Aktuell sind in Deutschland 17.726 Ärztinnen und Ärzte mit der Zusatzbezeichnung „Sportmedizin" bei den Kammern registriert, von denen 12.963 Personen auch wirklich berufstätig sind.

Die Deutsche Gesellschaft für Sportmedizin und Prävention (Deutscher Sportärztebund) e. V. (DGSP) als Dachverband der 18 Landessportärzteverbände in Deutschland, in denen die in Deutschland an der Sportmedizin interessierten bzw. auf diesem Feld tätigen Ärzte aller Fachdisziplinen organisiert sind, weist aktuell nur 6185 Mitglieder auf.

Die deutsch-österreichisch-schweizerische Gesellschaft für Orthopädisch-Traumatologische Sportmedizin (GOTS) als weltweit zweitgrößter Zusammenschluss von Sportorthopäden und Sporttraumatologen hat aktuell 1730 Mitglieder, wobei viele Sportmediziner wahrscheinlich in allen drei aufgelisteten Kategorien simultan aufgeführt sein dürften, so dass man die Zahlen zur Einschätzung der absoluten Zahl von Sportärzten nicht einfach addieren darf.

Die Sportmedizin ist ein faszinierendes Querschnittsfach, das die Bereiche Medizin, Sportwissenschaft und Rehabilitation vereint. Sie bietet jungen Ärzten die Möglichkeit, in einem dynamischen und abwechslungsreichen Umfeld zu arbeiten, in dem sie sowohl ihre medizinischen Kenntnisse als auch ihre Leidenschaft für Sport und Bewegung einbringen können.

Die Gewinnung junger Ärzte für die Sportmedizin ist von entscheidender Bedeutung, um die steigende Nachfrage nach spezialisierten sportärztlichen Fachkräften zu decken. Sportmediziner spielen eine zentrale Rolle bei der Prävention, Diagnose und Behandlung von sportbedingten Verletzungen sowie bei der Förderung eines aktiven Lebensstils. Sie arbeiten nicht nur mit Leistungssportlern, sondern auch mit Freizeitsportlern und Menschen, die ihre Gesundheit durch Bewegung verbessern möchten.

Das vorliegende Buch soll einen Beitrag dazu leisten, schon Medizinstudenten in den vorklinischen Semestern für dieses spannende Fachgebiet zu begeistern.

Es handelt sich um eine prägnante, anschauliche, gut illustrierte Einführung in die vorklinischen Inhalte der Sportmedizin mit Hilfe typischer Sportcharaktere, welche durch die einzelnen Kapitel des Buches führen.

Alle 20 Figuren (die Zackigen Zwanzig), d. h. in der Regel ein typisches Sportlerpaar pro Kapitel, werden auch zeichnerisch vorgestellt und sollen dazu beitragen, in Form von kleineren sportmedizinischen Kasuistiken bei den Medizinstudenten das Interesse an der vorklinischen Sportmedizin zu wecken.

Gleichzeitig werden die oft als zu theoretisch empfundenen vorklinischen Lerninhalte durch die anschaulichen Sportbeispiele lebendig visualisiert und sollen so besser „hängenbleiben".

Nach der Erfahrung der Verfasser werden gerade zu sportmedizinischen Themen besonders oft Fragen schon in der Vorklinik gestellt. Die sportmedizinische Thematik interessiert also nicht nur die sportlich aktiven Studierenden.

Bisher gab es kein Buch, das dieses Thema aus vorklinischer Sicht behandelt. Dieser Bedarf soll mit dem vorliegenden Text gedeckt werden.

Dieses Werk kann selbstverständlich nicht alle sportmedizinisch relevanten Themen erschöpfend abhandeln, sonders soll als anschauliches, didaktisch interessant konzipiertes Einführungsbuch neugierig auf die faszinierende Welt der Sportmedizin machen.

Die Sportmedizin ist ja nicht nur ein Beruf, sondern im Idealfall eine lebenslange Berufung, die die Möglichkeit bietet, vielen Menschen zu helfen, ihre sportlichen Ziele zu erreichen und darüber hinaus ein gesundes Leben zu führen.

Indem wir junge Ärzte bzw. Medizinstudenten schon der Vorklinik für dieses faszinierende Fach gewinnen, möchten wir dazu beitragen, die weitere Zukunft der Sportmedizin positiv zu gestalten und damit nicht zuletzt die Gesundheit der deutschen Bevölkerung nachhaltig zu fördern.

Prof. Dr. Dr. Dr. Christoph Raschka **Dr. Christine Wild-Bode**
Hünfeld und München, 15. Juni 2026

Danksagung

Herrn Rolf Steigemann für die hervorragende zeichnerische Entwicklung der zackigen Zwanzig sowie zahlreiche weitere Abbildungen in unserem Buch.

Étienne Haupt für die Aufnahmen und großzügige Bereitstellung der Fotos im Kraftsportkapitel.

Herrn Dr. med. Thomas Sitte für die Durchsicht des Tauchkapitels.

Frau Dr. Stefanie Fülöp für den Feinschliff bei schwierigen Abbildungen.

Über die Herausgeber

Prof. Dr. med. Dr. rer. nat. Dr. Sportwiss. Christoph Raschka,
Jg. 1961, verheiratet, 2 Kinder, Anthropologe, Internist und FA für Allgemeinmedizin, Zusatzbezeichnungen Sport-, Notfall- und Palliativmedizin, Chirotherapie, Naturheilverfahren und Akupunktur, Zertifikate in Health Care Management, Tauch- und Ernährungsmedizin, DGSP-Experte für Sportmedizinische Laktat-Leistungsdiagnostik, Promotionen in Humanmedizin (Gießen), Anthropologie (Mainz) und Sportwissenschaften (Bochum), Habilitation in Frankfurt/Main, apl. Prof. am FB Sportwissenschaft der Julius-Maximilians-Universität Würzburg, Vizepräsident des Sportärzteverbands Hessen e. V., niedergelassen mit Ehefrau Dr. Sonja Raschka in allgemeinmedizinischer Praxis in Hünfeld, Lizenzierte Sportmedizinische Untersuchungsstelle des LSB Hessen e. V., Weiterbildungsermächtigung für Allgemeinmedizin, Prüfer für die Bezeichnung Sportmedizin der LÄK Hessen.

Dr. med. Christine Wild-Bode
Jg. 1972, verheiratet, 4 Kinder, Studium der Humanmedizin in Homburg, England, Heidelberg, USA und Südafrika, Promotion zur Amyloid-Entstehung bei Alzheimer in Heidelberg, Neurologie in Tübingen, seit über 15 Jahren Dozentin für Biochemie und Neuroanatomie am Lehrstuhl Prof. Haass an der Ludwig-Maximilians-Universität München, Lehrkoordinatorin der Biochemie, Lehrpreise 2020 und 2024, Autorin umfangreicher klinischer Fallgeschichten in der Biochemie in bayernweit genutzten Kursen der virtuellen Hochschule Bayern, sowie einem Standardwerk der vorklinischen Biochemielehre, Master of Medical Education der Universität Heidelberg (vsl. Abschluss 2026), IMPP Überprüfungskommission Biochemie, Prüferin für das erste Staatsexamen Physikum seit 2012.

Abkürzungsverzeichnis

ACE	Angiotensin-Converting Enzym
ADF	Alternate-Day-Fasting (Intermittierendes Fasten)
ADH	Antidiuretisches Hormon
ADHS	Aufmerksamkeitsdefizit-Hyperaktivitätsstörung
ADP	Adenosindiphosphat
Ae	Anreiz von Erfolg
AF	Atemfrequenz
AMV	Atemminutenvolumen
AMP	Adenosinmonophosphat
AMPK	AMP-aktivierte Proteinkinase
AMS	Acute Mountain Sickness (Akute Höhenkrankheit)
ANS	Anaerobe Schwelle
AT	Autogenes Training
ATP	Adenosintriphosphat
AV-Block	Atrioventrikulärer Block
AZV	Atemzugvolumen
BCAAs	Branched-chain amino acids (verzweigtkettige Aminosäuren)
BDNF	Brain-Derived Neurotrophic Factor (Wachstumsfaktor)
BMI	Body Mass Index
C	Kohlenstoff (Atom)
$C_6H_{12}O_6$	Glucose (Chemische Formel)
cAMP	Zyklisches Adenosinmonophosphat (Sekundärer Botenstoff)
CK	Kreatinkinase/Creatinkinase
CK-MB	Kreatinkinase MB (Kardiale Isoform)
CO_2	Kohlendioxid
COPD	Chronic Obstructive Pulmonary Disease
cTNI	Cardiales Troponin I
cTNT	Cardiales Troponin T
DGE	Deutsche Gesellschaft für Ernährung
DMN	Default Mode Network
DOMS	Delayed Onset Muscle Soreness (Muskelkater)
EAN	Enriched Air Nitrox (Nitrox)
EEG	Elektroenzephalogramm
EKG	Elektrokardiogramm

EMG Elektromyographie
EM Europameisterschaft
eNOS Endotheliale NO-Synthase
EPAS1 Genvariante (HIF-2α)
EPO Erythropoetin
ET-1 Endothelin-1

FAD Flavin-Adenin-Dinukleotid (Reduktionsäquivalent)
$FADH_2$ Reduzierte Form von FAD
Fe^{2+} Zweiwertiges Eisen
Fe^{3+} Dreiwertiges Eisen
FF-Unit Fast Fatigable Motor Unit
FR-Unit Fast, Fatigue-Resistant Unit

GSH Reduziertes Glutathion
GSSG Oxidiertes Glutathion
GTP Guanosintriphosphat

H Wasserstoffatom
H^- Hydridion
H^+ Proton/Wasserstoffion
H_2O Wassermolekül/Wasser
H_2O_2 Wasserstoffperoxid
HACE High Altitude Cerebral Edema (Höhenhirnödem)
HAPE High Altitude Pulmonary Edema (Höhenlungenödem)
Hb Hämoglobin
HFF Hautfettfaltensumme
HF Herzfrequenz
hGH Human Growth Hormone
HIF-1α Hypoxia Inducible Factor (Transkriptionsfaktor)
HIF-2α Hypoxia Inducible Factor 2α (Transkriptionsfaktor)
HLA Humanes Leukozyten-Antigen
HMV Herzminutenvolumen
hPa Hektopascal (Druckeinheit)
hs-Troponin Hochsensitives Troponin
HSL Hormonsensitive Lipase

IGF-1 Insulinähnlicher Wachstumsfaktor 1
IL-6 Interleukin 6
IOC International Olympic Committee

kcal	Kilokalorie
kJ	Kilojoule
LDL	Low-Density Lipoprotein-Cholesterin
LH	Luteinisierendes Hormon
LPL	Lipoproteinlipase
LSD	Lysergsäurediethylamid
LWS	Lendenwirbelsäule
MAP	Mittlerer arterieller Blutdruck
MAP-Kinase	Mitogen-Activated Protein Kinase
Me	Leistungsmotiv
ml	Milliliter
mTOR	Mechanistic Target of Rapamycin (Signalweg)
N_2	Stickstoff
NADA	Nationale Anti-Doping Agentur Deutschland
NAD^+	Nikotinamid-Adenin-Dinukleotid (Reduktionsäquivalent)
NADH	Reduzierte Form von NAD^+
NO	Stickstoffmonoxid
NMN	Nikotinamid-Mononukleotid
NNT	Number needed to treat
NSAR	Nichtsteroidale Antirheumatika
O_2	Sauerstoff
$O_2{\bullet}^-$	Superoxid-Anion
OH•	Hydroxylradikale
OH^-	Hydroxid-Ion
OSG	Oberes Sprunggelenk
Pgesamt	Gesamtdruck
p_a	Atmosphärischer Druck
p_h	Hydrostatischer Druck
pCO_2	Kohlendioxid-Partialdruck
PEPCK	Phosphoenolpyruvat-Carboxykinase
pH	pH-Wert
PKB	Proteinkinase B
PMR	Progressive Muskelrelaxation
pO_2	Sauerstoffpartialdruck
ROS	Reactive Oxygen Species (Reaktive Sauerstoffspezies)

S-Unit Slow Motor Unit
SAEPs Späte akustisch evozierte Potenziale
SOD Superoxiddismutase
SRY Sex-determining-region of the y-chromosome
SV Schlagvolumen

TAG Tri(acyl)glycerin
TAGs Triacylglyceride
Te Tendenz, Erfolg anzustreben (Leistungsmotivation)
TPR Totaler peripherer Widerstand

USG Unteres Sprunggelenk
UV Ultraviolett

VA Alveoläre Ventilation
VD Totraumvolumen (Volume of Dead Space)
VEGF Vascular Endothelial Growth Factor (Wachstumsfaktor)
VO_2max Maximale Sauerstoffaufnahme
VT1 Ventilatorische Schwelle 1 (Aerobe Schwelle)
VT2 Ventilatorische Schwelle 2 (Anaerobe Schwelle)

WADA World Anti-Doping Agency
We Subjektive Erfolgswahrscheinlichkeit

XX Chromosomensatz Frau

XY Chromosomensatz Mann

ZNS Zentrales Nervensystem

2,3-BPG 2,3-Bisphosphoglycerat
$5\text{-}HT_1A$ Serotoninrezeptor Subtyp (5-Hydroxytryptamin)
$5\text{-}HT_1B$ Serotoninrezeptor Subtyp
$5\text{-}HT_2A$ Serotoninrezeptor Subtyp
µg/L Mikrogramm pro Liter
η Wirkungsgrad

Inhaltsverzeichnis

Serviceteil

Autorenverzeichnis

PD Dr. Heike Beck LMU Lehrstuhl Kardiovaskuläre Physiologie, BMC, Großhaderner Straße 9, 82152 Planegg-Martinsried

Dr. Corinna Haupt LMU Lehrstuhl Physiologische Genomik, BMC, Großhaderner Straße 9, 82152 Planegg-Martinsried

Dr. Björn Kliem OCBO Ravensburg (Praxis), Schussenstraße 20, 88212 Ravensburg

Dr. Daniela Kugelmann LMU Lehrstuhl Anatomie I, Pettenkoferstraße 11, 80336 München

Prof. Dr. Dr. Dr. Christoph Raschka Praxis Dres. Raschka, Im Igelstück 31, 36088 Hünfeld

PD Dr. Monika Pruenster LMU Lehrstuhl Kardiovaskuläre Physiologie, BMC, Großhaderner Straße 9, 82152 Planegg-Martinsried

Dr. Anne Wöllmer LMU Lehrstuhl Stoffwechselbiochemie, Feodor Lynen Straße 17, 81377 München

Dr. Christine Wild-Bode LMU Lehrstuhl Stoffwechselbiochemie, Feodor Lynen Straße 17, 81377 München

Einführung

Monika Pruenster und Christine Wild-Bode

Inhaltsverzeichnis

C. Raschka, C. Wild-Bode (Hrsg.), *Grundlagen der Sportmedizin*,
https://doi.org/10.1007/978-3-662-72761-4_1

1.1 Was ist Energie?

Jeder Sport, jeder Lebensprozess braucht **Energie**, egal ob wir Marathon laufen, Gewichte stemmen, tanzen, boxen oder nachdenken. Aber was ist eigentlich Energie?

Merke
Energie ist die Fähigkeit, Arbeit zu verrichten.

Arbeit kann man sich ganz allgemein als das Bewegen eines Körpers oder Verändern eines Zustands unter dem Einfluss von Kräften vorstellen. Energie tritt dabei in unterschiedlichen Formen auf – zum Beispiel als **kinetische** (Bewegung), **thermische** (Wärme), **elektrische** oder **chemische** Energie. Der berühmte Energieerhaltungssatz besagt:

Merke
Energie kann weder erzeugt noch vernichtet werden – sie kann nur von einer Form in eine andere umgewandelt werden.

Was also passiert in unserem Körper?

Das Müsli am Morgen enthält chemische Energie, die dann z. B. beim Joggen in Bewegungsenergie und Wärmeenergie umgewandelt wird. Bleibt Energie übrig, wird diese in kurzfristige **Glykogenspeicher** in Muskel und Leber oder langfristige **Fettspeicher** umgewandelt.

Merke
Die universale chemische Energiewährung in allen Lebewesen ist das energiereiche Adenosintriphosphat ATP.

Wieviel ATP brauchen wir?
Ein Mensch produziert und verbraucht jeden Tag etwa 70 kg oder sein eigenes Körpergewicht an ATP, bei einem Marathonlauf können es bis zu 300 kg ATP werden.

1.1.1 ATP und die Muskelkontraktion

Damit z. B. eine Muskelkontraktion stattfinden kann, müssen sich die Proteinfilamente **Aktin** und **Myosin** übereinander schieben, indem Querbrücken gebildet werden. Das geht nur, wenn mithilfe von ATP diese Querbrücken wieder gelöst und so wieder neue Querbrücken ermöglicht werden (**Querbrückenzyklus**).

Ohne ATP daher keine Muskelkontraktion – das Extrembeispiel ist die Totenstarre, bei der ein absoluter ATP-Mangel jede kleinste Muskelbewegung verhindert. Man nennt ATP deshalb auch den „Weichmacher" des Muskels.

Die **Leichenstarre** löst sich nach etwa 24 h wieder auf, das hat aber nichts mit ATP zu tun, sondern passiert durch Zersetzungsprozesse (Enzyme und bakterielle Verwesung), die Muskelstrukturen aufbrechen.

Fleischreifung beim Metzger
Denselben Vorgang gibt es bei Tierfleisch. Kurz nach der Schlachtung ist das Fleisch ohne ATP starr bzw. zäh und hart. Durch das Abhängen (Fleischreifung) löst sich dann die Starre, Enzyme bauen die Muskelstrukturen langsam ab, das Fleisch wird zart.

Ein typisches Beispiel für ATP-Mangel beim Sport ist das „Festwerden" der Muskulatur bei Langstreckenläufern, z. B. beim Marathonlauf (▶ Kap. 3), wenn die Energiereserven des Körpers gegen Ende der Strecke deutlich erschöpft sind. Kletterer kennen die harten Unterarme nach einer schweren Route. Kraftsportler (▶ Kap. 2) erleben denselben Effekt, wenn zu viele Wiederholungen ohne Pausen gemacht werden.

Aber wie wird nun die chemische Energie aus der Nahrung in ATP umgewandelt? ATP entsteht in den Mitochondrien durch die **ATP-Synthase** – ein Enzym, das wie eine

Turbine durch einen Strom von Protonen (H^+) angetrieben wird (Abb. 1.1).

Diese Protonen müssen aber natürlich zunächst über die Membran, an der die ATP-Synthase sitzt, nach außen gepumpt werden. Woher kommt die Energie dafür? Das Fließen von Elektronen durch die Proteinkomplexe der sogenannten **Atmungskette** treibt die Protonenpumpen an. Wenn wir nun noch klären, woher die Elektronen stammen und warum sie fließen, haben wir die zwei Kernelemente des Energiestoffwechsels verstanden.

Was brauchen wir zum Leben? Nahrung und Sauerstoff – so wird in den Mitochondrien das Wesentliche sichtbar:

Merke

Die Nahrung liefert uns die Elektronen, Sauerstoff ist der finale Elektronenakzeptor, auf den die Elektronen in der Atmungskette zufließen.

Ohne Nahrung keine Elektronen, ohne Sauerstoff kein Elektronenfluss. Nun wird auch klar, warum die Proteinkomplexe als **Atmungskette** bezeichnet werden: hier findet die **Zellatmung** statt.

Das ist der Grund, warum **Sauerstoff** für uns überlebenswichtig ist. Der Sauerstoff aus der Luft gelangt in die Alveolen und wird von dort ins Blut aufgenommen. In den Erythrozyten bindet er an Hämoglobin und wird über den Blutkreislauf zu den Geweben transportiert. Ein kleiner Teil des Sauerstoffs liegt auch physikalisch gelöst im Plasma vor. In den Kapillaren wird der Sauerstoff schließlich an die Zellen abgegeben. Jede Zelle, die Mitochondrien hat, braucht Sauerstoff, damit in der Atmungskette ATP entstehen kann.

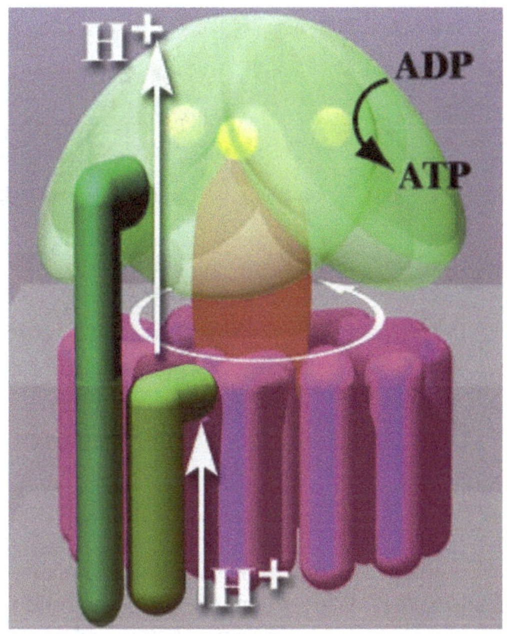

Abb. 1.1 Die ATP-Synthase funktioniert wie eine Turbine, die durch den Strom von Protonen angetrieben wird. Der rote Teil dreht sich (Rotor) und bewirkt dadurch im hellgrünen Teil Konformationsänderungen, die die Synthese von ATP ermöglichen. Der hellgrüne Teil wird vom dunkelgrünen Teil (Stator) festgehalten, damit er sich nicht mitdreht. (Nach Aswhamburg ATP-Synthase,)

Effizienter Sauerstofftransport beim Sportler

Wenn wir als Sportler beim Ausdauertraining Herz und Kreislauf trainieren (Kap. 3), geht es letztlich nur darum, den Sauerstoff aus der Lunge möglichst effizient in alle Gewebe und Zellen zur Atmungskette zu transportieren. Dabei spielen unter anderem die Aufnahme des Sauerstoffs in der Lunge, das Schlagvolumen (also die Menge Blut, die bei jedem Herzschlag in den Kreislauf gepumpt wird) sowie die optimale Bereitstellung des Sauerstoffs in der Muskulatur eine wichtige Rolle. Auch die Anzahl der Erythrozyten ist hierbei entscheidend. Je mehr Erythrozyten, desto mehr Sauerstofftransport, desto mehr ATP für die Muskeln – hier gibt es Potenziale, die beim Höhentraining, aber auch beim Doping genutzt werden (siehe Abschn. 3.9 und Kap. 10).

1

Tab. 1.1 Nahrung als „Benzin" für den Körper

Aspekt	Auto/Motor	Menschlicher Körper
Energiequelle	Benzin (organische Verbindung)	Nahrung (organische Verbindungen: Kohlenhydrate, Fette, Proteine)
Oxidation („Verbrennung")	Sauerstoff aus der Luft	Sauerstoff über Atmung → Blut → Zellen → Atmungskette
Energieumwandlung	Chemische Energie → Bewegung + Wärme	Chemische Energie → Muskelarbeit + Körperwärme
Beispiel für Energieabgabe	Auto fährt, Motor wird heiß	Mensch bewegt sich, schwitzt
Abfallprodukt der Oxidation	CO_2 (Abgas)	CO_2 (wird abgeatmet)
Oxidationsendprodukt	Kohlenstoff im CO_2 vollständig oxidiert	Kohlenstoff im CO_2 vollständig oxidiert (nicht mehr verwertbar)

Wie gewinnen wir nun aus der Nahrung **Elektronen**? Wie geben die verschiedenen Nährstoffe, **Kohlenhydrate, Fette und Proteine,** ihre Elektronen ab?

Merke
Die Elektronenabgabe wird in der Chemie als Oxidation bezeichnet.

Letztlich geht es also im gesamten katabolen (abbauenden) Stoffwechsel um die **Oxidation** der verschiedenen organischen Verbindungen. Tatsächlich spricht man salopp von der „Verbrennung" von Kalorien beim Sport. Hier hilft eine radikale Vereinfachung, die komplexen biochemischen Abläufe auf das Wesentliche zu reduzieren: eine Analogie mit dem Verbrennermotor (Tab. 1.1).

Wie Benzin besteht Nahrung aus organischen Verbindungen, d. h. Kohlenstoffverbindungen, die mithilfe von Sauerstoff oxidiert/verbrannt werden, dabei wird chemische Energie in Bewegung und Wärme umgewandelt. Das Endprodukt oxidierter Kohlenstoffverbindungen ist CO_2 – Kohlendioxid. Das Kohlenstoffatom ist im CO_2 vollständig oxidiert, kann keine weiteren Elektronen abgeben und ist daher für den Körper wertlos – CO_2 wird als Abfallprodukt abgeatmet, in Analogie zum Auto, das CO_2 als Abgas abgibt.

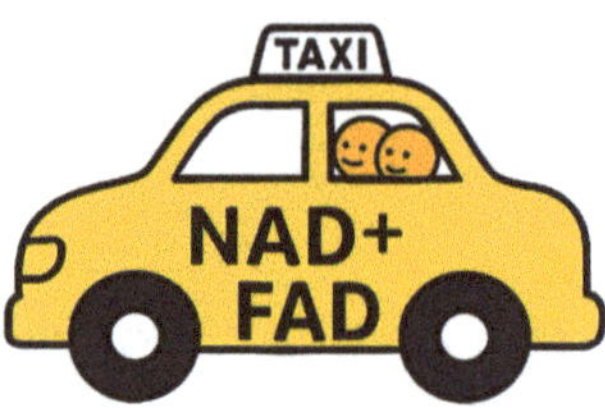

Abb. 1.2 NAD+ und FAD transportieren Elektronen zur Atmungskette

Wie gelangen nun aber die bei der Oxidation der Nahrung abgegebenen **Elektronen** zur **Atmungskette**?

Merke
Jede Oxidation ist immer mit einer Reduktion gekoppelt: Ein Stoff gibt Elektronen ab, ein anderer nimmt sie auf.

Die Elektronenaufnahme übernehmen im Stoffwechsel die **Reduktionsäquivalente** genannten Dinukleotide **NAD^+** (Nikotinamid-Adenin-Dinukleotid) und **FAD** (Flavin-Adenin-Dinukleotid). Sie transportieren die Elektronen aus dem Stoffwechsel zur Atmungskette; man kann sie bildhaft als „Elektronentaxis" (Abb. 1.2, Tab. 1.2) bezeichnen.

Tab. 1.2 Reduktionsäquivalente als Elektronentaxis

Prozess	Metapher
NAD^+ und FAD nehmen je zwei Elektronen auf.	Die Elektronen „steigen ins Taxi“.
Sie werden dabei zu NADH und $FADH_2$ reduziert.	Das Taxi ist „voll beladen“.
NADH und $FADH_2$ bringen die Elektronen zur Atmungskette.	Die Elektronen werden „abgeladen“.
Danach werden sie zu NAD^+ und FAD zurückoxidiert.	Das Taxi ist wieder „leer“.
Sie stehen wieder bereit für neue Elektronen.	Neue „Fahrgäste“ können einsteigen.

NAD^+ und **FAD** sind zentrale Transportmoleküle, die bei der Oxidation von Nährstoffen entstehende **Elektronen** zur Atmungskette bringen – ein essenzieller Schritt für die Energiegewinnung in unseren Zellen.

Anti-Aging mit NAD^+?

In der Anti-Aging-Forschung werden NAD^+-Vorstufen (NMN[1]) als Möglichkeit untersucht, altersbedingt sinkende NAD^+-Spiegel auszugleichen und damit die Effizienz der Energiegewinnung auf einem jugendlich hohen Niveau zu erhalten. Die langfristige Wirkung und Sicherheit beim Menschen sind aber noch nicht ausreichend belegt. NMN gilt (Stand 2025) nicht als zugelassenes Arzneimittel in der EU.

Vitamine B_2 und B_3

Die **Vitamine B_2 (Riboflavin)** und **B_3 (Niacin)** sind essenzielle Vorstufen der wichtigen Coenzyme **FAD** und **NAD^+**. Zwar treten echte Mangelzustände in Deutschland selten auf, dennoch ist ein optimal funktionierender Energiestoffwechsel auf ausreichend hohe Konzentrationen von NAD^+ und FAD angewiesen – vor allem in energiehungrigen Organen wie dem Gehirn. Da das Gehirn sehr sensibel auf Energieengpässe reagiert, erklärt sich auch, warum B-Vitamine häufig als „nervenstärkend“ bezeichnet werden: Sie sichern über ihre Rolle als Coenzyme die optimale Energieversorgung der Nervenzellen.

Die Elektronen stecken im NADH und $FADH_2$ in den **Wasserstoffatomen**, da im Stoffwechsel die Elektronenabgabe meist mit einer Abgabe von Protonen einhergeht. Die wichtigsten Enzyme im Stoffwechsel, die diese Oxidationsreaktionen katalysieren, sind die **Dehydrogenasen** (katalysieren die Abgabe von Hydrogen [Wasserstoff]).

Im NADH hat das Wasserstoffatom noch ein zusätzliches Elektron. Das negativ geladene Wasserstoffatom nennt man Hydridion, H^- (ein Proton, zwei Elektronen). In $FADH_2$ stecken zwei Wasserstoffatome, H_2 (zwei Protonen, zwei Elektronen).

Protonen, Wasserstoff, Hydridionen, Wasser – nicht verwechseln!

H^+ (Proton) = Wasserstoffion

H (Wasserstoffatom) = Proton + 1 Elektron

H^- (Hydridion) = Proton + 2 Elektronen

H_2 (2 Wasserstoffatome) = 2 Protonen + 2 Elektronen

H_2O (Wasser) = 2 Wasserstoffatome + 1 Sauerstoffatom

1 **NMN**: Nikotinamid-Mononukleotid.

Grundsätzlich geht es also, egal ob wir einen Müsliriegel, einen Joghurt oder Eiskrem essen, beim **Energiestoffwechsel** um die **Elektronen** in der Nahrung. Wie schnell die Oxidationen stattfinden können und wie viele Elektronen jeweils in den Nahrungsmitteln stecken, unterscheidet sich allerdings bei Kohlenhydraten, Proteinen und Fetten. Um diese Unterschiede geht es im nächsten Abschnitt.

1.2 Möglichkeiten der Energiebereitstellung

1.2.1 ATP

Stellen wir uns einen Marathonläufer vor: Alfredo aus Kolumbien (◻ Abb. 1.3) – er wird uns in ▶ Kap. 3 noch begegnen. Jede Muskelkontraktion braucht ATP, aber nur für Alfredos allererste Schritte reichen die ATP-Vorräte der Muskelzellen. Schon nach Sekunden ist das meiste ATP durch die Muskelkontraktion in die energieärmere ADP-Form umgewandelt und Nachschub ist dringend erforderlich.

1.2.2 Kreatinphosphat

Die ersten Schritte sind kaum gelaufen, da kommt schon **Kreatinphosphat** ins Spiel – die erste Energiereserve, die angezapft wird, wenn das intrazelluläre ATP aufgebraucht ist. Die Diphosphatverbindung ADP (Adenosindiphosphat) benötigt eine Phosphatgruppe, um wieder als Energieträger ATP (Adenosintriphosphat) die Muskelkontraktion zu ermöglichen. Genau diese Phosphatgruppe kann Kreatinphosphat übertragen. Kreatinphosphat ist daher auch bei Kraftsportlern als **Nahrungsergänzungsmittel** beliebt, um die paar Wiederholungen mehr zu schaffen, die die Muskeln dann auch stärker wachsen lassen, als es ohne Kreatinphosphat der Fall wäre (▶ Kap. 3).

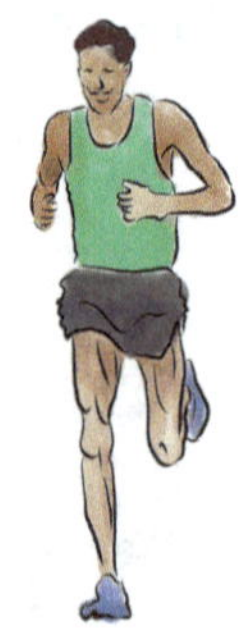

◻ **Abb. 1.3** Alfredo rennt Marathon

1.2.3 Kohlenhydratabbau

Glykogenspeicher

Beim Marathon geht es jetzt erst richtig los. Noch bevor sich das überfüllte Startfeld lichtet, sind auch die Kreatinphosphatreserven erschöpft und nun kommen die schnell oxidierbaren Kohlenhydrate ins Spiel. Die Kohlenhydratspeicher im Muskel in Form von **Glykogen** hat Alfredo durch viel Pasta in den Tagen vor dem Lauf maximal aufgefüllt. Glykogen ist ein riesiges Molekül: ein „Zuckerbäumchen“ aus vielen hunderttausend Glucosemolekülen, die nun an vielen Enden gleichzeitig abgespalten werden.

Glykolyse

Der Abbau der Glucose wird als **Glykolyse** bezeichnet. Hier gibt es zwei Möglichkeiten: die **anaerobe Glykolyse**, die als Erstes anspringt, keinen Sauerstoff benötigt und sehr schnell abläuft. Dafür liefert sie pro Glucosemolekül aber auch nur 2 ATP. Nach etwa einer halben Minute springt dann auch die **aerobe Glykolyse** an, die zwar länger braucht und Sauerstoff benötigt, aber dafür pro Glucosemolekül eine deutlich größere Energieausbeute, nämlich 32 ATP, liefert (◻ Abb. 1.4).

Anaerobe Glykolyse

Auch bei der **anaeroben Glykolyse** ist die Oxidationsreaktion die energieliefernde Reaktion. Doch die Glucose muss vorher vorbereitet, d. h. phosphoryliert und gespalten

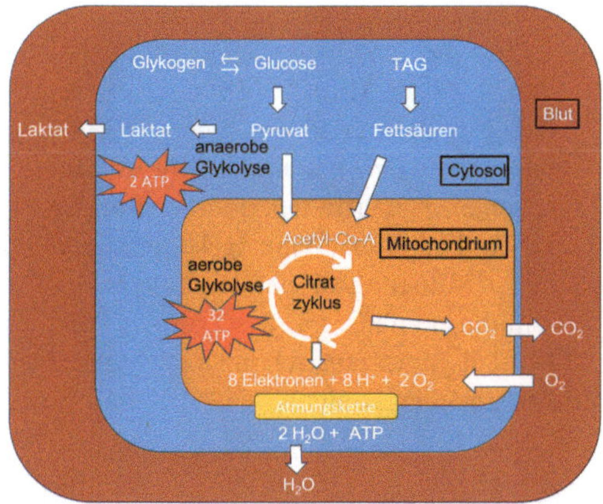

Abb. 1.4 Möglichkeiten der Energiebereitstellung. TAG = Tri(acyl)glycerid

werden. Diese erste Phase bezeichnet man als **Investitionsphase**: es werden zunächst 2 ATP investiert und die Glucose wird in zwei C3-Moleküle gespalten. Dann kann oxidiert werden. Elektronen werden abgegeben und auf NAD^+ übertragen, sodass NADH entsteht.

Die Oxidation eines C3-Moleküls zu Pyruvat, dem Endprodukt der anaeroben Glykolyse, liefert die Energie für die Entstehung von zwei ATP, so entstehen bei 2 C3-Molekülen insgesamt 4 ATP. Zieht man die vorher investierten ATP-Moleküle ab, ergibt sich ein Nettoertrag von 2 ATP.

ATP-Nettoertrag anaerobe Glykolyse

Ertragsphase – Investitionsphase = Nettoertrag

4ATP – 2ATP = 2ATP

Werden nun viele Glucosemoleküle auf diese Weise oxidiert, entsteht sehr schnell ATP, allerdings nicht sehr viel. Gleichzeitig werden sehr schnell NAD^+-Moleküle verbraucht, da NADH ohne Atmungskette nicht wieder zu NAD^+ regeneriert wird. Ohne Nachschub an regeneriertem NAD^+ wäre bald Schluss mit der Glykolyse, denn ohne Elektronenaufnahme durch NAD^+ kann keine Oxidation stattfinden. Bei der anaeroben Glykolyse muss also ein Weg gefunden werden, auch ohne Sauerstoff und Atmungskette die Elektronen aus dem NADH wieder abzugeben.

Laktatentstehung

Bei der anaeroben Glykolyse können die Elektronen auf das Endprodukt Pyruvat übertragen werden, was dadurch zu **Laktat** (Anion der Milchsäure) umgewandelt wird. So kann NADH zu NAD^+ regeneriert werden und die Glykolyse kann weiterlaufen.

$$\text{Pyruvat} + \text{NADH} \rightarrow \text{Laktat} + \text{NAD}^+$$

Merke

Die Menge an Laktat, die im Muskel entsteht, ist direkt proportional zur Menge an anaerober Glykolyse (= Glykolyse ohne Sauerstoff).

Durch Laktatmessung kann man genau sehen, ob man im aeroben oder anaeroben Bereich trainiert. Wenn die Muskeln bei starker Belastung nicht genügend Sauerstoff zur Verfügung haben, wird Glucose verstärkt anaerob zu Laktat abgebaut und die Laktatwerte im Blut steigen an (**Laktatleistungskurve**, s. ▸ Kap. 2).

Aerobe Glykolyse

Alfredo ist gut trainiert, sein Herz und sein Kreislauf arbeiten effizient und transportieren Sauerstoff in den Muskel, sodass Glucose sehr bald schon aerob abgebaut wird. Das ist auch gut so, denn die aerobe Glykolyse ist mit einer Ausbeute von 32 ATP pro Molekül Glucose deutlich effizienter als die anaerobe Glykolyse.

Bei der aeroben Glykolyse werden die Pyruvatmoleküle nicht zu Laktat reduziert, sondern in das Mitochondrium transportiert. Dort wird Pyruvat zu Acetyl-CoA oxidiert, einem zentralen Molekül im Stoffwechsel. Diese Oxidation ist natürlich wieder an eine Reduktion gekoppelt: NAD^+ wird zu NADH.

Nun entstehen im **Citratzyklus** des Mitochondriums durch Oxidation von Acetyl-

1

CoA zu CO_2 in vier weiteren Oxidationsreaktionen noch 3 weitere NADH und 1 $FADH_2$. Aber wo kommen jetzt die 32 ATP her?

ATP-Ertrag aerobe Glykolyse

Bei der aeroben Glykolyse sorgt Sauerstoff als finaler Elektronenakzeptor in der Atmungskette dafür, dass alle Elektronen aus NADH und $FADH_2$ in die Atmungskette eingespeist werden. Durch den Elektronenfluss der vielen eingesammelten Elektronen aus den Oxidationen der Glucose werden die Protonenpumpen angetrieben, ein Protonengradient über der Mitochondrienmembran wird aufgebaut. Die ATP-Synthase synthetisiert, angetrieben durch den Protonenrückfluss, 28 ATP durch **oxidative Phosphorylierung**: jedes NADH liefert ca. 2,5 ATP, jedes $FADH_2$ ca. 1,5 ATP. 2 ATP entstehen direkt im Citratzyklus durch **Substratkettenphosphorylierung**. 2 ATP wurden bereits im ersten Teil der Glykolyse gebildet, wie bei der anaeroben Glykolyse. Insgesamt macht das 32 ATP, mehr als 15-mal so viel wie bei anaerober Glykolyse: daher ist die aerobe Glykolyse deutlich effizienter.

Was geschieht letztendlich mit der Glucose? In der aeroben Glykolyse entstehen aus den 6 C-Atomen der Glucose nach der kompletten Oxidation als Endprodukte 6 CO_2-Moleküle, die abgeatmet werden.

Aber was wird eigentlich aus dem Sauerstoff, wenn die Elektronen in der Atmungskette darauf übertragen wurden? Jedes Sauerstoffatom nimmt zwei Elektronen auf, außerdem zwei Protonen und wird so zu Wasser (H_2O) reduziert.

Mitochondrien – ein maternales Erbe

Alfredos Mitochondrien arbeiten höchst effizient: Die Atmungskette verliert wenige Elektronen, die Entstehung von Radikalen ist minimal, die Ausbeute an ATP daher maximal. Seine Mutter hat ihm „Power-Mitochondrien" vererbt: Bei Mitochondrien ist die Vererbung tatsächlich rein maternal! Gibt es Mutationen in den in der mitochondrialen DNA kodierten Atmungskettenproteinen (Mitochondriopathien), kann es schlimmstenfalls zu Erschöpfung und Muskelschmerzen schon nach kurzer Anstrengung kommen.

1.2.4 Fettabbau

Jetzt hat Alfredo schon bald die erste Stunde des Marathons hinter sich. Noch sind seine Glykogenspeicher nicht leer, trotzdem nimmt die Fettverbrennung immer mehr an Bedeutung zu. Fette haben im Vergleich zu Kohlenhydraten eine fast doppelt so hohe Energiedichte.

Wenn man sich die Möglichkeit der Oxidationen anschaut, ist ein Glucosemolekül mit seinen vielen OH-Gruppen sowie einer Aldehyd- oder Ketogruppe natürlich schon deutlich oxidierter als eine Fettsäure. Es hat also gar nicht so viele Elektronen, die zum Einspeisen in die Atmungskette zur Verfügung stehen. Die gesättigten Fettsäuren haben außer der Säuregruppe am C1-Atom lange Ketten, an die nur H-Atome gebunden sind. Sie haben also noch ihr komplettes Oxidationspotenzial. In den Fettzellen werden sie als **TAG (Tri(acyl)glyceride)** gespeichert.

ATP-Ertrag β-Oxidation

- Standardfettsäure mit 16 C-Atomen liefert durch den oxidativen Abbau, die sogenannte β-Oxidation, 28 ATP und 8 Acetyl-CoA.
- 8 Acetyl-CoA liefern durch Citratzyklus und Atmungskette weitere 80 ATP.
- Insgesamt über 100 ATP

Kein Wunder, dass wir unsere Energie normalerweise als Fett und nicht als Glucose speichern! Außerdem hat Fett den Vorteil, dass es hydrophob ist und daher im Gegensatz zu Kohlenhydraten eine Speicherung ohne Einlagerung von Wasser möglich ist: das ist deutlich platzsparender – wir hätten sonst das fünffache Volumen. Eine Oxidation von Fetten ohne Sauerstoff ist allerdings nicht möglich und die Mobilisierung von Fetten aus den Fettspeichern dauert deutlich länger als die der schnell zu verstoffwechselnden Kohlenhydrate.

Wasser aus Fettverbrennung

Die großen Fettspeicher der Kamele und Dromedare (Abb. 1.5) in den Höckern werden bei langen Wüstendurchquerungen übrigens nicht nur als Energiereserve genutzt, sondern produzieren beim Abbau auch Wasser: Durch Einspeisung der vielen Elektronen in die Atmungskette entsteht durch Reduktion von Sauerstoff Wasser. Die Kamele schaffen den Weg daher auch, ohne zu trinken. Bei Urvölkern, die in Wüsten leben, wie z. B. bei den San in der Kalahari, kommt es auch zu Fettablagerungen. Insbesondere bei Frauen, die wegen des Stillens der Kinder einen erhöhten Wasserbedarf haben, gibt es eine ausgeprägte Fettansammlung am Gesäß – die sogenannte Steatopygie.

Alfredo hat zwar keine Fetthöcker, aber seine **Fettreserven** halten sich auf jeden Fall länger als seine Kohlenhydratspeicher. Optimale Leistung kann er erbringen, solange er sowohl Kohlenhydrat- als auch Fettabbau betreiben kann. Wenn die **Kohlenhydratspeicher** leer sind, kommt der bei Marathonläufern gefürchtete „Mann mit dem Hammer“: die maximale Leistung kann nicht mehr aufrechterhalten werden, ein Leistungseinbruch um etwa 40 % ist zu spüren (► Kap. 3).

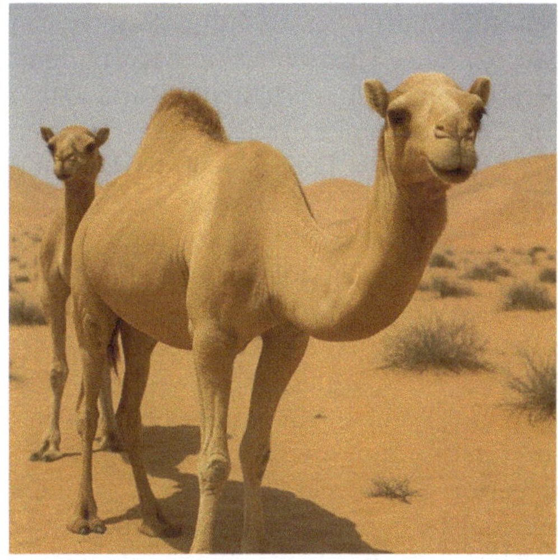

Abb. 1.5 Dromedare haben Fetthöcker: bei der Energiebereitstellung durch Fettverbrennung entsteht Wasser – deswegen schaffen sie lange Strecken, ohne zu trinken

1.2.5 Proteine

Proteine können ebenfalls in den Energiestoffwechsel eingespeist werden. Auch sie werden letztlich zu Acetyl-CoA abgebaut, können aber teilweise auch in Glucose umgewandelt werden. Hier unterscheidet man **glukogene Aminosäuren** von **ketogenen Aminosäuren**. Da es keinen eigentlichen Proteinspeicher gibt, werden bei starkem Energiemangel Muskeln abgebaut. Dieser Prozess spielt aber eher eine Rolle bei längerfristigem Hunger, nicht bei sportlicher Belastung. Der Sportler versucht, seine Muskeln durch Einnahme von bestimmten Aminosäuren vor dem Training gut zu versorgen: die **verzweigtkettigen Aminosäuren** Leucin, Valin und Isoleucin spielen hier eine wichtige Rolle (s. Kraftsport, ► Kap. 2).

1.3 Grundumsatz – Energieverbrauch in Ruhe

Der **Grundumsatz** bezeichnet die Energiemenge, die der Körper im Ruhezustand benötigt, um lebenswichtige Funktionen wie Atmung, Herzschlag und Körpertemperatur aufrechtzuerhalten. Rund 80 % des Grundumsatzes werden von Organen wie Muskulatur, Leber, Gehirn, Herz und Nieren verbraucht. Faktoren wie Körperbau, Geschlecht und Alter beeinflussen den Grundumsatz. Ein höherer Anteil an Muskelmasse steigert den Umsatz, während ein höherer Fettanteil ihn verringert. Dies erklärt auch den Unterschied zwischen Männern und Frauen. Mit zunehmendem Alter sinkt der Grundumsatz aufgrund einer verringerten Stoffwechselaktivität und einem höheren Fettanteil. Der Grundumsatz wird in kJ/24 h, kcal/24 h oder Watt angegeben.

Grundumsatz
Bei einem 20-jährigen Mann, der 170 cm groß ist, liegt er bei etwa 7000–7500 kJ/24 h (1650–1800 kcal/24 h), was ungefähr 85 Watt entspricht.

Krankheiten wie eine Schilddrüsenüberfunktion (**Hyperthyreose**) können den Grundumsatz verdoppeln, während eine Unterfunktion ihn um bis zu 40 % senken kann. Auch **Fieber,** Verbrennungen, Verletzungen oder eine Schwangerschaft steigern den Grundumsatz.

1.3.1 Arbeitsumsatz – Energieverbrauch in Bewegung

Der **Arbeitsumsatz** beschreibt den Energieverbrauch während **körperlicher Aktivitäten** und variiert je nach Art der Tätigkeit. Während Aktivitäten wie Liegen oder Sitzen nur wenig Energie erfordern, verbraucht z. B. Treppensteigen etwa 4500 kJ/h (1000 kcal/h).

1.3.2 Gesamtumsatz

Der **Gesamtumsatz** setzt sich aus Grundumsatz und Arbeitsumsatz zusammen. Die dabei umgesetzte Energie kann nur zu einem Teil in mechanische Arbeit umgesetzt werden, ein überwiegender Teil wird als Wärme frei. Tätigkeiten wie körperliche Arbeit können den Gesamtumsatz erheblich steigern. So kann der Gesamtumsatz eines Schwerarbeiters den eines Büroangestellten um 100 % oder mehr übersteigen.

1.3.3 Kalorisches Äquivalent – wie wir den Energieumsatz messen können

Zur Bestimmung des Energieumsatzes im Körper gibt es zwei Methoden: die direkte und die indirekte Kalorimetrie.

Direkte Kalorimetrie
- Misst die Menge an **Wärme**, die bei der Verbrennung eines Stoffes freigesetzt wird.
- Zum Beispiel setzt 1 Mol Glucose 2844 kJ an Wärme/Energie frei.

Indirekte Kalorimetrie
- Misst nicht die Wärme, sondern den **Sauerstoffverbrauch.**
- Aus dieser Menge kann die freigesetzte Energie abgeleitet werden.

1.3.4 Indirekte Kalorimetrie am Beispiel Glucoseverbrennung

Oben wurde schon die aerobe Glykolyse erläutert, die im Körper abläuft, wenn Sauerstoff vorhanden ist und die Glucose vollständig zu CO_2 oxidiert wird. Die chemische Reaktion der vollständigen Verbrennung von Glucose ($C_6H_{12}O_6$) lautet:

$$C_6H_{12}O_6 + 6O_2 \rightarrow 6CO_2 + 6H_2O.$$

Das bedeutet, für die Verbrennung von 1 Mol Glucose benötigt der Körper 6 Mol Sauerstoff. Bei Standardbedingungen (Temperatur: 0 °C, Druck: 1 atm[2]) nimmt 1 Mol eines idealen Gases ein Volumen von 22,4 Litern ein (ideale Gasgleichung). Daraus folgt, dass für die Verbrennung von 1 Mol Glucose insgesamt 134,4 Liter Sauerstoff verbraucht werden. Dabei wird eine Energie von 2844 kJ freigesetzt.

Um den Energieumsatz pro Liter Sauerstoff zu berechnen, verwenden wir den Dreisatz:

134,4 Liter Sauerstoff ≙ 2844 kJ Energie

1 Liter Sauerstoff ≙ 21,16 kJ Energie

Dies bedeutet, dass bei der Verbrennung von 1 Liter Sauerstoff eine Energie von 21,16 kJ freigesetzt wird, wenn Glucose als Brennstoff verwendet wird. Das kalorische Äquivalent von Glucose beträgt also 21,16 kJ.

Für andere Nährstoffe wie **Fette** und **Proteine** ist das kalorische Äquivalent etwas geringer als für Glucose, liegt jedoch im Durchschnitt bei etwa 20 kJ pro Liter Sauerstoff. Wenn der Körper also 1 Liter Sauerstoff verbraucht, werden dabei etwa 20 kJ Energie umgesetzt. Diese Zahl kann als allgemeiner **Richtwert** für die Schätzung des Energieverbrauchs während körperlicher Aktivität verwendet werden.

1.3.5 Wirkungsgrad – wie effizient ist unser Körper?

Merke

Der Wirkungsgrad (η) misst die Effizienz eines Prozesses, bei dem Energie umgewandelt wird.

Er gibt an, wie viel **Prozent** der eingesetzten Energie tatsächlich in die gewünschte Form (z. B. mechanische **Arbeit**) umgewandelt wird, während der Rest als Verlustenergie, meist in Form von **Wärme**, verloren geht.

Beispiel Glühbirne

Ein klassisches Beispiel aus dem Physikunterricht ist die Glühbirne: Von der gesamten Energie, die in eine Glühbirne gesteckt wird, wird nur etwa **5 %** als **Licht** abgestrahlt. Der Rest geht als **Wärme** verloren.

Auch bei körperlicher Leistung liegt der Wirkungsgrad deutlich unter 100 %. Beim Fahrradfahren auf einem Spiroergometer (stationäres Ergometer) beträgt der Wirkungsgrad etwa 25 %. Das heißt, nur ein Viertel der zugeführten Energie wird in die Bewegung der Pedale umgesetzt. Im Freien ist der Energieaufwand zusätzlich durch äußere Einflüsse wie den **Luftwiderstand** erhöht. Um diesen zu verringern, nutzen Radsportler gezielt das **Windschattenfahren**. Beim Gehen liegt der Wirkungsgrad bei rund 15 %. Ein gut koordinierter Bewegungsablauf kann die Effizienz verbessern. Besonders beim Schwimmen schwankt der Wirkungsgrad stark, je nach Technik und Fähigkeiten des Schwimmers. Ein erfahrener Schwimmer hat einen Wirkungsgrad von etwa 6 %, während ein Anfänger nur etwa 3 % erreicht. Diese Unterschiede zeigen, dass der Wirkungsgrad körperlicher Betätigung nicht nur durch äußere Bedingungen, sondern vor allem durch den individuellen Bewegungsablauf bestimmt wird. Durch eine optimierte Technik lässt sich die Effizienz steigern und somit der Energieverbrauch deutlich senken.

2 1 atm (Atmosphäre) entspricht einem Druck von 1013,25 hPa, 101.325 kPa, 1013,25 mbar, 760 mmHg oder 1033 cm Wasser.

1

1.4 Mechanismen der Anpassung an eine höhere Belastung

Um während einer steigenden körperlichen Belastung ausreichend Sauerstoff zur Verfügung zu haben und die Sauerstoffaufnahme zu steigern, muss der Körper bestimmte Anpassungen vornehmen. Diese Anpassungen betreffen mehrere Systeme, darunter die **Atmung**, das **Herz-Kreislauf-System** sowie die **Durchblutung** verschiedener Organe. Im Folgenden werden die wichtigsten Parameter und deren Veränderungen während einer Belastung erläutert.

1.4.1 Anpassung der Atmung

Mit steigendem Sauerstoffbedarf während körperlicher Belastung steigt auch das Atemminutenvolumen (AMV).

Merke

Das AMV setzt sich aus dem Atemzugvolumen (AZV) und der Atemfrequenz (AF) zusammen:

$$AMV = AZV \cdot AF$$

Während moderater Belastung erhöht sich vor allem das **Atemzugvolumen (AZV)**, also das Volumen, das pro Atemzug aufgenommen wird. Im Ruhezustand liegt das durchschnittliche Atemzugvolumen bei etwa 500 ml. Das alveoläre Volumen pro Atemzug, also das Volumen, das tatsächlich am Gasaustausch teilnimmt, beträgt ungefähr 350 ml, da rund 150 ml des eingeatmeten Volumens im **Totraum (VD[3])**, also den luftleitenden Wegen, verbleiben.

Merke

Alveoläre Ventilation = (Atemzugvolumen − Totraumvolumen) × Atemfrequenz:

$$VA = (AZV - VD) \cdot AF$$

3 **VD:** **V**olume of **D**ead Space.

Bei moderaten Belastungen nimmt zuerst das **Atemzugvolumen** zu, es kann auf bis zu 3 Liter ansteigen. Diese primäre Erhöhung des Atemzugvolumens verbessert die alveoläre Ventilation, sodass mehr Sauerstoff in den Blutkreislauf aufgenommen wird. Die **Atemfrequenz** steigt bei moderaten Belastungen nur wenig, da eine Zunahme der Atemfrequenz vor allem zu einer proportionalen Erhöhung des Totraumvolumens führen würde, ohne die alveoläre Ventilation signifikant zu verbessern.

Fallbeispiel:

Der 22-jährige Alfredo aus Südamerika und die 23-jährige Joyce aus München laufen eine Runde um den Block und steigern ihr Atemminutenvolumen (AMV) auf jeweils 12 l/min. Joyce erhöht in einem Selbstversuch ihre Atemfrequenz (AF) auf 24/min, während ihr Atemzugvolumen (AZV) bei 500 ml bleibt. Alfredo hingegen atmet ruhig weiter, vertieft jedoch sein Atemzugvolumen (AZV) auf 1 l (▫ Tab. 1.3).

Wie das Fallbeispiel zeigt, steigert Alfredo seine **alveoläre Ventilation (VA)** und damit den Sauerstoffaustausch viel effizienter als Joyce. Ein gesunder Proband würde diese Anpassung unbewusst wie Alfredo vornehmen.

Sobald das **Atemzugvolumen** nicht weiter gesteigert werden kann, erfolgt die Erhöhung des Atemminutenvolumens hauptsächlich über eine Zunahme der **Atemfrequenz**. Dies ist vor allem bei hoher und längerer Belastung – etwa während intensiver körperlicher Anstrengung – der Fall.

Die Effizienz der Atmung während der Belastung lässt sich durch das sogenannte **Atemäquivalent** messen.

Merke

Das Atemäquivalent gibt an, wie viel Luft (in Litern) eingeatmet werden muss, um 1 Liter Sauerstoff zu gewinnen.

Tab. 1.3 Vergleich zwischen Atemparametern von Joyce und Alfredo. AF = Atemfrequenz, AZV = Atemzugvolumen, AMV = Atemminutenvolumen, VD = Totraumvolumen, VA = alveoläre Ventilation

	AF (/min)	AZV (ml)	AMV (ml/min)	VD (AF × 150 ml)	VA (ml/min)
Joyce	24	500	12.000	3600	8400
Alfredo	12	1000	12.000	1800	10.200

Tab. 1.4 Typische Atemäquivalentwerte

Belastungszustand	**Atemäquivalent**	**Erklärung**
Ruhe	Ca. 25–28	Normale alveoläre Ventilation
Moderate Belastung	Ca. 20–22	Effizientere Ventilation → bessere O_2-Aufnahme
Hohe Belastung	Über 28	Mehr Totraumventilation durch gesteigerte Atemfrequenz

Im Ruhezustand liegt das Atemäquivalent bei etwa 25–28, was bedeutet, dass 25–28 Liter Luft eingeatmet werden müssen, um 1 Liter Sauerstoff zu gewinnen. Bei moderaten Belastungen sinkt dieser Wert auf etwa 20–22, was mit der verbesserten alveolären Ventilation zusammenhängt und eine effektivere Sauerstoffaufnahme bedeutet. Bei sehr hohen Belastungen steigt jedoch das Atemäquivalent wieder an, da die Atemfrequenz zunimmt und dadurch verhältnismäßig mehr Luft im Totraum verbleibt. Dadurch gelangt relativ weniger Sauerstoff in den Blutkreislauf, was die Effizienz der Atmung verringert (Tab. 1.4).

1.4.2 Anpassung Herz-Kreislauf-System

Ein weiterer wichtiger Parameter, der sich mit zunehmender Belastung anpasst, ist unser Herz-Kreislauf-System.

Merke

Das Herzminutenvolumen (HMV) berechnet sich als Produkt aus dem Schlagvolumen (SV) und der Herzfrequenz (HF):

$$HMV = SV \cdot HF$$

Mit zunehmender Belastung steigt das **Herzminutenvolumen**, was sowohl durch eine Erhöhung der **Herzfrequenz** als auch durch eine Zunahme des **Schlagvolumens** bedingt ist. Die Erhöhung der Herzfrequenz beruht hauptsächlich auf der Sympathikusaktivierung, was zu einem **positiv chronotropen** Effekt führt – also einer Steigerung der Herzfrequenz.

Merke

Als Faustregel gilt: Die maximal erreichbare Herzfrequenz liegt bei 220 minus Lebensalter. (Genauer: 208 – 0,7 × Lebensalter)

Gleichzeitig trägt auch die Zunahme des **Schlagvolumens** zur Steigerung des **HMV** bei. Dieser Anstieg des Schlagvolumens ist zum einen ebenfalls eine Folge der Sympathikusaktivierung und des daraus erfolgenden positiv inotropen Effekts, zum anderen eine Folge des **Frank-Starling**[4]**-Mechanismus**. Der Frank-Starling-Mechanismus beschreibt die Zunahme des Schlagvolumens als Reaktion auf eine erhöhte **Vorlast.** Diese wird zum einen durch die Kontraktion der Skelett-

4 **Otto Frank**: 1865–1944, deutscher Physiologe; **Ernest Starling**: 1866–1927, britischer Physiologe.

1

muskulatur während körperlicher Aktivität ausgelöst, zum anderen wiederum durch die Sympathikusaktivierung und die damit einhergehende Kontraktion der glatten Muskulatur im venösen System. Beide Mechanismen bedingen den erhöhten **venösen Rückstrom** zum Herzen. Dieser gesteigerte Rückstrom erhöht die Vorlast, was wiederum das Schlagvolumen steigert. Das Schlagvolumen kann bei einer gesunden Person um einen Faktor von etwa 1,5 steigen, von etwa 70 ml auf 100 ml bei moderater Belastung.

Warum Kompressionsstrümpfe im Sport?
Mit längeren und intensiveren Belastungen jedoch kann das Schlagvolumen leicht sinken. Dies liegt an der Abnahme des venösen Rückflusses, der durch die ausgeprägte Vasodilatation in der arbeitenden Muskulatur sowie durch orthostatische und thermische Belastung verursacht wird. Ein Grund, warum immer mehr Sportler Kompressionsstrümpfe verwenden, da diese die Vasodilatation in den Beinen vermindern und so den venösen Rückstrom stabilisieren. Dies hilft, die Schlagkraft des Herzens aufrechtzuerhalten.

Auch der **mittlere arterielle Blutdruck (MAP)** steigt während körperlicher Belastung an. Der systolische Blutdruck nimmt insbesondere durch das gesteigerte Schlagvolumen deutlich zu und kann bei intensiven Ausdauerbelastungen Werte von bis zu 200 mmHg erreichen.

Um die Skelettmuskulatur optimal mit Sauerstoff zu versorgen, kommt es zu einer vasodilatatorischen Reaktion der Arteriolen im Arbeitsmuskel. Diese Gefäßerweiterung verbessert die lokale Durchblutung und führt gleichzeitig zu einer Reduktion des **totalen peripheren Widerstands (TPR[5])**. Bei dynamischen Belastungen wie Laufen oder Radfahren sinkt der TPR infolgedessen deutlich. Dadurch bleibt der diastolische Blutdruck meist unverändert oder kann sogar leicht abfallen, obwohl das **Herzzeitvolumen** zunimmt. Im Gegensatz dazu kommt es bei isometrischen Belastungen, z. B. beim statischen Halten von Gewichten, zu einer gleichzeitigen Kontraktion der Skelettmuskulatur ohne nennenswerte Bewegung. Dies behindert die lokale Durchblutung und verhindert eine effektive Vasodilatation der Arteriolen. Stattdessen dominiert eine Vasokonstriktion, wodurch der totale periphere Widerstand steigt. In der Folge steigen sowohl der systolische als auch der diastolische Blutdruck deutlich an.

5 TPR: Total Peripheral Resistance

Der Blutdruck bei olympischen Gewichthebern kann z. B. um die 400 mmHg (blutig gemessen) erreichen.

1.4.3 Anpassung der Organdurchblutung

Während einer körperlichen Belastung ändert sich auch die Organdurchblutung. Eine normal trainierte Person hat in Ruhe ein **Herzminutenvolumen** von etwa 5 l/min, welches bei

Tab. 1.5 Vergleich der Durchblutung verschiedener Organsysteme bei Belastung

Organ/ System	Durchblutung in Ruhe (%)	Durchblutung bei schwerer Belastung (%)
Lunge	100	100
Magen-Darm-Trakt	20–25	3–5
Herz	4–5	4–5
Nieren	20–25	2–4
Knochen	5	0,5–1
Gehirn	15	3–4
Haut	4–5	0,5–1
Muskeln	15–20	80–85

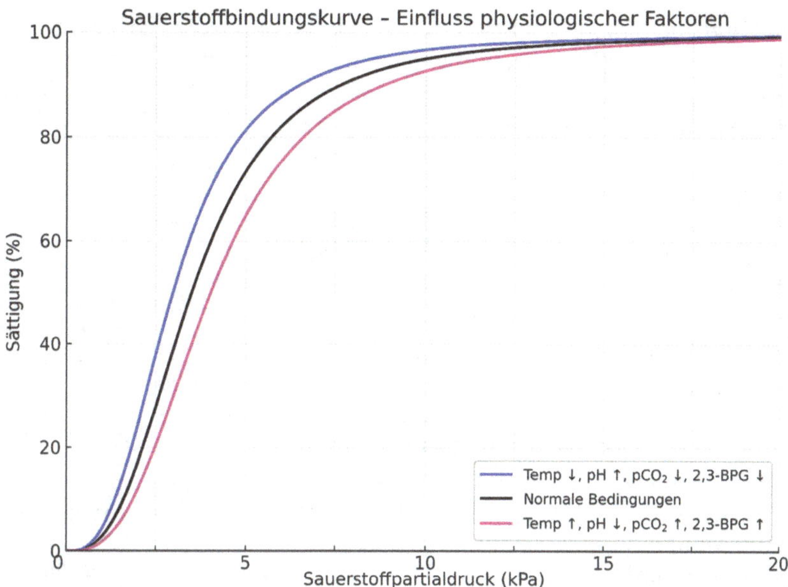

Abb. 1.6 Rechtsverschiebung der Sauerstoffbindungskurve bei sinkendem pH, steigendem pCO_2 und steigendem 2,3 BPG (Bisphosphoglycerat) – genauere Erläuterungen zu 2,3 BPG im Bergsportkapitel (Kap. 10)

maximaler Anstrengung auf bis zu 25 l/min ansteigen kann. Es erhöht sich jedoch nicht nur das Herzminutenvolumen an sich, sondern auch die Verteilung des Blutes zwischen verschiedenen Organen (Tab. 1.5).

Das bedeutet, dass bestimmte Organe besser durchblutet werden, während andere weniger Blut erhalten, so z. B. der Magen-Darm-Trakt. In Ruhe erhält die Muskulatur typischerweise etwa 15–20 % des Herzminutenvolumens, was rund 1 l/min entspricht. Bei maximaler Belastung kann die Muskulatur jedoch bis zu 80 % des HMV erhalten, was bei einem um den Faktor 4–5 erhöhten HMV mehr als 20 l/min bedeutet – das 20-fache des Ruhewertes.

Die gesteigerte Durchblutung der Muskulatur während körperlicher Aktivität beruht neben der sympathisch gesteuerten Vasodilatation der Arteriolen auch auf lokalen metabolischen Einflüssen, welche ebenfalls zu einer Vasodilatation führen. Dieser Anstieg der Muskulatur-Durchblutung wird durch verschiedene metabolische Faktoren vermittelt. Zu den lokalen Metaboliten zählen unter anderem ein Anstieg des CO_2, ein Sauerstoffmangel, ein sinkender pH-Wert, ein Anstieg von Kaliumionen sowie von Adenosin, das bei der Spaltung von ATP entsteht. Bei der **metabolischen Vasodilatation** entspannen sich die zirkulär verlaufenden glatten Muskelzellen der Arteriolen, wodurch sich das Gefäßlumen erweitert und mehr Blut in die Skelettmuskulatur strömt. In der Muskulatur selbst werden zahlreiche Kapillaren geöffnet, wodurch die Zahl der offenen Kapillaren von etwa $50/mm^3$ in Ruhe auf rund $2400/mm^3$ bei maximaler Belastung ansteigt. Ein weiterer wichtiger Aspekt während der körperlichen Anstrengung ist die verbesserte Entsättigung des Sauerstoffs vom Hämoglobin in der arbeitenden Muskulatur. Dies lässt sich mit der Sauerstoffbindungskurve (Kap. 10) und dem sogenannten **Bohr[6]-Effekt** erklären.

Ein sinkender pH-Wert und eine Zunahme der CO_2-Konzentration führen zu einer Rechtsverschiebung der **Sauerstoffbindungskurve**, was bedeutet, dass Sauerstoff schon bei höheren Sauerstoffpartialdrücken vom Hämoglobin abgegeben wird. Dies be-

6 **Christian Harald Lauritz Peter Emil Bohr**: 1855–1911, dänischer Physiologe.

1

günstigt die Sauerstoffabgabe in der Muskulatur und erhöht den Gradienten für die Sauerstoffdiffusion in die Zellen. Dies wiederum optimiert die Sauerstoffversorgung der Muskulatur und unterstützt die Leistungsfähigkeit während der Belastung.

Auch der Herzmuskel wird während körperlicher Anstrengung besser durchblutet als in Ruhe. Hier ändert sich jedoch nicht der prozentuale Anteil des HMV, der dem Herzen zugeführt wird. Vielmehr führt die Erhöhung des HMV um den Faktor 4–5 dazu, dass auch die Herzdurchblutung um das 4- bis 5fache ansteigt – von etwa 0,25 l/min auf 1 l/min. Die Sauerstoffausschöpfung des Herzmuskels ist ohnehin sehr effizient und kann während der Belastung nur begrenzt gesteigert werden.

Ziel dieser Anpassungsmechanismen bei körperlicher Belastung ist die Sicherstellung einer ausreichenden Sauerstoffversorgung und Energiebereitstellung in der arbeitenden Muskulatur.

Weiterführende Literatur

Fluhrer R, Hampe W (Hrsg) (2023) Biochemie und Molekularbiologie hoch2. Elsevier, München

Heck H (1990) Energiestoffwechsel und medizinische Leistungsdiagnostik. Hofmann, Schorndorf

Heck H, Bartmus U, Grabow V (2022) Laktat. Stoffwechselgrundlagen, Leistungsdiagnostik, Trainingssteuerung. Springer, Berlin

Hollmann W, Strüder H (2009) Sportmedizin. Grundlagen für körperliche Aktivität, Training und Präventivmedizin. Schattauer, Stuttgart New York

Joisten C (Hrsg) (2023) Repetitorium Sportmedizin. Springer, Berlin

MacDougall JD, Tuxen D, Sale DG, Moroz JR, Sutton JR (1985) Arterial blood pressure response to heavy resistance exercise. J Appl Physiol 58(3):785–790. https://doi.org/10.1152/jappl.1985.58.3.785

de Marées H (2002) Sportphysiologie. Sport und Buch Strauß, Köln

Raschka C, Kliem B (2023) Sportmedizin – Fragen und Antworten. 1000 Fakten für die Zusatzbezeichnung. Springer, Heidelberg

Raschka C, Nitsche L (Hrsg) (2016) Praktische Sportmedizin. Thieme, Stuttgart New York

Raschka C, Ruf S (2026) Sport und Ernährung – Wissenschaftlich basierte Empfehlungen, Tipps und Ernährungspläne für die Praxis. Thieme, Stuttgart

Tomasits J, Haber P (2016) Leistungsphysiologie. Springer, Heidelberg

Weineck J (2010) Sportbiologie. Spitta, Balingen

Kraftsport: im Fitnessstudio

Daniela Kugelmann, Corinna Haupt, Heike Beck, Anne Wöllmer, Christine Wild-Bode und Christoph Raschka

Inhaltsverzeichnis

C. Raschka, C. Wild-Bode (Hrsg.), *Grundlagen der Sportmedizin*,
https://doi.org/10.1007/978-3-662-72761-4_2

An einem verregneten Oktobermorgen kurz vor Semesterbeginn treffen sich der blonde Hagen und der dunkelhaarige Siegfried nach bestandenem Physikum vor dem Fitnessstudio Schickerius I im Norden Münchens.

Das lange Sitzen bei der Prüfungsvorbereitung hatte zu solchen Rückenschmerzen geführt, dass ein Nachbar von Siegfrieds Eltern, der berühmte Sportmediziner Dr. med. André Mayer-Himmelfahrt aus Oberammergau, ihm angeraten hatte, dringend etwas für seine jahrelang vernachlässigte ***Rückenmuskulatur*** *zu unternehmen.*

Die Tatsache, dass die beiden jungen Männer seit dem Abitur und dem freiwilligen sozialen Dienst im Rettungsdienst als Überbrückung der Wartezeit auf das Medizinstudium fast alles gemeinsam unternommen hatten, hatte dem Duo bei den Kommilitonen den Spitznamen die „verkehrten Nibelungen" eingebracht. Ursprünglich hatte auch noch Arnold dazugehört, der als ehemaliger Kraftdreikämpfer (Abb. 2.1) *beim Rettungsdienst auch bei den schwersten Krankentransporten nie fremde Hilfe durch die Feuerwehr einfordern musste.*

Arnold hat bereits den Bachelorstudiengang Fitnesswissenschaft und Fitnessökonomie abgeschlossen und ist momentan mit der Erstellung seiner Masterarbeit beschäftigt. Die beiden Medizinstudenten treffen ihn in den Umkleidekabinen an, wo er Posen vor einem riesigen Spiegel übt.

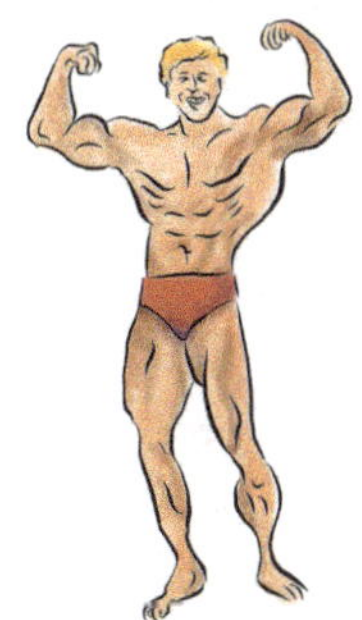

Abb. 2.1 Arnold war Kraftdreikämpfer

„Schön, dass ihr was für eure vernachlässigten Körperchen tun wollt!" lacht er sie an.

„Bevor ich euch einige Übungen zeige, habe ich auch noch ein paar Fragen an euch. Ich schreibe meine Masterarbeit über Grundlagen des Muskeltrainings und wollte von euch angehenden Ärzten mal wissen, wie die aktuellen Theorien zur ***Muskelkontraktion*** *aussehen." Gerne greifen die beiden auf ihr zuvor erworbenes Physikumswissen zurück.*

2.1 Mikrostruktur und Mikroanatomie des Skelettmuskels

Der Skelettmuskel ist ein Gewebe, das aus langen, zylindrischen **Muskelfasern** besteht, die in Bündeln (Faszikeln) angeordnet sind. Jede Muskelfaser ist eine einzelne, mehrkernige Zelle, die durch die Zellmembran, das Sarkolemm, von der Umgebung abgegrenzt ist. Innerhalb jeder Muskelfaser befindet sich das **Myofibrillensystem**, das aus den kontraktilen Einheiten, den **Sarkomeren** (Abb. 2.2) besteht.

Merke

Ein Sarkomer ist die funktionelle Grundeinheit der Muskelkontraktion und besteht aus zwei Hauptkomponenten: den dickeren Myosinfilamenten und den dünneren Aktinfilamenten.

Diese Filamente überlappen sich und sind in einer regelmäßigen Struktur angeordnet, die durch Z-Scheiben miteinander verbunden ist. Diese Anordnung ermöglicht es dem Muskel, sich bei der Kontraktion zu verkürzen, indem die Aktin- und Myosinfilamente interagieren.

Die gängigste und anerkannteste Theorie zur Muskelkontraktion ist immer noch die **Gleitfilamenttheorie**, die erstmals in den 1950er Jahren formuliert wurde:

2

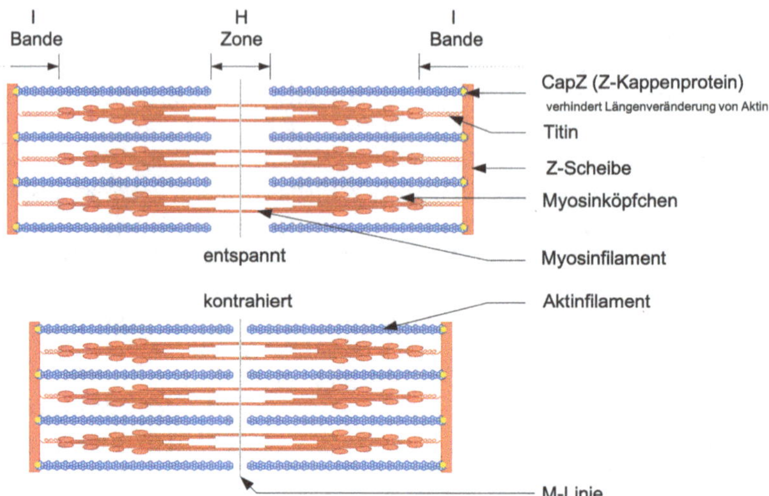

Abb. 2.2 Sarkomer mit Myosin- und Aktinfilamenten, die sich bei der Kontraktion übereinander schieben. (Nach David Richfield, Sarcomere, CC BY-SA 3.0)

Merke

Die Kontraktion des Skelettmuskels erfolgt durch das „Gleiten" der Aktinfilamente entlang der Myosinfilamente.

Dies geschieht, wenn Myosinfilamente mit Aktinfilamenten durch Querverbindungen, sogenannten **Querbrücken**, in Wechselwirkung treten. Um diese Wechselwirkung zu ermöglichen, ist ATP notwendig, das eine Änderung in der Form des Myosinmoleküls bewirkt, was zu einem „Schiebemechanismus" führt, bei dem die Aktinfilamente entlang der Myosinfilamente verschoben werden. Dieser Vorgang wiederholt sich während der gesamten Kontraktion und führt zur Verkürzung des **Sarkomers** (Abb. 2.2).

Zudem wird die **Muskelkontraktion** durch die Regulation von **Kalziumionen** gesteuert. Bei einer Erregung des Muskels durch Nervenimpulse wird Kalzium aus dem sarkoplasmatischen Retikulum freigesetzt. Kalzium bindet an das Protein **Troponin**, was eine Konformationsänderung im **Tropomyosin** zur Folge hat. Dadurch wird das Myosin-Bindungszentrum auf den Aktinfilamenten freigelegt, was die Bildung der **Querbrücken** ermöglicht.

Troponin zur Herzinfarktdiagnostik

Bei einem Herzinfarkt kommt es durch die **Ischämie** und den Zelluntergang zur Freisetzung von **Troponin** aus den Herzmuskelzellen ins Blut. Troponin gilt als Goldstandard unter den Biomarkern zur Erkennung eines Myokardschadens. Troponin besteht aus drei Untereinheiten: **Troponin C** (calciumbindend), **Troponin I** (hemmt die Interaktion von Aktin und Myosin) und **Troponin T** (verankert Troponin an Tropomyosin). Untersucht werden insbesondere die kardialen Isoformen **cTnI** (kardiales Troponin I) und **cTnT** (kardiales Troponin T), die spezifisch für das Myokard sind. Durch hochsensitive Tests (**hs-Troponin**) können Infarkte früh erkannt werden.

Neuere Forschungen erweitern diese Theorie, indem sie den Einfluss von sogenannten „nicht-kontraktilen" Proteinen wie **Titin**[1] und **Nebulin**[2] in die Muskelkontraktion einbeziehen. Diese Proteine spielen eine Rolle bei der **Elastizität** und der strukturellen **Stabilität** der Myofibrillen und tragen zur **Feinregulation** der Muskelkraft bei. Die detaillierte Untersuchung dieser Mechanismen ist weiterhin ein aktives Forschungsfeld, da sie wichtige Erkenntnisse für die Behandlung von Muskelerkrankungen und die Leistungssteigerung im Sport liefern kann.

*Arnold: „Das ist sehr interessant. Wir verkaufen ja an der Theke sehr erfolgreich **Kreatin** in großen Dosen. Was haltet ihr davon?" Wie aus der Pistole geschossen, antworten die beiden verkehrten Nibelungen.*

2.2 Energiebereitstellung im Muskel

2.2.1 Schnelle Energiebereitstellung: Kreatinphosphat

Gerade beim Krafttraining ist eine hohe Ladung an **Kreatinphosphat** in den Zellen entscheidend, da es in den ersten Sekunden der Belastung vor Verwendung der Glukosespeicher als Lieferant von ATP genutzt wird. In Ruhephasen wird Kreatinphosphat im Intermembranraum der Mitochondrien der Muskelzellen durch die mitochondriale **Kreatinkinase** aus überschüssigem ATP synthetisiert. Energetisch ist diese Richtung der Reaktion eigentlich ungünstig, da Kreatinphosphat eine höhere Energieladung besitzt als ATP. Daher funktioniert die Reaktion nur bei **hohen ATP-Konzentrationen**, der Substratüberschuss treibt die Reaktion an. Das Phosphat wird von ATP auf Kreatin übertragen und die Energie der Phosphorsäureanhydridbindung des ATPs wird so als energiereiche Phosphorsäureamid-Bindung im **Kreatinphosphat** gespeichert.

> **Kreatinkinase**
>
> **Hohe Energieladung der Zelle** (z. B. gerade Kohlenhydrate gegessen)
> - Hohe ATP-Konzentration (Substratüberschuss)
> - Reaktion energetisch „bergauf" (endergon)
> - Kreatin + ATP → Kreatinphosphat + ADP (mitochondriale Kreatinkinase)
>
> **Erhöhter Energiebedarf** (z. B. beim Krafttraining)
> - Niedrige ATP-Konzentration (niedrige Energieladung)
> - Hohe ADP-Konzentration
> - Kreatinphosphat + ADP → Kreatin + ATP (cytosolische Kreatinkinase)
> - Energetisch „bergab" (exergon)
> - Schnelle Regeneration von ATP bei niedrigen Spiegeln möglich

Der Vorteil dieses Systems ist die extrem hohe Synthesegeschwindigkeit von ATP (73 mmol ATP/s), wodurch der Muskel für kurze Zeit maximale Leistung erbringen kann.

---

1 **Titin** ist das größte bekannte Protein des menschlichen Körpers und spannt sich im Sarkomer von der Z-Scheibe bis zur M-Linie. Es wirkt wie eine molekulare Feder, stabilisiert das Myosinfilament, verleiht dem Muskel seine elastischen Eigenschaften und trägt zur passiven Spannung während der Dehnung bei – entscheidend für die strukturelle Integrität und Rückstellkraft der Muskelfaser.

2 **Nebulin** ist ein strukturgebendes Riesenprotein im Skelettmuskel, das entlang des Aktinfilaments verläuft. Es stabilisiert die dünnen Filamente, reguliert deren Länge und trägt zur Kraftübertragung bei – eine wichtige Rolle in der Sarkomerarchitektur und Muskelkontraktion.

Merke
Besonders für Kurzzeitleistungen wie beim Kraftsport ist das Kreatinphosphatsystem deshalb von großer Bedeutung.

Kreatinkinase als Herzinfarktmarker
Auch die Kreatinkinase (CK), insbesondere die kardiale Isoform **CK-MB**, gelangt bei einem Herzinfarkt aus den geschädigten Herzmuskelzellen ins Blut und kann dort als Marker nachgewiesen werden. Es spielte früher eine wichtigere Rolle in der Diagnostik, wird heute aber weitgehend durch das hochsensitive Troponin ersetzt (s. ► Abschn. 2.1).

Die Neusynthese von Kreatin erfolgt im menschlichen Körper in Niere und Leber. Zunächst wird in der Niere Guanidinoacetat durch Übertragung der Amidinogruppe von **Arginin** auf **Glycin** synthetisiert und in die Leber transportiert. Hier wird es S-Adenosyl-Methionin-abhängig zu Kreatin methyliert und in die Muskelzellen transportiert. Durch **Eigensynthese** wird eine Menge von ca. **1 g/Tag** gebildet. Zusätzlich wird Kreatin bei **fleischhaltiger Kost** in Mengen von ca**. 1 g/Tag** über die Nahrung aufgenommen und überwiegend im Muskel gespeichert. Auch das Gehirn nutzt Kreatinphosphat als ATP-Speicher, muss das Kreatin aber wegen fehlender Transporter in der Blut-Hirn-Schranke selbst synthetisieren.

Durch Eigensynthese und fleischhaltige Mischkost stehen dem Körper also in der Summe ca. 2 g Kreatin pro Tag zur Verfügung. Um einen positiven Effekt von Kreatin auf die Performance beim Kraftsport und beim Muskelaufbau zu erzielen, sind allerdings Mengen von **3–5 g/Tag** erforderlich, weshalb eine **Supplementierung** mit Kreatin-Monohydrat sinnvoll sein kann. Durch eine daraus resultierende höhere Kreatinphosphatverfügbarkeit können Sportler beispielsweise mehr Gewicht bewegen oder zusätzliche Wiederholungen ausführen. Dies verstärkt den **Trainingsreiz** auf den Muskel und fördert so das Wachstum **(Hypertrophie)**. Auf diese Weise trägt die Einnahme von Kreatin indirekt zu einem verstärkten Muskelwachstum bei. Bodybuilder profitieren auch von der Tatsache, dass Kreatin über Wassereinlagerung die Muskeln praller erscheinen lässt.

Merke
Eine Supplementierung ohne regelmäßiges Krafttraining hat keinen Effekt, da der gesetzte Trainingsreiz für die langfristige Kraftsteigerung verantwortlich ist.

Kreatin zum Muskelaufbau
Je mehr Kreatin in den Muskelzellen verfügbar ist, desto mehr überschüssige Energie kann in Form von **Kreatinphosphat** gespeichert werden. Eine hohe Kreatinphosphatkonzentration in der Muskelzelle steigert die **Kurzzeitleistung** des Muskels, was zu einem intensiveren **Trainingsreiz** führt – und somit zu einem höheren **Wachstumsimpuls** für die Muskulatur.

Die Einnahme sollte zusammen mit **Kohlenhydraten** erfolgen, sodass aus dem Kreatin durch den Energieüberschuss auch gleich Kreatinphosphat gebildet werden kann. Die Einnahme von Kreatin-Monohydrat zählt nicht als Doping-Mittel, ist generell sehr sicher und wird auch gerne von Menschen ab dem mittleren Lebensalter genommen, um die Muskelkraft im Alter zu bewahren. Aufpassen sollten nur Personen mit eingeschränkter Nierenfunktion – hier sollte eine Einnahme immer mit der Ärztin oder dem Arzt abgesprochen werden.

Neben dem **Trainingsreiz** spielt auch eine ausreichende Proteinzufuhr eine entscheidende Rolle für das Muskelwachstum. Da sich bei Erwachsenen nicht die Anzahl der Muskelfasern, sondern deren Querschnittsfläche durch Bildung von mehr Aktin- und Myosinfilamenten vergrößert, sind Aminosäuren als Baustoff für die Muskulatur essenziell.

Merke
Nur mit ausreichend Eiweiß kann der Körper effektiv neue Muskelmasse aufbauen und regenerieren. Empfohlen werden 1,2–2 g Eiweiß pro kg Körpergewicht[3].

Wertigkeit von Eiweiß

Die biologische Wertigkeit eines Proteins hängt maßgeblich davon ab, wie vollständig das Aminosäuremuster eines Nahrungsmittels den Bedarf an essenziellen[4] Aminosäuren deckt. Vollei dient mit dem Wert 100 als Referenzprotein. Durch gezielte Kombination pflanzlicher und tierischer Eiweißquellen (komplementäre Aminosäuren) kann die Wertigkeit über 100 steigen. Beispiel: Kartoffeln enthalten wenig Lysin, Eier ergänzen genau diese Lücke. Ergebnis: Wertigkeit ist 137, also größer als Vollei allein.

Besonders wichtig sind die **verzweigtkettigen Aminosäuren** (**BCAAs** – „branched-chain amino acids" = verzweigtkettige Aminosäuren): **Leucin, Valin** und **Isoleucin**. Sie machen rund 35 % der Muskelproteine aus und übernehmen auch noch weitere Schlüsselfunktionen in der Muskelzelle:

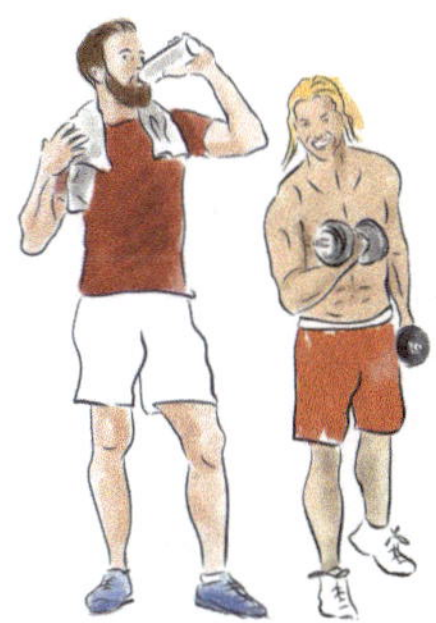

Abb. 2.3 Siegfried und Hagen nutzen Kreatin-Monohydrat, Proteine und Krafttraining zum Muskelaufbau.

- **Leucin** aktiviert die Proteinsynthese über den **mTOR-Signalweg**[5] und fördert so den **Muskelaufbau**,
- **BCAAs** dienen direkt als **Energiequelle**, da Muskelzellen – im Gegensatz zu Leberzellen – das Enzym **Verzweigtketten-Dehydrogenase**[6] exprimieren, welches ihren Abbau für die Energiegewinnung ermöglicht.

Der tägliche Proteinbedarf kann über eine ausgewogene, proteinreiche Ernährung gedeckt werden. Wer seine Zufuhr gezielt optimieren möchte, findet im Handel entsprechende Supplemente wie **BCAAs** oder Proteinshakes. Proteinshakes enthalten aber oft viel Zucker und eine optimale Proteinzufuhr kann auch durch normale Nahrungsmittel erreicht werden (Abb. 2.3).

3 Empfehlung der **DGE** (deutschen Gesellschaft für Ernährung) und des **ACSM** (American College of Sports Medicine).

4 **Essenzielle Aminosäuren** sind Aminosäuren, die der Körper nicht selbst synthetisieren kann, sie müssen mit der Nahrung aufgenommen werden: Phenylalanin, Isoleucin, Tryptophan, Methionin, Leucin, Valin, Lysin, Threonin.

5 **mTOR** (mechanistic Target of Rapamycin [= ein Antibiotikum und Immunsuppressivum]) ist ein zentraler zellulärer Signalweg, der Wachstum, Proteinsynthese und Zellteilung reguliert. Er wird durch Wachstumsfaktoren, Insulin, aber auch Leucin über die Proteinkinase B (PKB) stimuliert. mTOR spielt eine Schlüsselrolle bei der Muskelproteinsynthese, besonders in Reaktion auf Aminosäuren (v. a. Leucin) und mechanische Belastung (z. B. Krafttraining).

6 Die **Verzweigtketten-Dehydrogenase** katalysiert den ersten Schritt des Abbaus der BCAAs zur Energiegewinnung und funktioniert ähnlich wie die Pyruvat-Dehydrogenase und die α-Ketoglutarat-Dehydrogenase im Citratzyklus.

2

Muskelaufbau

Kreatin und **Protein** ergänzen sich in ihrem Effekt für den Muskelaufbau: Kreatinphosphat liefert schnelle Energie für intensive Belastungen, steigert die Trainingsleistung und damit den Trainingsreiz, Protein ist das Baumaterial für die Verdickung der Muskelfasern.

Arnold: „Ihr beiden wart ja eigentlich immer schon eher die Ausdauertypen, mir fiel das ja im Unterschied zu den anderen Leichtathletikformen sehr schwer. Geht man immer noch von verschiedenen ***Muskelfasertypen*** *aus?"*

2.2.2 Unterschiede der Energiebereitstellung: Muskelfasertypen

Man unterscheidet die **schnellen Typ-IIx**[7]**-Muskelfasern** von den **langsamen Typ-I-Muskelfasern**, dann gibt es auch die **Typ-IIa-Muskelfasern**, die eine Mischform darstellen.

Für den **Kraftsport** oder auch für andere **Schnellkraft**-Sportarten wie **Sprint**, **Speerwurf** oder **Hochsprung** ist eine große Menge an Typ-IIx-Fasern besonders vorteilhaft.

Merkmale Typ-IIx-Muskelfasern („fast, fatigable" – schnell, ermüdend)

- Teil der **FF-Unit** („fast, fatigable motor unit" – motorische Einheit Typ FF)
- Große Motoneurone: dicke Axone, große Nervenzellkörper (s. ▶ Abschn. 2.3)
- Gesteigerte Aktivität der Kreatinkinase
- Hoher Gehalt an Muskelglykogen
- Große Menge an Glykolyse-Enzymen
- Isoform der Myosin-ATPase mit hoher ATP-Hydrolyserate
- Wenig Mitochondrien
- Wenig Myoglobin

Aufgrund dieser Eigenschaften zeigen **Typ-IIx-Fasern** folgende biochemische Besonderheiten: Sie ermöglichen eine rasche Energiegewinnung über **Kreatinkinase** und **anaerobe Glykolyse** aus den **Glykogen**-Vorräten. Sie kontrahieren schnell durch die erhöhte ATP-Hydrolyserate der Myosin-ATPase und die Innervation mittels **Motoneuronen** mit dicken Axonen und großen Perikaryen[8]. Diese Vorteile für die schnelle Kraftgewinnung gehen jedoch mit einer erhöhten Ermüdungsrate einher. Die geringe Dichte an Mitochondrien und Myoglobin – übrigens der Grund für die charakteristische **weiße Farbe** der Typ-IIx-Fasern – schränkt die Nutzung des aeroben Stoffwechsels ein und macht sie weniger ausdauerfähig.

Eine gute **Ausdauerleistung** wird hingegen durch einen höheren Gehalt an **Typ-I-Muskelfasern** begünstigt.

Merkmale Typ-I-Muskelfasern (S „slow" – langsam)

- Teil der **S-Unit** („slow motor unit" – motorische Einheit Typ S)
- Kleine Motoneurone: dünne Axone, kleine Nervenzellkörper
- Starke Durchblutung
- Hoher Gehalt am Sauerstoffspeicher Myoglobin
- Viele Mitochondrien
- Viele Enzyme des Citratzyklus und der Atmungskette
- Großer TAG (Triacylglycerid)-Speicher, verstärkte Expression der Lipoprotein-Lipase

7 Früher häufig als **IIb-Fasern** bezeichnet. Diese kommen aber nur bei Mäusen vor. Beim Menschen übernehmen Typ-**IIx-Muskelfasern** diese Rolle.

8 **Perikaryen** = Somata = Nervenzellkörper: in Abgrenzung vom Axon bei Nervenzellen.

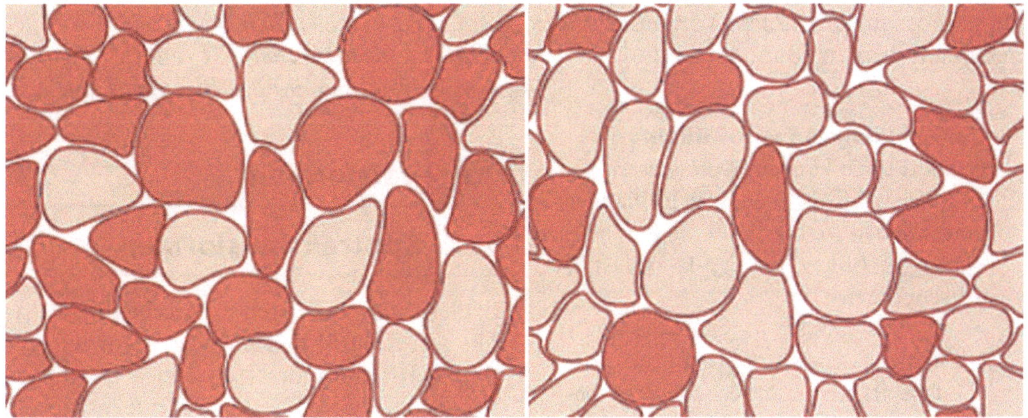

Abb. 2.4 Vergleich von Muskelfasertypen beim Marathonläufer (*links*) und Sprinter (*rechts*): Beim Marathonläufer überwiegen die Typ-I-Fasern (rot – viel Myoglobin und Mitochondrien) und bei Sprintern die Typ-II-Fasern (weiß – anaerobe Glykolyse, wenig Myoglobin und Mitochondrien). (Mod. nach hiitscience.com)

Die Innervation durch dünne Motoneurone ermöglicht es Typ-I-Fasern, langsamer, aber über einen längeren Zeitraum mit hoher Ermüdungsresistenz zu kontrahieren. Sie sind optimal an den aeroben Stoffwechsel angepasst, der zwar weniger schnell abläuft, jedoch nachhaltig Energie bereitstellt. Dank ihrer intensiven Durchblutung und dem hohen Myoglobin-Gehalt erhalten diese **rot** erscheinenden **Muskelfasern** eine effiziente Sauerstoffversorgung. Die hohe Mitochondriendichte sowie der reiche Gehalt an Enzymen des Citratzyklus und der Atmungskette gewährleisten eine effektive **aerobe Energienutzung**. Zusätzlich ermöglichen Lipoproteinlipase und intrazelluläre TAG-Speicher die effiziente Verwertung von Lipiden als alternative und langfristige Energiequelle (Abb. 2.4).

Neben diesen beiden Muskelfasertypen gibt es auch noch die sogenannten **Mischfasern** des Typs **IIa**. Ein höherer Gehalt an diesen Fasern ist günstig für Sportarten mit einer Kombination aus Kraft und Ausdauer, wie 800-m-Lauf, Fußball oder Tennis.

Merkmale Typ-IIa-Muskelfasern (FR „fast, fatigue-resistant" – schnell, wenig ermüdend)

- Teil der **FR-Unit** („fast, fatigue-resistant unit" – motorische Einheit Typ FR)
- Mittlere Motoneurone
- Schnellere Kontraktionsgeschwindigkeit als Typ-I-Fasern
- Mittlere Ermüdungsresistenz
- Sowohl aerob als auch anaerob
- Vorteil für Sportarten mit Kombination aus Kraft und Ausdauer: 800-m-Lauf, Fußball, Tennis

Jeder Mensch besitzt eine individuelle Mischung aus Typ-I- und Typ-II-Muskelfasern, diese Verteilung ist genetisch bedingt. Deshalb gibt es typische Sprinter bzw. Kraftsportler (hoher Gehalt an Typ-IIx-Fasern), aber auch typische Marathonläufer (mit höherem Anteil an Typ-I-Fasern; Abb. 2.4). Gezieltes Training kann jedoch sowohl die ausdauernden als auch die schnellen Muskelfasern optimieren, sodass die Leistung in verschiedenen Disziplinen im Rahmen der gegebenen genetischen Voraussetzungen maximiert werden kann.

Umwandlung von Muskelfasern

Grundsätzlich können Muskelfasern bis zu einem gewissen Grad auch ineinander umgewandelt werden.

- Typ-I („slow") ↔ Typ-II („fast"); sehr selten
- Typ-IIa („fast, fatigue-resistant") → Typ-I („slow"); bei Langzeit-Ausdauertraining, insbesondere in beanspruchten Muskeln
- IIx („fast, fatigable") → IIa („fast, fatigue-resistant"); häufigster Wandel zwischen den schnellen Untertypen

Bei 100-m-Sprintern oder reinen Kraftsportlern, die nur Schnellkraft brauchen, wäre ein zu intensives Ausdauertraining nicht hilfreich.

„Da muss ich an meinen alten Trainer und seinen Merkspruch denken", erinnert sich Arnold.

Merke

Ausdauersportler werden gemacht, aber als Sprinter wird man geboren.

Fazit: Muskelfasertypen und Sportarten

Typ-IIx-Fasern spielen eine zentrale Rolle im **Kraftsport**, da sie mittels einer schnellen ATP-Syntheserate in kürzester Zeit eine maximale Kontraktionskraft erzeugen.

Typ-I-Fasern hingegen sind für **Ausdauersportarten** vorteilhaft, da sie über einen längeren Zeitraum hinweg kontinuierlich, wenn auch langsamer, ATP für die Energieversorgung bereitstellen.

*„Und ich habe definitiv mehr **Typ-IIx**-Fasern als Typ-I-Fasern abbekommen. Also bloß keine ewigen Ausdauerläufe. Sagt mal, gibt es eigentlich Neuigkeiten von der **Kraftdiagnostik**szenerie? Damit ich definitiv weiß, wieviel Power mein **Bizepscurl** hat?"*

2.3 Kraftformen

2.3.1 Kontraktionsformen

Skelettmuskeln leisten unterschiedliche Arten von **Kontraktionen**. Aber bevor wir uns damit auseinandersetzen, ist es wichtig zu wissen, dass ein Muskel nur Kraft entwickeln kann, wenn er kontrahiert. Diese Kraft kann dann benutzt werden, um z. B. Gelenke zu bewegen. Bei Kraftübungen im Studio nutzt man Gelenkbewegungen, um die Muskeln zu trainieren: also z. B. Gewichte anheben oder absenken. Um ein Gelenk bewegen zu können, müssen mindestens zwei zueinander **antagonistische Muskeln** (oder Muskelgruppen) aktiviert werden, also Spieler (Agonist) und Gegenspieler (Antagonist).

Ein klassisches Beispiel ist der **Bizepscurl** (Abb. 2.5) mit der Kurzhantel. Das Gelenk, welches bewegt werden soll, ist der **Ellenbogen**. Dazu werden sowohl die **Strecker- (M. triceps brachii)** als auch die **Beugermuskeln (vor allem der M. biceps brachii – Bizeps)** des Oberarms aktiviert. Bei der Bewegung führt der Biceps initial eine **isometrische Kontraktion** aus, bis er die notwendige Kraft aufgebracht hat, um die Hantel in Richtung Oberkörper zu bewegen.

Isometrische Kontraktion

- Anzahl der Querbrückenzyklen nimmt kontinuierlich zu.
- Kraft nimmt zu, bis sie ausreicht.
- Keine Verkürzung des Muskels in dieser Phase

Sobald sich die Hantel nun auf uns zu bewegt, führt der Bizeps eine **konzentrische Kontraktion** aus.

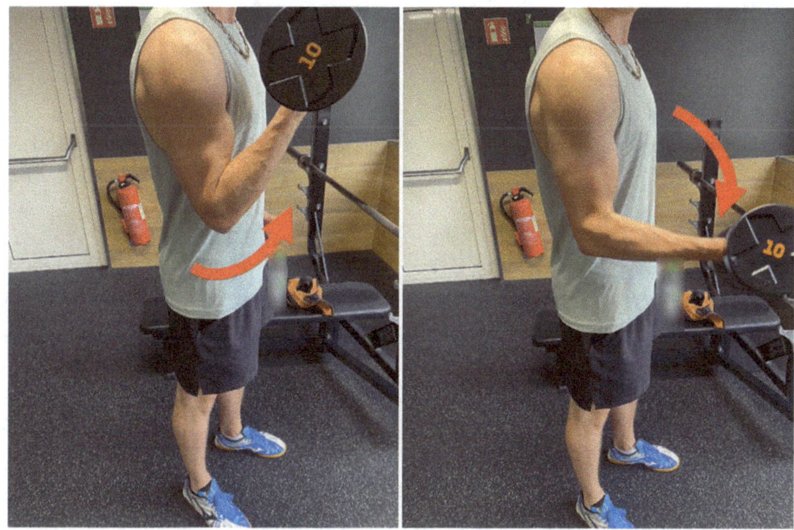

Abb. 2.5 Konzentrische (*links*) und exzentrische (*rechts*) Kontraktionen beim Bizepscurl

Konzentrische Kontraktion

- Verkürzung des Muskels
- Sarkomerlänge nimmt ab.
- Z-Scheiben bewegen sich aufeinander zu (durch jeden Kraftschlag der Myosinköpfchen ein kleines Stück mehr).
- Anzahl der Querbrückenzyklen pro Zeiteinheit bleibt gleich.
- Erzeugte Kraft bleibt gleich.

Auch in der anschließenden Abwärtsbewegung der Hantel leistet der **Bizeps** harte Arbeit. Jetzt muss sich der Bizeps kontrolliert wieder **verlängern**, aber eben weiterhin Kraft erzeugen, damit die Absenkung langsam erfolgt und die Hantel nicht einfach nach unten fällt, eine Bremsbewegung: die **exzentrische Kontraktion**.

Exzentrische Kontraktion

- Sarkomerlänge nimmt in dieser Phase kontinuierlich zu.
- Kontraktion bei der Bremsbewegung

Arnold erklärt: „Wenn ihr beim Training einfach mal mit der Hand, die gerade keine Hantel hält, den trainierenden Bizeps berührt, werdet ihr merken, dass der Bizeps in beiden Phasen des Curls gespannt ist.“

„Von ***Bremsbewegungen,*** *also* ***exzentrischen Kontraktionen,*** *bekommt man immer den stärksten Muskelkater – beim bergab gehen brennen die Muskeln mehr als beim bergauf gehen, warum eigentlich?“, will Siegfried wissen. Arnold erklärt: „Exzentrisch kann man größere Lasten bewältigen, es gibt auch Sportler, die hauptsächlich* ***exzentrisches Training*** *machen – z. B. bergab sprinten, das ist aber sehr verletzungsgefährdend.“*

Kontraktionsformen – Nomenklatur Physiologie vs. Sportmedizin

In der klassischen Muskelphysiologie wird eine **isotonische Kontraktion** so definiert:

Muskeltonus (Spannung) bleibt gleich = isoton.

Das trifft bei exzentrischen und konzentrischen Kontraktionen nur theoretisch zu. In der Realität ändern sich Spannung und Länge fast immer gleichzeitig – also sind die Kontraktionen nicht wirklich isoton. Die moderne Sportmedizin nutzt daher den Begriff isotone Kontraktion nicht mehr, sondern nur die Begriffe: **dynamisch konzentrisch** und **dynamisch exzentrisch.**

2.3.2 Physiologische Grundlagen der Kraftentwicklung

Motorische Einheiten

Wieviel Kraft ein Muskel bei einer Kontraktion tatsächlich entwickelt, hängt aber nicht nur vom bereits erwähnten Querbrückenzyklus ab. Dabei spielt auch die Anzahl der aktivierten **motorischen Einheiten** (engl. „motor units") im betreffenden Muskel eine Rolle.

Merke

Eine motorische Einheit umfasst alle Muskelfasern, die von einem Motoneuron innerviert werden.

Je nach physiologischer Funktion sind die **motorischen Einheiten** eines Muskels klein oder groß. Motorische Einheiten in den Muskeln der Augen oder der Finger, die auch sehr fein abgestimmte Bewegungen ausführen können, sind beispielsweise eher klein im Vergleich zur Haltemuskulatur im Rücken (**autochthone Rückenmuskulatur,** s. ► Abschn. 2.4.1) oder dem **M. gastrocnemius** (Zwillingswadenmuskel) in der Wade.

Merke

Je mehr motorische Einheiten insgesamt im arbeitenden Muskel aktiviert werden, umso größer ist die Kraft, die dieser Muskel aufbringen kann.

Aber nicht nur die Anzahl der motorischen Einheiten, sondern auch die Art der **motorischen Einheiten** spielt eine wesentliche Rolle.

Motorische Einheiten (engl. „motor unit")

Typ S (S-Unit)

- „slow", langsam ermüdend
- Muskelfasertyp I und kleine Motoneurone

Typ FR (FR-Unit)

- "fast, fatigue resistant", schnell, wenig ermüdend
- Muskelfasertyp IIa und mittlere Motoneurone

Typ FF (FF-Unit)

- „fast fatigable", schnell, rasch ermüdend
- Muskelfasertyp IIx und große Motoneurone

Jeder dieser Typen besteht aus einem **Muskelfasertyp (Typ-I, Typ-IIa** oder **Typ-IIx)** und einem zugehörigen **Motoneuron**. Die Motoneurone der drei Typen motorischer Einheiten weisen unterschiedliche morphologische sowie auch unterschiedliche elektrophysiologische Eigenschaften auf und tragen somit zu den jeweiligen **Kontraktionseigenschaften** der motorischen Einheiten bei.

Merke

Motorische Einheiten des Typs S werden nach dem Größenprinzip, „size principle", nach Henneman[9] zuerst rekrutiert, wenn ein Muskel aktiviert wird.

Es ist also weniger Aktivität aus dem Zentralnervensystem notwendig, um diese Motoneurone zu erregen. Bei stärkerer Aktivität (z. B. beim **Kraftsport**) können auch die größeren Motoneurone, die z. B. die Muskelfasern der **FF-Units** innervieren, rekrutiert werden. Das erklärt auch, warum unsere Halte- und Stützmuskulatur (**autochthone Rückenmuskulatur,** s. ► Abschn. 2.4.1) sehr viele motorische Einheiten des **Typs S** enthält. Sie sind praktisch den ganzen Tag aktiv, damit wir aufrecht sit-

9 **Elwood Henneman**: 1915–1996, US-amerikanischer Neurophysiologe

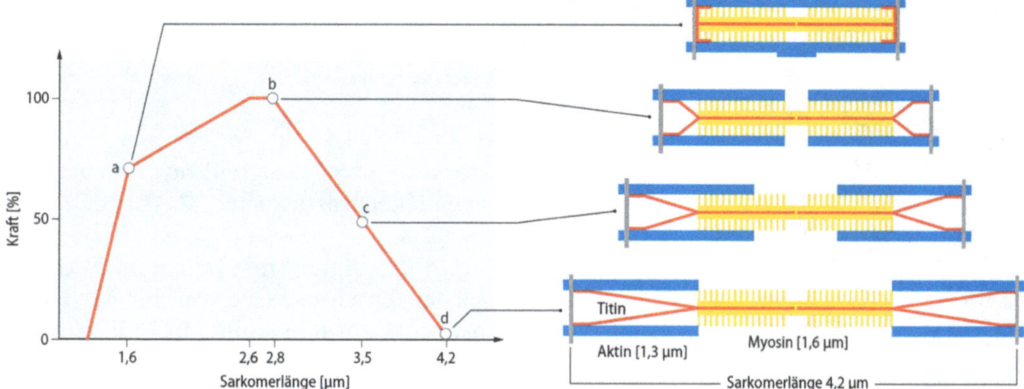

Abb. 2.6 Beziehung zwischen Kontraktionskraft, Sarkomerlänge und Filamentüberlappung. Die Maximalkraft einer Muskelfaser des Menschen bei verschiedenen Sarkomerlängen (*links*). Überlappung von Aktin- und Myosinfilamenten in Sarkomeren mit einer Länge von **a** 1,6, **b** 2,8, **c** 3,5 und **d** 4,2 µm (*rechts*). (Nach Brandes 2019, S. 144)

zen oder stehen. Es ist also von Vorteil, dass diese motorischen Einheiten einfach zu rekrutieren sind und aufgrund der Faserklasse auch wenig Ermüdung zeigen.

Vordehnung

Aber zurück zur Kraft, die von einem Muskel entwickelt werden kann. Ein weiterer, vor allem im Sport bedeutsamer Faktor ist die **optimale Vordehnung**.

Merke

Die optimale Vordehnung ist der ideale Grad der Überlappung der kontraktilen Elemente in unseren Muskelfasern.

Bei optimaler Vordehnung ist eine ausreichende Interaktion der Myosinköpfchen für den Kraftschlag für die jeweilige auszuführende Kontraktionsart möglich (Abb. 2.6). Im Alltag machen wir uns über die Vordehnung unserer Muskeln sicher wenig Gedanken, beim Training für die optimale Wurftechnik z. B. ist das aber etwas, was man zu erreichen versucht.

*Siegfried fragt: „Kann man eigentlich Kraft präzise und objektiv bestimmen? Es wäre doch schön zu wissen, wie viel Kraft ein bestimmter Muskel oder eine Muskelgruppe bei einem Sportler oder einer Sportlerin aufbringen kann und ob sich z. B. eine neue Trainingsmethode ausgezahlt hat." Arnold antwortet: „In der Tat, es gibt in der Sportmedizin verschiedene Methoden, die angewandt werden, um die Muskelkraft beurteilen zu können. Man unterscheidet hier **eingelenkige** und **mehrgelenkige Kraftdiagnostik**."*

Eingelenkige Kraftdiagnostik – Isokinetik

- Untersuchung der Kraft eines einzelnen Gelenks und der daran beteiligten Muskeln (z. B. Testung des Kniegelenks zur Analyse der Streck- und Beugekraft)
- Durchführung mit einem isokinetischen Gerät, das einen konstanten, der Bewegung entgegengesetzten Widerstand erzeugt.
- Spezielle Geräte und Software zur präzisen Datenauswertung notwendig
- Sehr genaue und differenzierte Analyse des gesamten Bewegungsverlaufs
- Kostenintensiv und zeitaufwendig, eingeschränkte Verfügbarkeit im Alltag

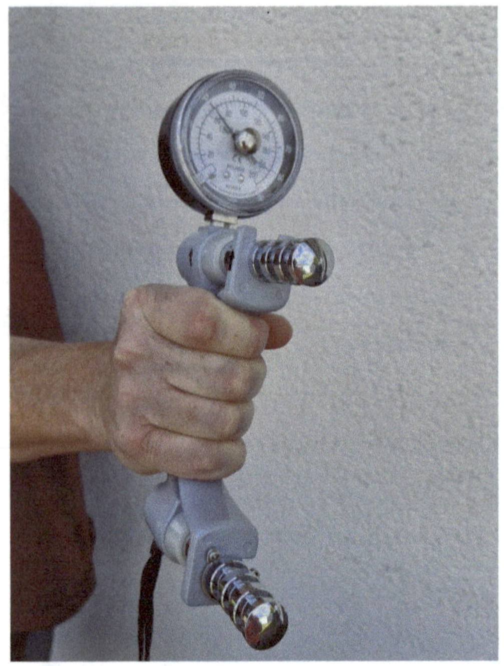

Abb. 2.7 Hydraulisches Handdynamometer (von Saehan)

Mehrgelenkige Kraftdiagnostik

- Kraftmessung bei komplexen Bewegungen unter Beteiligung mehrerer Gelenke und Muskelgruppen, z. B. Beinpresse zur Bestimmung des **Einer-Wiederholungsmaximums**
- Gängige Studiogeräte mit fein einstellbarer Gewichtsstufe ausreichend
- Schnell, praxisnah, alltagstauglich
- Gesamtleistungsfähigkeit der beteiligten Muskeln wird erfasst, keine Differenzierung
- Schwächste Muskelgruppe bestimmt maximale Leistung („limitierender Faktor").

„Wenn ihr Lust habt, können wir das gleich mal ausprobieren, die Beinpresse wird gerade frei", Arnold notiert die Resultate. „Ok, bei mir ist noch Luft nach oben …, darum sind wir ja hier – meine Handkraft im Physiopraktikum war aber damals gar nicht schlecht, wie ging das noch mal mit dem ***Dynamometer****?", will Hagen wissen.*

Ja, fachlich korrekt spricht man von der **Griffkraft** oder **Handgreifkraft**, die man mit einem **Handdynamometer** (Abb. 2.7) messen kann.

Die Handgreifkraft ist ein Maß dafür, welchen Druck eine Person mit der Hand ausüben kann und somit ein Indikator für die Leistung, die die Hand- und Unterarmmuskulatur erbringen können. Wer bei seinem Training die Unterarmmuskulatur besonders gut trainiert, hat hier Chancen die besten Werte zu erzielen. Man nimmt das Handdynamometer in eine Hand und stellt als Erstes die richtige Größe für die eigene Hand ein. Für die Messung kann man sitzen oder stehen, der Arm sollte im rechten Winkel zum Körper sein. Aber bitte den Arm nicht auf dem Tisch auflegen. Nun sollte man den Griff zusammendrücken und ein paar Sekunden halten. Bei dem hier gezeigten noch analogen Gerät (es gibt diese auch mit digitaler Anzeige) zeigt ein Zeiger auf der halbrunden Skala an, welche maximale Griffkraft in Kilogramm bei der Messung erzeugt wurde.

„So, aber jetzt endlich zur Rückenmuskulatur: Ich will euch mal einige Basisübungen vormachen, damit das mit dem Rücken besser wird." Arnold wird bei zu viel Theorie immer ungeduldig.

2.4 Anatomie

2.4.1 Rückenmuskulatur

Gesagt, getan, los geht's. Die Rückenmuskulatur sollte nicht vernachlässigt werden!

Merke

Die Rückenmuskulatur spielt eine zentrale Rolle für die Haltung, Bewegung und Stabilität der Wirbelsäule.

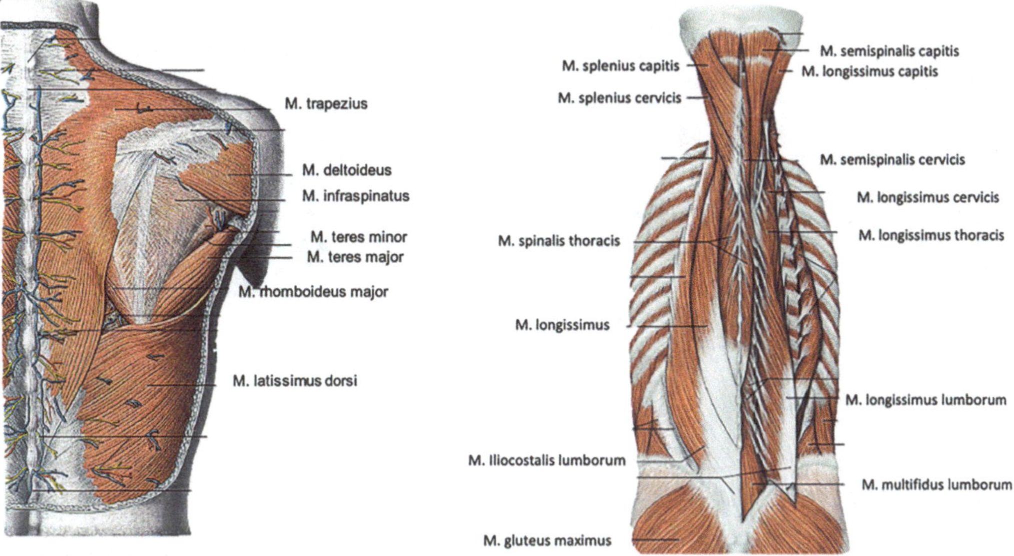

Abb. 2.8 Oberflächliche (*links*) und autochthone (*rechts*) Rückenmuskulatur. (Nach Tillmann 2016, S. 237 und 215)

Gerade zur Vorbeugung von Rückenschmerzen, aber auch zur Verbesserung der Körperhaltung sollte sie immer gut trainiert werden. Die Rückenmuskulatur (Abb. 2.8) kann man entwicklungsgeschichtlich und bezogen auf ihre Lage in zwei Gruppen einteilen: die **oberflächliche Rückenmuskulatur**, die u. a. ihren Ansatz am Oberarm oder Schultergürtel hat und somit Schulter und Arme bewegt und teilweise auch als Atemhilfsmuskulatur wirken kann. Außerdem die tiefer liegende autochthone Rückenmuskulatur, die die Wirbelsäule bewegt und stabilisiert.

Wichtige Muskeln sind hier der **M. trapezius** (Trapez- oder Kapuzenmuskel), der **M. latissimus dorsi** (breiter Rückenmuskel oder Schürzenmuskel), die **Mm. rhomboidei major** und **minor** (großer und kleiner Rautenmuskel), der **M. levator scapulae** (Schulterblattheber) und die **Mm. serrati posterior superior** und **inferior** (hintere Sägemuskeln). Diese Muskeln werden alle von Ästen des Plexus brachialis innerviert, im Gegensatz zur tiefer liegenden, **autochthonen Muskulatur**, die durch die Rr. posteriores der Spinalnerven innerviert wird. Die autochthone Rückenmuskulatur greift direkt an der Wirbelsäule an und kann somit die Wirbelsäule bewegen und vor allem auch stabilisieren. Aufrichten, Drehen und Neigen der Wirbelsäule wird durch die autochthone Rückenmuskultur gewährleistet, daher fasst man Anteile dieser Muskulatur als **M. erector spinae** (Aufrichter der Wirbelsäule) zusammen.

„Das heißt also, wenn ich Probleme mit dem Rücken habe, dann muss ich die ***autochthone Rückenmuskulatur*** *stärken?", fragt Siegfried. „Ja, ganz genau, für Stabilität, Schmerzreduktion und natürlich auch zur Vorbeugung von Beschwerden führt an einer Kräftigung dieser Muskeln kein Weg vorbei!" Arnold führt die beiden zu großen Geräten.*

Autochthone Rückenmuskulatur

„Wir haben dafür ‚Spezialmaschinen' (Abb. 2.9)*, die ein hervorragendes maschinenbasiertes und gezieltes Training der tiefen Rückenmuskulatur gewährleisten, genau für die Muskulatur, die im Alltag nicht gezielt trainiert werden kann", erklärt er. „Und wie genau funktionieren nun diese ‚Spezialmaschinen'?", will Hagen wissen. „Was und wie genau wird hier trainiert?" Arnold zeigt auf*

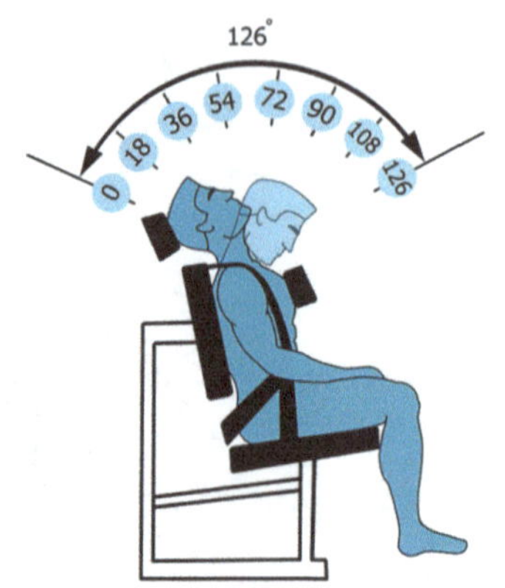

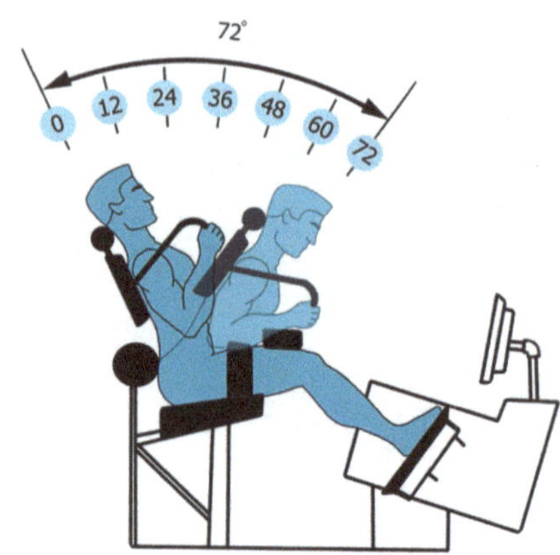

Abb. 2.9 Spezialmaschinen zum Training der autochthonen Rückenmuskulatur zervikal (*links*) und lumbal (*rechts*). (Mit freundlicher Genehmigung von Andreas Lösch, B.A., und Dr. Christoph Spang)

eine Maschine: „Fangen wir bei der Halswirbelsäule an!"

Training der Rückenmuskulatur im Bereich der Halswirbelsäule

Durch die aktive Extension gegen Widerstand wird die autochthone Rückenmuskulatur gekräftigt, durch die Flexion die Halsmuskulatur prävertebral (M. longus colli u. capitis) und lateral (M. sternocleidomastoideus).

Zervikale Extensoren der autochthonen Rückenmuskulatur und Flexoren der Halsmuskulatur:

autochthone Rückenmuskulatur:

- **M. semispinalis capitis u. cervicis** (Halbdornmuskel des Kopfs und des Halses)
- **M. splenius capitis u. cervicis** (Riemenmuskel des Kopfs und des Halses)
- **M. spinalis capitis u. cervicis** (Dornmuskel des Kopfs und des Halses)

Halsmukulatur:

- **M. longus colli u. capitis** (langer Kopf- und Halsmuskel)
- **M. sternocleidomastoideus** (Kopfwender)

*„Das hilft auch vorbeugend bei **Spannungskopfschmerzen**", wirft Arnold noch ein. „Und wie trainiere ich dann meinen ‚unteren' Rücken? Schließlich weiß doch jeder, dass die stärkste Belastung und damit auch die häufigsten **Bandscheibenvorfälle** auf der Höhe L5/S1 auftreten?", fragt Hagen. Arnold erklärt: „Ja, hier wird vor allem die Extension trainiert, wir haben ja schon gehört, dass die **autochthone Rückenmuskulatur** auch als Aufrichter der Wirbelsäule bezeichnet wird (**M. erector spinae**)."*

Training der Rückenmuskulatur im Lendenbereich

Das Aufrichten des Rumpfs aus der Beugung gegen Widerstand kräftigt und stabilisiert die Muskulatur im Lendenbereich:

- **M. multifidus** (vielgefiederter Muskel)
- **M. iliocostalis** (Darmbein-Rippenmuskel, lateraler Anteil der autochthonen Rückenmuskulatur)
- **M. longissimus** (längster Muskel der Wirbelsäule, mittlerer Anteil der autochthonen Rückenmuskulatur)

NICHT eingesetzt werden dürfen:

- Hüftstrecker, wie der **M. gluteus maximus**

*„Dann kann ja nichts mehr schief gehen, denn einen **Bandscheibenvorfall** möchte ich nicht riskieren, da ist ein starker Rücken schon Gold wert. Aber sag mal, welche Übungen gibt es denn sonst noch, die speziell auf Krafttraining und Muskelaufbau ausgelegt sind?", fragt Siegfried. „Da kann ich dir schon noch ein paar nennen", antwortet Arnold. „Den Übungen gemeinsam ist, dass sie an gezielten Muskelgruppen mit externem*

Widerstand durchgeführt werden. Bleiben wir doch gleich beim Rückentraining.“

Oberflächliche Rückenmuskulatur

M. latissimus dorsi

Die **Latissimusmaschine** (Abb. 2.10) trainiert, wie der Name schon vermuten lässt, den **M. latissimus dorsi**.

Latissimusmaschine Übungsanleitung

- Klassische vertikale Zugübung
- Dient primär der Kräftigung des **M. latissimus dorsi**, aber auch des Schultergürtels und des Oberarms.

Ausgangsposition

- Arme gestreckt über Kopf

Bewegungsausführung

- Arme gegen Widerstand nach unten führen
- Adduktion (Heranführung) und leichte Retroversion (Rückführung) im Schultergelenk
- Ellenbogen wird flektiert (gebeugt), abhängig von Griffart und Technik.

Hinweise zur korrekten Ausführung

- Oberkörperhaltung: Aufrecht, ohne starkes Zurücklehnen
- Schulterposition: Aktive Retraktion (Zurückziehen) und Depression (Absenken) der Schulterblätter (nach kaudal-medial – unten zur Mitte) zur gezielten Rekrutierung des **M. latissimus dorsi**

M. latissimus dorsi – der Schürzenmuskel

Der M. latissimus dorsi ist ein sehr breiter Rückenmuskel, der zum Schulterblatt zieht und eine zentrale Rolle bei verschiedenen Bewegungen des Schultergelenks spielt.

Wichtige Ursprünge:

- Dornfortsätze der unteren Brust- und Lendenwirbelsäule (Th7–L5)

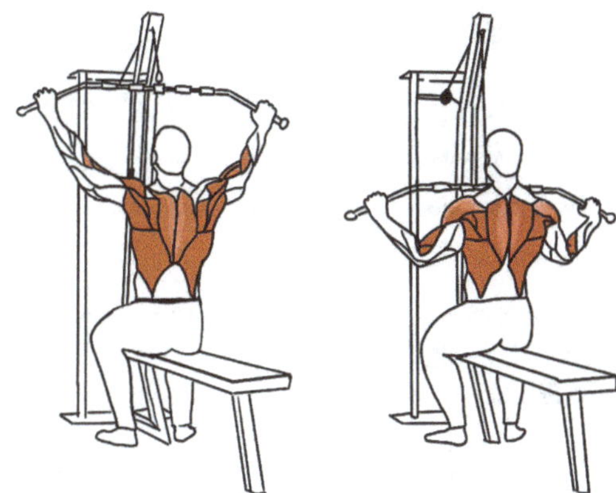

Abb. 2.10 Latissimusmaschine zum Training des M. latissimus dorsi („Schürzenmuskel“)

- Os sacrum (Kreuzbein)
- Crista iliaca (Darmbeinkamm)
- Untere Rippen (über Faszienzüge)
- Fascia thoracolumbalis (verspannt das oberflächliche Blatt)

Ansatz:

Der Muskel zieht fächerförmig nach kranial-lateral.

- Crista tuberculi minoris des Humerus (Oberarmknochen)

Funktion:

Aufgrund der weiten Ursprungsfläche kann der Muskel große Zugkräfte entwickeln und ist insbesondere bei vertikalen Zugbewegungen stark aktiv (Latissimusmaschine), nämlich der

- Adduktion,
- Retroversion (wichtigster Muskel)
- und Innenrotation

des Oberarms.

Merke

Diese Funktionen kann man sich leicht durch den Begriff Schürzenmuskel merken: beim Binden einer Schürze werden diese Bewegungen ausgeführt.

*„Ich spüre aber meinen **Bizeps** auch ganz schön!“, stöhnt Hagen. „Ja, der Bizeps und*

Tab. 2.1 Haupt- und Hilfsmuskulatur an der Latissimusmaschine

Muskel	Funktion in der Bewegung	Rolle
M. latissimus dorsi	Adduktion, Retroversion, Innenrotation	Agonist
M. teres major	Adduktion, Retroversion	Synergist
M. biceps brachii	Ellenbogenflexion, unterstützt Adduktion	Synergist
M. trapezius (mittlerer, unterer Teil)	Scapula-Depression und Retraktion	Stabilisator
Mm. rhomboidei	Retraktion der Scapula	Stabilisator
M. deltoideus (Pars spinalis)	Unterstützt Retroversion und Stabilisation	Stabilisator

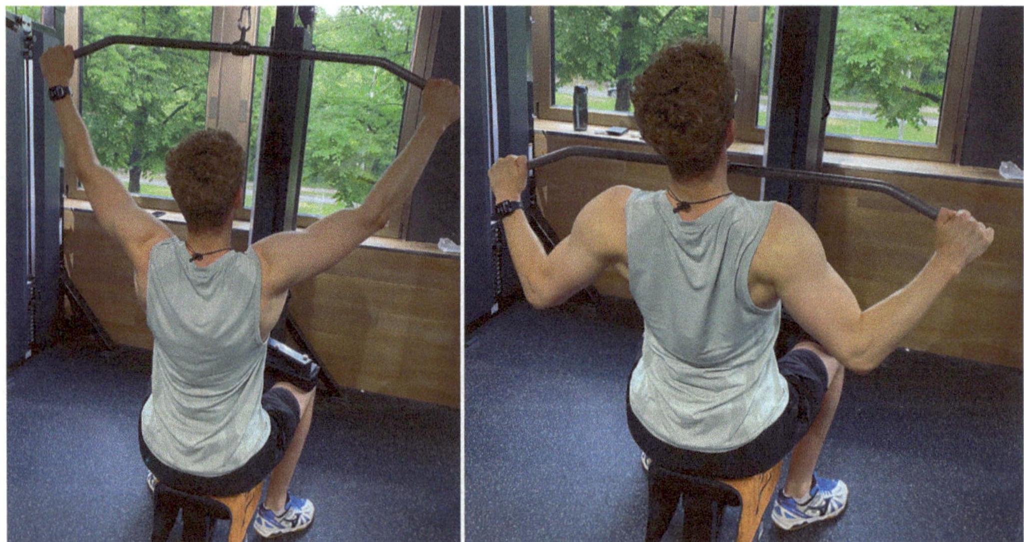

Abb. 2.11 Die Übung an der Latissimusmaschine (Latzug) fordert auch Arm und Schultermuskulatur – hier mit breitem Griff

noch ein paar andere Muskeln (Tab. 2.1) werden hier auch mittrainiert (Abb. 2.11)", erklärt Arnold.

*„Du kannst mal probieren, **von unten zu greifen**, das ist für dich als **Einsteiger** dann leichter", lacht Arnold. Je nach Griff werden unterschiedliche Anteile der Muskulatur trainiert (Tab. 2.2; Abb. 2.12).*

*„Das war ja jetzt schon mal ziemlich anstrengend. Aber keine Müdigkeit vorschützen, lass uns gerne noch weitere Regionen trainieren! Wie wäre es denn mit weiter oben, in der letzten Zeit habe ich das Gefühl, dass ich ziemlich schwach in der **Schulter** bin, gibt es da nicht auch was Spezielles?", fragt Hagen.*

2.4.2 Brust- und Schultermuskulatur

Bankdrücken

*Da ist Arnold ganz in seinem Element. „Oh ja: **Bankdrücken** (Abb. 2.13) ist zum Beispiel ein äußerst effizientes Training für die*

Tab. 2.2 Einfluss der Griffvarianten auf die Muskelaktivierung

Griffart	Beschreibung	Effekt auf Muskelaktivität
Weiter Obergriff (proniert)	Hände weiter als schulterbreit, Handrücken zeigt zum Gesicht	Betont äußeren Latissimus, stärkt Adduktionskomponente
Neutralgriff (parallel)	Hände schulterbreit, Daumen zeigt nach innen	Größere Bewegungsamplitude, gelenkschonend
Untergriff (supiniert)	Handflächen zeigen zum Gesicht	Verstärkte Aktivität des M. biceps brachii, einsteiger-freundlich

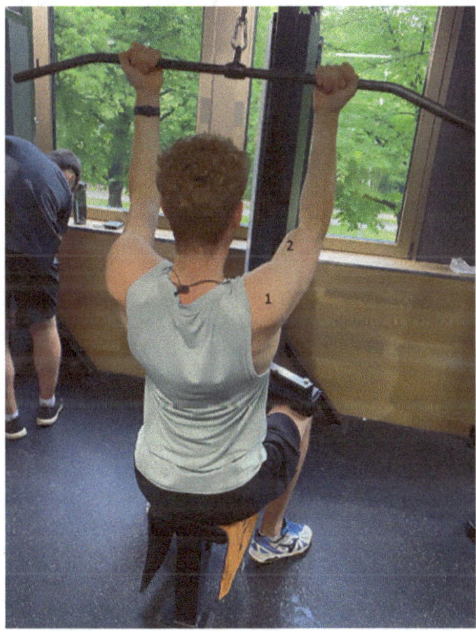

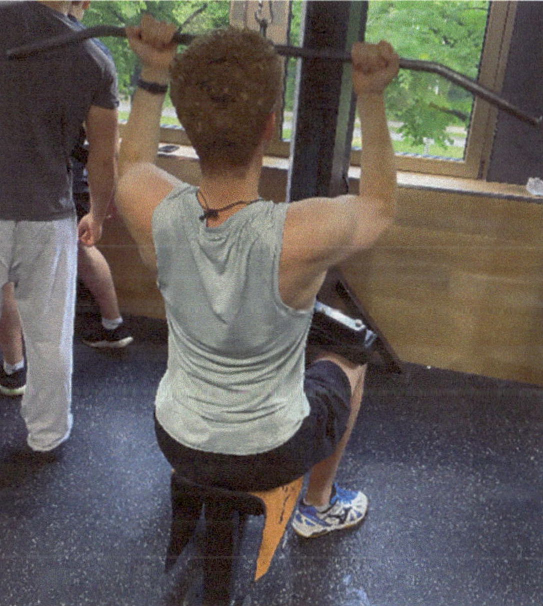

Abb. 2.12 M. deltoideus (1) und M. biceps brachii (2) sind hier sehr schön zu sehen, sie werden bei den Übungen an der Latissimusmaschine (Latzug) mittrainiert; hier mit Griff von unten

Brust- und Schultermuskulatur*. Ok, lass uns starten. Ganz wichtig bei jeder Übung ist, dass du wie immer auf eine korrekte Ausführung achtest!"*

Bankdrücken Übungsanleitung

Ausgangsposition

- Stabil auf einer Flachbank
- Kopf, Schultern und Gesäß sollen aufliegen und die Füße fest am Boden stehen.

Bewegungsausführung

- Langhantel etwas weiter als schulterbreit greifen
- Kontrolliert über die Brust heben
- Hantel zur Brust absenken, dabei einatmen
- Ellenbogen zeigen leicht nach außen und unten.
- Beim Ausatmen die Hantel kraftvoll nach oben drücken, bis die Arme gestreckt sind

2

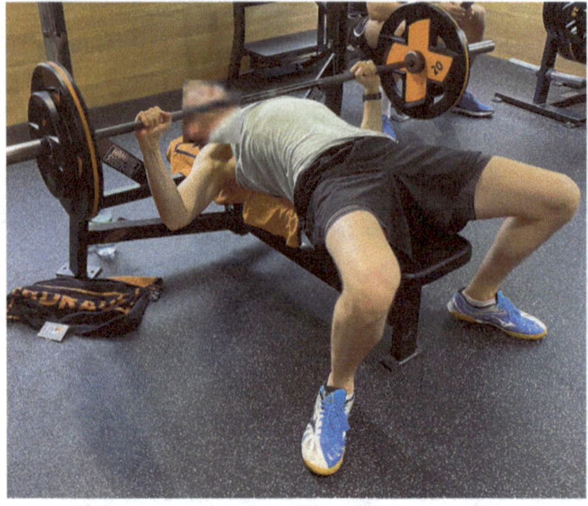
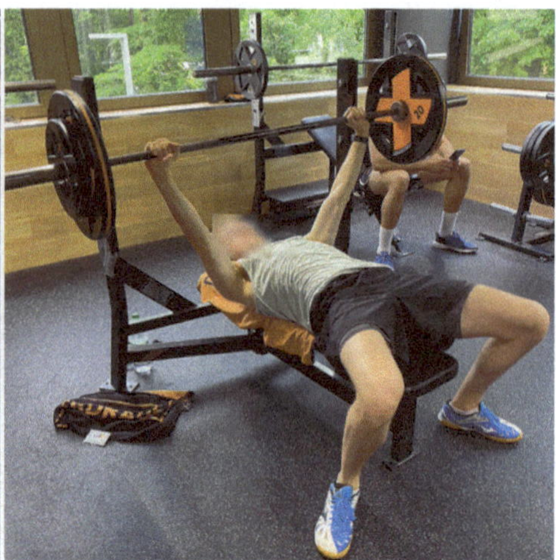

Abb. 2.13 Bankdrücken

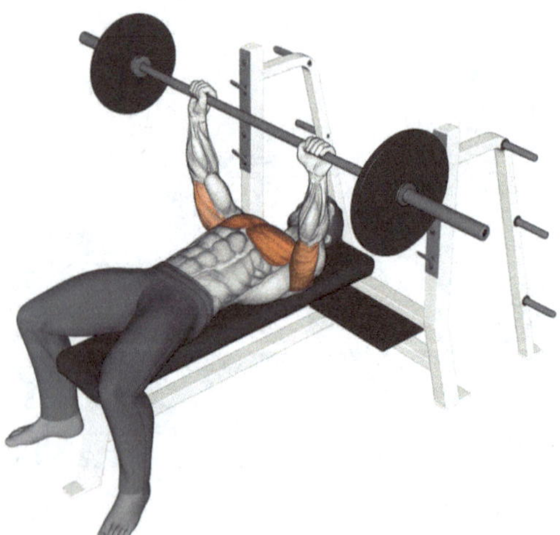

Abb. 2.14 Bankdrücken stärkt den M. pectoralis, M. deltoideus und den M. triceps. (Mod. nach fitundattraktiv.de)

Nach zwei Durchführungen meint Siegfried: „Mein Brustmuskel zieht aber ganz schön. Man merkt, dass bei der Übung der ***M. pectoralis major*** (Abb. 2.14) *als Hauptakteur mitwirkt, der vom* ***M. deltoideus*** *unterstützt wird, und natürlich benötigt man noch den wichtigsten Strecker im Ellenbogengelenk, den* ***M. triceps brachii****."*

Gelenkaktion: Adduktion und Flexion (Anteversion) des Oberarms im Schultergelenk

M. pectoralis major

- Pars clavicularis (oberer Anteil) – verstärkte Aktivität bei Schrägbank (nach oben gestelltes Kopfende)
- Pars sternocostalis (mittlerer Anteil) – verstärkte Aktivität bei flacher Bank
- Pars abdominalis (unterer Anteil) – verstärkte Aktivität bei Negativbank (nach unten gestelltes Kopfende)

M. deltoideus (unterstützend)

- Vorderer Anteil unterstützt Schulterflexion.
- Horizontale Adduktion in der Endphase der Bewegung

Starke Schultern

Der **Deltamuskel (M. deltoideus)** prägt maßgeblich das äußere Erscheinungsbild der Schulterpartie. In Uniformjacken wird seine markante Form oft stilistisch nachgeahmt – etwa durch ausgeprägte Schulterklappen, die breite, kraftvolle Schultern symbolisieren sollen. Diese Gestaltungselemente finden sich vor allem bei militärischer oder polizeilicher

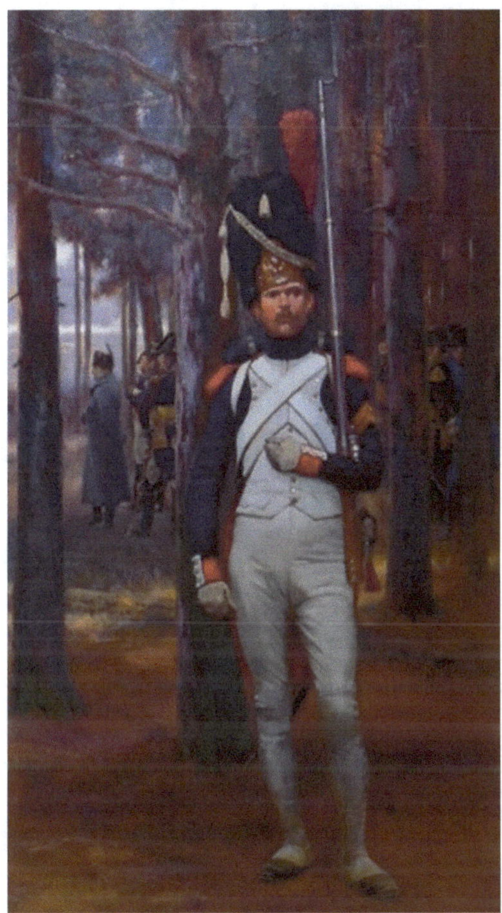

Abb. 2.15 Schulterklappen an Uniformen haben die Form eines kräftigen M. deltoideus. Grenadier der alten Garde auf Wache, im Hintergrund Napoleon und sein Stab. (Membre de la Vieille Garde, Jean Baptiste Édouard Detaille)

Uniformierung, wo körperliche Präsenz und Autorität auch optisch unterstrichen werden. In dem Bild von Jean Baptiste Édouard Detaille[10], das einen Grenadier der alten französischen Garde zeigt, sind die Schulterklappen auch noch farblich hervorgehoben (Abb. 2.15).

10 **Baptiste Édouard Detaille:** 1848–1912, franz. Schlachtenmaler.

Eine weitere Schlüsselrolle übernimmt der **M. triceps brachii**, der für die Streckung im Ellenbogengelenk verantwortlich ist.

Gelenkaktion: Streckung im Ellenbogengelenk

M. triceps brachii
- Caput longum
- Caput mediale
- Caput laterale

Alle drei Köpfe arbeiten synergistisch, um das Gewicht nach oben zu bewegen.
- Enger Griff – gesteigerte Aktivität des Trizeps

Stabilisierende Muskulatur

Neben den Hauptakteuren tragen auch zahlreiche stabilisierende Muskeln zur sicheren und effektiven Bewegungsausführung bei. Eine besondere Rolle spielt hier die **Rotatorenmanschette**. Dazu zählt man die Muskeln, die direkt vom Schulterblatt kommen und für die Rotation der Schulter benötigt werden (Abb. 2.16).

Rotatorenmanschette
- **M. supraspinatus** (Obergrätenmuskel)
- **M. infraspinatus** (Untergrätenmuskel)
- **M. teres minor** (kleiner Rundmuskel)
- **M. subscapularis** (Unterschulterblattmuskel)

Diese Muskeln sorgen neben der Rotation vor allem für die Stabilisierung des **Schultergelenks**, indem sie beispielsweise den Humeruskopf in der Gelenkpfanne stabilisieren. Beim Bankdrücken wirken große Kräfte auf das Schultergelenk, daher ist eine ausreichend starke Rotatorenmanschette Voraussetzung für diese Übung – sonst kann es zu Problemen im Schultergelenk kommen.

M. serratus anterior (vorderer Sägemuskel)
- Stabilisiert das Schulterblatt gegen den Brustkorb.

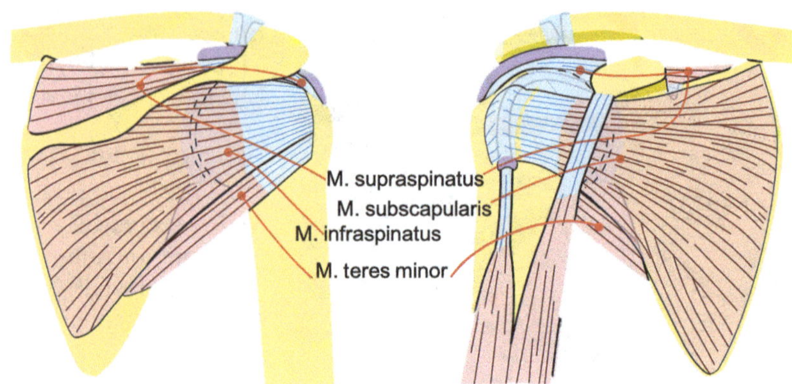

Abb. 2.16 Muskeln der Rotatorenmanschette des rechten Schultergelenks: Ansicht von dorsal (*linkes Bild*) und ventral (*rechtes Bild*). (Nach Jmarchn Right Shoulder Joint, CC BY-SA 3.0)

- Ermöglicht dessen kontrollierte Bewegung nach vorne.
- Unerlässlich für gesunde Schultermechanik

Obwohl das Bankdrücken in erster Linie eine Übung für den Oberkörper darstellt, spielt auch die Rumpfmuskulatur eine wichtige Rolle.

Rumpfmuskulatur
- **M. rectus abdominis** (sog. Sixpack-Muskel)
- **M. erector spinae** (Aufrichter des Rumpfs – autochthone Rückenmuskulatur, s. ► Abschn. 2.4.1)

Diese Muskeln sorgen für eine stabile Körpermitte (engl. „core“) und helfen, die Wirbelsäule in einer sicheren Position zu halten.

Core-Training

Die stabile Körpermitte wird oft als **Core** bezeichnet. Er umfasst nicht nur die oberflächliche Bauch- und Rückenmuskulatur, sondern auch tief liegende Muskelgruppen wie den **M. transversus abdominis**, den **M. multifidus** sowie Teile der **Beckenboden- und Zwerchfellmuskulatur.** Diese Muskeln arbeiten gemeinsam, um die Wirbelsäule zu stabilisieren, Kraftübertragungen effizient zu ermöglichen und die Körperhaltung unter Belastung – wie beim Bankdrücken – aufrechtzuerhalten.

Ein gut trainierter Core verbessert nicht nur die Leistung, sondern reduziert auch das Verletzungsrisiko, insbesondere im Bereich der Lendenwirbelsäule.

*Während die Nibelungen beim Training sind, probiert Arnold vor dem Spiegel eine **Bizepscurl**-Pose, was Hagen und Siegfried sehr beeindruckt.*

2.4.3 Oberarmmuskulatur

Bizepscurl

Der **Bizepscurl** (Abb. 2.17), auch Armbeuge genannt, ist eine klassische Isolationsübung zur gezielten Kräftigung des **M. biceps brachii** („Bizeps“) und natürlich auch des darunter liegenden **M. brachialis** (Oberarmmuskel). Dieser Muskel ist der stärkste Flexor im Ellenbogengelenk und trägt wesentlich zur Ästhetik des Oberarms bei.

M. biceps brachii („Bizeps“)

Ursprünge:
- **Caput longum (langer Kopf)**: Tuberculum supraglenoidale der Scapula (Schulterblatt)
- **Caput breve (kurzer Kopf)**: vom Processus coracoideus (Rabenschnabelfortsatz)

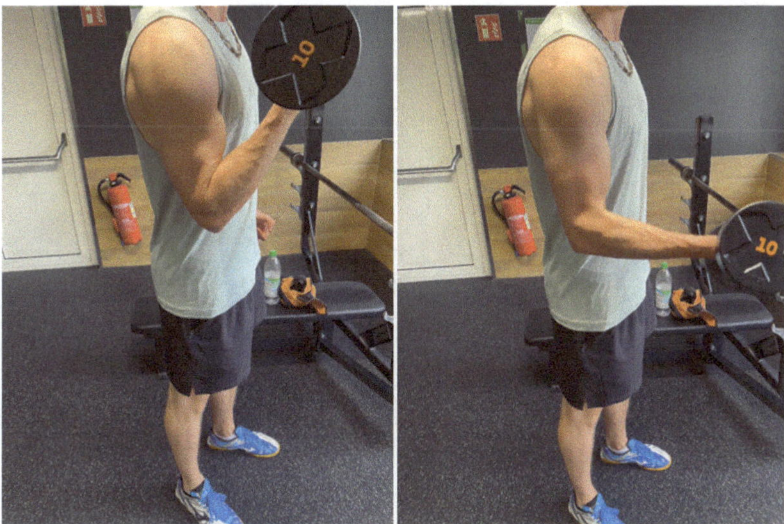

Abb. 2.17 Der Bizepscurl

Beide Köpfe vereinigen sich zu einem gemeinsamen Muskelbauch.

Ansatz:
- An der Tuberositas radii des Radius

Funktion:
- Starker Beuger im Ellenbogengelenk
- In gebeugter Stellung ist er der wichtigste **Supinator** des Unterarms: Auswärtsdrehung des Radius gegenüber der Ulna
- Anteversion und Stabilisierung des Schultergelenks (Caput longum)

SUPINATION

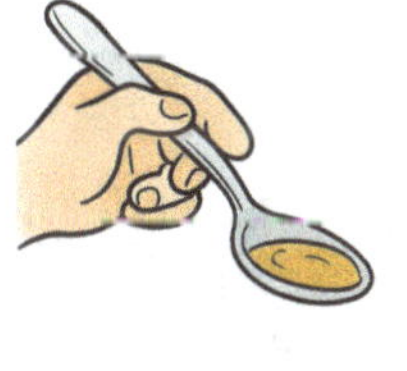

PRONATION

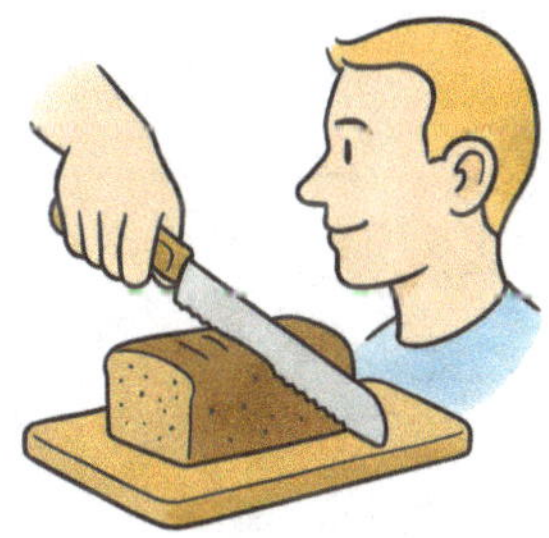

Abb. 2.18 Eselsbrücke: Suppe löffeln = Supination, „Prot" schneiden = Pronation

Eselsbrücke: Supination und Pronation bei der Hand (Abb. 2.18)

Supination: **Sup** (Suppe löffeln) – die Supinationsbewegung braucht man beim Halten des Suppenlöffels.

Pronation: **Prot** (Brot schneiden) – beim Brot schneiden wird die Hand in Pronationsstellung gebracht.

Kräftige Supination für die Schraubbewegung

Der **M. biceps brachii** ist – bei gebeugtem Ellenbogengelenk – der kräftigste **Supinator** des Unterarms. Diese anatomische Tatsache hat sogar alltagspraktische Folgen. So werden Schrauben in der Regel im Uhrzeigersinn eingedreht, weil genau diese Bewegung der Supination des rechten M. biceps brachii entspricht und durch den starken Bizeps besonders effizient ausgeführt werden kann. Die natürliche Kraftlinie des Bizeps unterstützt somit diese standardisierte Drehrichtung.

Beim **Bizepscurl** erfolgt die Bewegung in einer isolierten Flexion des Ellenbogengelenks gegen Widerstand – meist unter Ein-

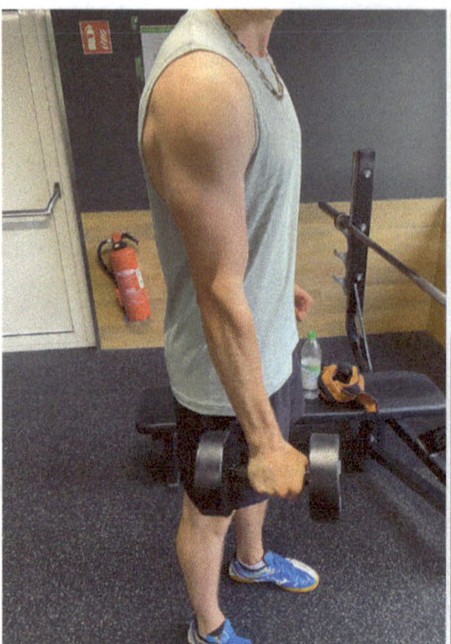
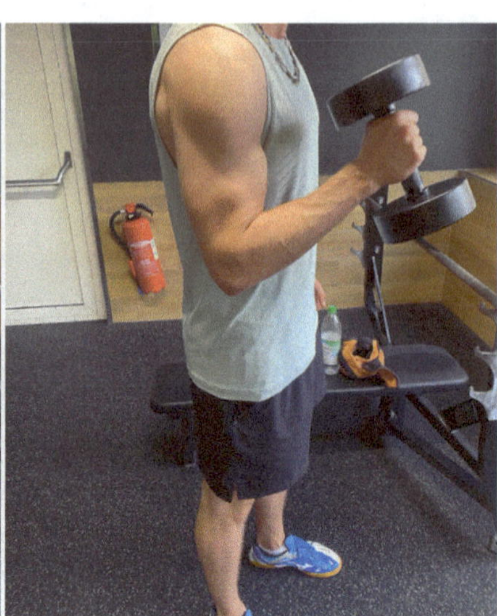

◘ Abb. 2.19 Der Hammercurl: Hier wird die Hantel vertikal gehalten.

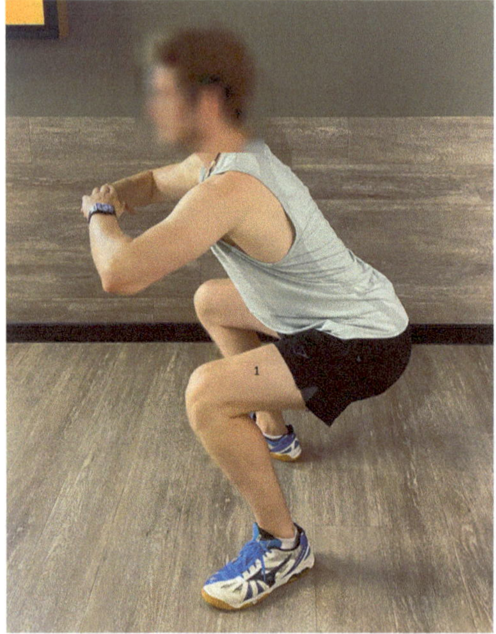

◘ Abb. 2.20 Kniebeugen: hier sieht man den M. quadriceps femoris (1) arbeiten.

satz von Hanteln, einer Stange oder an der Curl-Maschine. Der Unterarm bleibt dabei meist supiniert, also mit der Handfläche nach oben gedreht, um den Bizeps optimal zu aktivieren.

Neben dem **M. biceps brachii** und dem **M. brachialis** wird auch noch der **M. brachioradialis** trainiert, der vor allem beim **Hammercurl** (neutrale Griffstellung – die Hantel wird vertikal ausgerichtet; ◘ Abb. 2.19) stark beansprucht ist.

▪▪ Bewegungsausführung Bizepscurl

Hinweise zur effektiven und gelenkschonenden Ausführung

- Oberarm möglichst ruhig und eng am Körper halten
- Bewegung erfolgt ausschließlich im Ellenbogengelenk.
- Schulter- oder Rückenbewegungen vermeiden
- Bewegungsradius: von nahezu vollständiger Streckung bis zur maximal möglichen Beugung im Ellenbogen
- Kontrollierte Exzentrik – also das langsame Absenken des Gewichts (s. ► Abschn. 2.3.1) – steigert die Muskelspannung und fördert die Hypertrophie

„So, und jetzt zum Schluss, lass uns noch ein paar ***Squats*** *(◘ Abb. 2.20) machen!“, schlägt Arnold vor. „Kniebeugen? Die hab' ich ja schon als Kind immer verflucht“, seufzt Hagen.*

2.4.4 Muskulatur der unteren Extremität und des Rumpfs

Kniebeugen (▫ Abb. 2.21) gehören zu den effektivsten Übungen, die gerne im Kraft- und Rehabilitationstraining eingesetzt werden. Anders als man vielleicht denkt, ist es eine komplexe, **mehrgelenkige Grundübung**, die vor allem die untere Extremität und den Rumpf beansprucht, also eine hohe Koordination der ganzen Muskelgruppen erfordert.

Beteiligte Muskulatur beim Squat

M. quadriceps femoris („Kniestrecker", „vorderer Oberschenkelmuskel", vierköpfiger Oberschenkelmuskel), kräftigster **Strecker** im **Kniegelenk**, besteht aus vier Anteilen.

- **M. rectus femoris** (gerader Oberschenkelmuskel) – der einzige, der über das Hüftgelenk zieht.
- **M. vastus medialis** (innerer breiter Oberschenkelmuskel)
- **M. vastus lateralis** (äußerer breiter Oberschenkelmuskel)
- **M. vastus intermedius** (mittlerer breiter Oberschenkelmuskel)

M. gluteus maximus (großer Pomuskel)
Der stärkste **Hüftstrecker,** wichtig besonders bei tieferen Kniebeugen.

Ischiocrurale Muskelgruppe (Hamstrings)

- **M. biceps femoris** (zweiköpfiger Oberschenkelmuskel)
- **M. semitendinosus** (halbsehnenartiger Muskel)
- **M. semimembranosus** (halbmembranöser Muskel)

Ergänzend tragen die ischiocruralen Muskeln zur **Hüftstreckung** bei und stabilisieren Hüfte und Knie.

Adduktoren

- Vor allem **M. adductor magnus** (großer Oberschenkelanzieher)

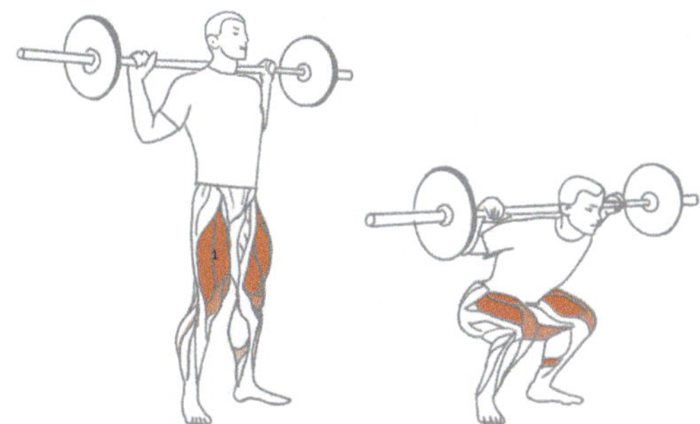

▫ **Abb. 2.21** Kniebeugen trainieren vor allem den Kniestrecker, M. quadriceps femoris (1), aber auch die Hüftstrecker wie den M. gluteus maximus und die Hamstrings.

Auch die Adduktoren benötigt man für die **Stabilität**, besonders bei der Aufwärtsbewegung.

Bewegungsausführung Squats

- Abwärtsbewegung mit kontrollierter Flexion in Hüft-, Knie- und Sprunggelenk
- Körpergewicht über die gesamte Fußsohle verteilen
- Oberkörper bleibt aufrecht
- Vorneigung aus der Hüfte zur Stabilisierung des Körperschwerpunkts
- Parallel-Dorsalextension im Sprunggelenk

Stabilisierende Muskulatur

- **Rumpfmuskulatur**
- **M. erector spinae** (Aufrichter des Rumpfs)
- **Tiefe Bauchmuskulatur**

Die Kniebeuge dient somit nicht nur dem Muskelaufbau und der Kraftentwicklung, sondern auch der funktionellen Diagnostik und Prävention.

Während sie noch beim Training sind, kommt plötzlich Brunhilde (▫ Abb. 2.22*), Siegfrieds Cousine, auf sie zu. „Was machst du denn hier?" „Ich besuche gerade den Bauch, Beine, Po-Kurs bei Arnolds Freundin Anna." Fast wie auf ein Stichwort öffnet sich eine Bürotür des Fitnessstudios und heraus tritt Anna In-*

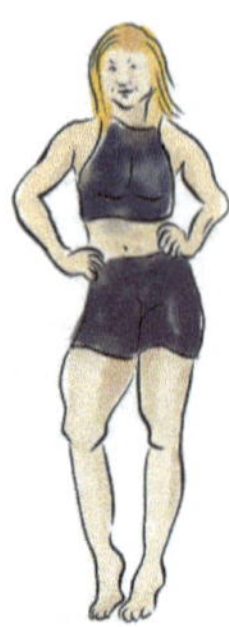

Abb. 2.22 Brunhilde, Siegfrieds Cousine

flut, die nebenher auch noch Internetkurse für Fitnessinteressierte gibt. Auf einigen Monitoren an den Wänden laufen simultan Kurzfilme zu verschiedenen Übungen, die von ihr selbst gedreht wurden.

2.4.5 Bauch-Beine-Po-Training

Ein effektives Bauch-Beine-Po-Training zielt auf die gezielte Kräftigung und Formung der wichtigsten Muskelgruppen der unteren Extremität und der Rumpfmuskulatur ab.

Bauch-Beine-Po: wichtige beteiligte Muskeln

- **M. gluteus maximus** (großer Pomuskel), stärkster Hüftstrecker
- **M. quadriceps femoris** mit seinen vier Köpfen für die Kniestreckung
- **Ischiocrurale Muskelgruppe** (Hamstrings) auf der Rückseite des Oberschenkels
- **Adduktoren- und Abduktorenmuskulatur**
- **Bauchmuskeln:** Stabilisierung und Bewegung des Rumpfs

*„Diese Kurse sind nicht so mein Ding, gibt es denn auch Geräte, die Bauch, Beine und Po trainieren?", will Siegfried wissen. „Ja klar, für den Po haben wir ein Gerät zur **Hüftstreckung**, da brennt euch gleich der große **Pomuskel**!" erklärt Arnold.*

Pomuskulatur

Die **Hüftstreckung** am Gerät ist eine sehr zielgerichtete Übung zur Aktivierung des **M. gluteus maximus**, wobei durch kontrollierte Hüftextension die Kraft des Gesäßmuskels aufgebaut wird.

Beinmuskulatur

*„Dann könnt ihr gleich bei den **Beininnen- und Beinaußenseiten** weiter machen. Hier haben wir unsere **Abduktoren- und Adduktorenmaschinen**, die gezielt die seitlichen Hüftmuskeln trainieren und somit die Stabilität im Beckenbereich verbessern."*

Abduktoren im Hüftgelenk (Muskeln der Oberschenkelaußenseite)

- **M. gluteus medius** (mittlerer Pomuskel)
- **M. gluteus minimus** (kleinster Pomuskel)

Adduktoren im Hüftgelenk (Muskeln der Oberschenkelinnenseite)

- **M. pectineus** (Kammmuskel)
- **M. adductor magnus** (großer Oberschenkelanzieher)
- **M. adductor brevis** (kurzer Oberschenkelanzieher)
- **M. adductor minimus** (kleinster Oberschenkelanzieher)
- **M. gracilis** (schlanker Muskel)

*„Weiter geht's mit den Beinvorder- und -hinterseiten – der **Quadrizeps** und die **Hamstrings** wollen auch noch auf ihre Kosten kommen …", sagt Arnold.*

Leg Extension

Für die **Beinstreckung** im Kniegelenk durch die **Leg Extension** trainiert man isoliert den **M. quadriceps femoris**.

Leg Curl

Im Gegensatz dazu trainiert der **Leg Curl** (Kniebeugung) die **ischiocrurale Muskelgruppe** (Hamstrings).

Ischiocrurale Muskelgruppe (Hamstrings)
- **M. biceps femoris**
- **M. semitendinosus**
- **M. semimembranosus**

Die Hamstrings machen Hüftstreckung und Kniebeugung. Aber Achtung, beides geht nicht in voller Leistung auf einmal. Das nennt man auch **aktive Insuffizienz**.

Merke
Ein Muskel, der über zwei Gelenke zieht, kann nicht zur gleichen Zeit in beiden Gelenken die maximale Kraft entwickeln.

*„Für die **Waden** habe ich auch noch was Feines“,* Arnold leistet als Trainer wirklich ganze Arbeit, *„unser Wadenhebe-Gerät im Sitzen. Das könnt ihr zu Hause aber auch improvisieren, wenn ihr euch eine Hantel auf die Oberschenkel legt.“*

Das **Fersenheben** im Sitzen aktiviert gezielt die **Wadenmuskulatur**, den **M. triceps surae**, der für die **Plantarflexion** im **Sprunggelenk** verantwortlich ist.

Trizeps-Muskeln im Körper

M. triceps brachii (dreiköpfiger Armmuskel)

Wichtigster **Strecker** im Ellenbogen
- Caput longum (langer Kopf)
- Caput laterale (seitlicher Kopf)
- Caput mediale (mittlerer Kopf, tiefer gelegen)

M. triceps surae (dreiköpfiger Wadenmuskel)[11]

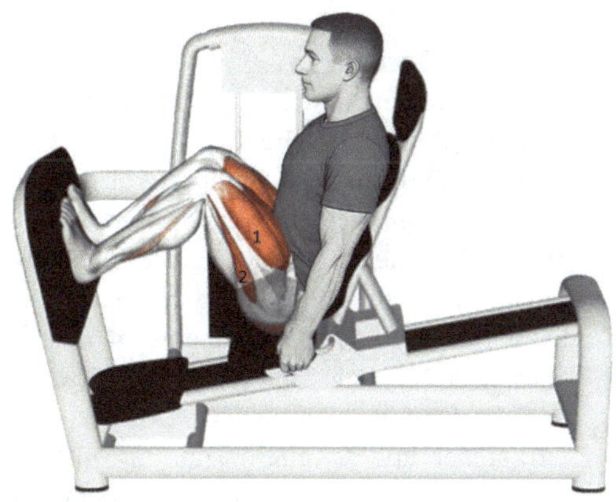

Abb. 2.23 Die Beinpresse trainiert den M. quadriceps femoris (1) und die ischiocrurale Muskelgruppe (2 - biceps femoris). (Mod. nach modusx.de)

Plantarflexion im Sprunggelenk, **Flexion** im Kniegelenk, bildet **Achillessehne**
- **M. gastrocnemius** (Zwillingswadenmuskel: zweiköpfig)
  - Caput mediale (mittlerer Kopf)
  - Caput laterale (seitlicher Kopf)
- **M. soleus** (Schollenmuskel flachliegend – ein Kopf)

In manchen Büchern findet man noch den **M. triceps coxae**, das ist aber anatomisch nicht korrekt.

„So, das war es für die Beine. Ich weiß, das sind ganz schön viele Übungen. Wenn ihr mal wenig Zeit habt, macht zumindest die Beinpresse (Abb. 2.23*), da werden ziemlich viele Beinmuskeln gleichzeitig trainiert“,* erklärt *Arnold.*

Die Beinpresse stellt eine komplexe Mehrgelenksübung dar, die neben dem **M. quadriceps femoris** und der **Glutealmuskulatur** (Pomuskulatur) auch die **ischiocrurale Muskelgruppe** (Hamstrings) beansprucht und durch die kontrollierte **Kniestreckung** und **Hüftstreckung** den Unterkörper umfassend trainiert.

11 In älteren anatomischen Quellen wurde der **M. plantaris** gelegentlich als **Teil des Triceps surae** angesehen. Nach heutiger Definition gehört er nicht mehr dazu, sondern wird als eigenständiger, funktionell rudimentärer Muskel betrachtet, der häufig (bei ca. 20 %) fehlt.

Delta des Gesäßes

In Bodybuilderkreisen existiert der inoffizielle Begriff „Delta des Gesäßes", in Anlehnung an den Deltamuskel der Schulter. Damit gemeint ist eine Muskelregion, bestehend aus der Glutealmuskulatur und dem M. tensor fasciae latae. Diese Muskeln formen gemeinsam die laterale und dorsale Silhouette der Hüfte und des Gesäßes. Bei niedrigen Körperfettanteilen und gezieltem Training wird die Struktur sichtbar – ähnlich wie beim M. deltoideus an der Schulter.

Siegfried und Hagen sind schon ziemlich am Ende, aber Arnold ist immer noch nicht fertig: „Bleibt noch die ***Bauchmuskulatur*** *– der Sommer kommt und da will ich bei euch beiden ein schönes* ***Sixpack*** *sehen! Fangt erstmal mit* ***Crunches*** *an – die klassischen Sit-ups werden eigentlich nicht mehr empfohlen."*

Bauchmuskulatur

Im Bereich der Bauchmuskulatur (▫ Tab. 2.3) werden mit **Sit-ups** und **Crunches** hauptsächlich der **M. rectus abdominis** (sog. Sixpack-Muskel) sowie die **schrägen Bauchmuskeln** (**M. obliquus externus abdominis** und **M. obliquus internus abdominis**) angesprochen, die für die Flexion und Rotation des Rumpfes verantwortlich sind.

Merke

Der M. rectus abdominis ist durch 3–4 Zwischensehnen segmentiert. Die Ausbildung des sog. „Sixpacks" ist daher variabel und eigentlich mindestens ein „Eightpack".

Wichtig bei den Bauchmuskelübungen ist immer eine kontrollierte Ausführung, bei der das Becken stabil bleibt, um die Lendenwirbelsäule zu entlasten und eine reine Bauchmuskelaktivierung zu gewährleisten. Das ist bei Crunches (▫ Abb. 2.24) deutlich leichter als bei Sit-ups.

▫ **Tab. 2.3** Übersicht Bauchmuskulatur

Muskel	Verlauf/Funktion
M. rectus abdominis	Vertikal; Rumpfbeugung (Flexion) → sog. Sixpack-Muskel
Mm. obliquus externus/internus abdominis	Schräg verlaufend; Rumpfrotation und -seitneigung
M. transversus abdominis	Horizontal (tiefste Schicht); Rumpfstabilisation, Kompression der Bauchorgane
M. pyramidalis (variabel)	Kleiner Muskel unterhalb des sog. Sixpacks; nur bei 15–20 % der Menschen vorhanden, strahlt horizontal in Linea alba ein

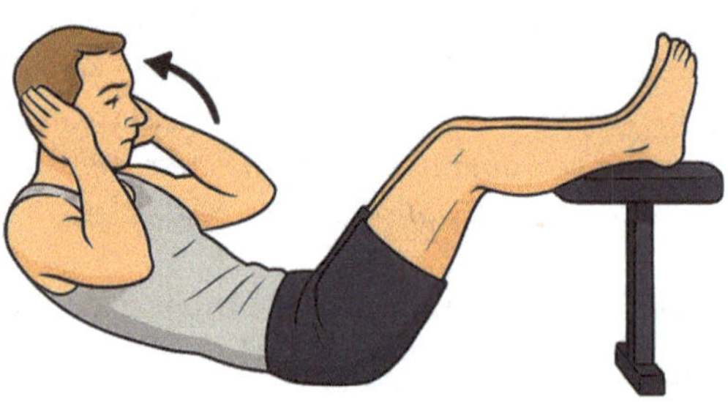

▫ **Abb. 2.24** Crunches – besser für die Lendenwirbelsäule als die klassischen Sit-ups

Crunches oder Sit-ups?

Crunches (moderne Bauchpresse)

- Ausführung: Beine rechtwinklig erhöht (z. B. auf einer Bank)
- Hände an die Schläfen oder überkreuzt auf der Brust
- Schultergürtel nach vorne/oben ziehen
- Zielmuskel: M. rectus abdominis
- Gelenkschonend, geringe Hüftbeugung, hohe Muskelkontrolle

Schräger Crunch:

- Linker Ellenbogen Richtung rechtes Knie und in umgekehrter Richtung
- Zielmuskel: M. obliquus externus (Gegenseite) und internus (gleiche Seite)

Reverse Crunches:
- Becken anheben statt Oberkörper
- Stärkere Unterbauchbeteiligung

Sit-ups (Klappmesser) (klassisch – nicht mehr empfohlen)
- Ausführung: Ganze Rumpfbewegung vom Boden bis in den Sitz
- **Problem:** hohe Aktivierung des **M. iliopsoas** (Hüftbeuger), besonders bei gestreckten Beinen
- **Belastet Lendenwirbelsäule** und Hüftgelenk → kein isoliertes Bauchmuskeltraining

„So jetzt noch ein paar ***Seitbeugen mit der Hantel****, dann habt ihr auch die* ***schrägen Bauchmuskeln*** *ordentlich trainiert", erklärt Arnold. „Zum Schluss könnt ihr auch noch das Beinheben am Gerät ausprobieren, aber vielleicht überfordert euch das auch …"*

Das Beinheben am Gerät (◘ Abb. 2.25) stärkt neben dem schon erwähnten geraden Bauchmuskel (**M. rectus abdominis**) auch den **M. iliopsoas**, der als wichtigster Hüftbeuger eng mit der Rumpfstabilität verbunden ist. Das ist hauptsächlich für Fortgeschrittene geeignet. Für Anfänger sind eher die speziellen **Bauchmaschinen** geeignet. Sie bieten durch geführte Bewegungen eine gezielte Belastung der Bauchmuskulatur und ermöglichen so eine kontrollierte Kräftigung.

„So, jetzt habt ihr es geschafft. Mit diesem Trainingsprogramm gelingt durch die ***Kombination*** *aus* ***isolierten*** *und* ***mehrgelenkigen Übungen*** *eine ausgewogene Kräftigung der Muskeln." Die beiden trainieren regelmäßig und schon nach wenigen Wochen sehen sie erste Ergebnisse …*

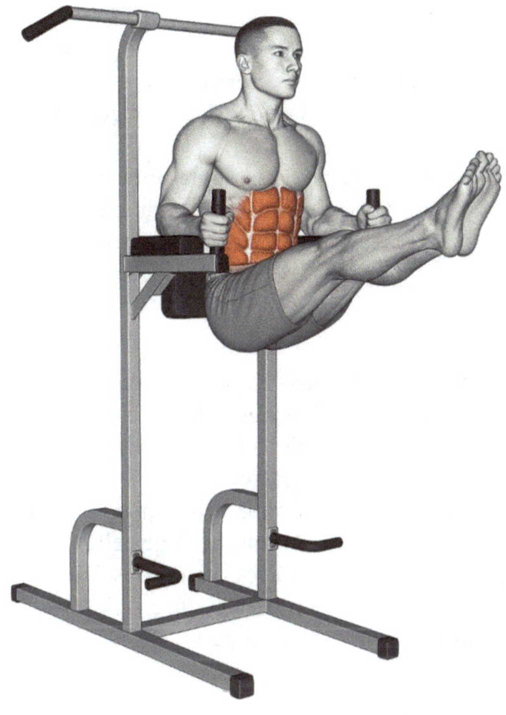

◘ **Abb. 2.25** Beinheben am Gerät. (Mod. nach modusx.de)

2.4.6 Muskelaufbau

Krafttraining führt zu einer Reihe sichtbarer Veränderungen am menschlichen Körper.

Merke

Die Zunahme des Muskelvolumens und Muskelquerschnitts, die gemeinhin als Muskelaufbau wahrgenommen wird, wird als Hypertrophie[12] bezeichnet.

Während anfängliche Kraftzuwächse primär auf **neuronale Anpassungen** zurückzuführen sind, tritt eine signifikante strukturelle Vergrößerung der Muskulatur meist erst nach mehreren Wochen bis Monaten kontinuierlichen Trainings auf.

12 **Hypertrophie** = Vergrößerung eines Gewebes **durch Zellvergrößerung** im Unterschied zur **Hyperplasie** = Vergrößerung eines Gewebes durch Zellvermehrung.

Muskelhypertrophie

- **Myofibrilläre Hypertrophie**
  - Verdichtung und Kraftsteigerung der Muskulatur
- **Sarkoplasmatische Hypertrophie**
  - Erhöhtes Zellvolumen durch vermehrte Flüssigkeitseinlagerung – optisch „volleres" Muskelbild

Über die reine Muskelzunahme hinaus beeinflusst Krafttraining auch die **Körperzusammensetzung** erheblich. Der **Körperfettanteil** wird durch den gesteigerten Energieverbrauch und die erhöhte Muskelmasse reduziert. Gleichzeitig kann durch gezieltes Training die Form und Proportion des Körpers modifiziert werden, etwa durch Betonung bestimmter Muskelgruppen.

Der Pump

Ein temporäres, jedoch auffälliges Phänomen ist der sogenannte **Pump**, der unmittelbar nach dem Training auftritt. Dabei kommt es durch erhöhten Blutfluss und Flüssigkeitsverschiebungen zu einer vorübergehenden Schwellung der Muskulatur, die den Muskel kurzfristig größer und vaskulärer erscheinen lässt. Obwohl dieser Effekt innerhalb kurzer Zeit abklingt, wird er häufig als motivierendes Signal für Trainingswirksamkeit wahrgenommen.

Ein weiterer makroskopischer Indikator für Trainingserfolg ist die gesteigerte **Vaskularität** – also die Sichtbarkeit oberflächlicher Venen. Diese entsteht durch eine Kombination aus reduziertem subkutanem Fettgewebe, erhöhtem Muskeltonus und verbesserter Durchblutung.

„Sag mal, warum ist es eigentlich so, dass ich trotz des vielen Trainings weniger Muskelmasse aufbaue als Männer? Das liegt sicher an den weiblichen Hormonen, oder?" Brunhilde hat sehr durchtrainierte Oberarme, aber ihr Bizeps ist deutlich kleiner als Arnolds.

2.5 Hormone und Doping

2.5.1 Hormone

Obwohl wir oft von männlichen und weiblichen Sexualhormonen sprechen, produzieren sowohl Männer als auch Frauen beide Hormongruppen – jedoch in sehr unterschiedlichen Konzentrationen. Der **Testosteron**spiegel eines Mannes liegt etwa 10- bis 20-mal höher als der einer Frau. Umgekehrt sind die Östrogenwerte – insbesondere das wichtigste **Östrogen**, **Östradiol** – bei Frauen im Durchschnitt etwa fünfmal höher als bei Männern. Dies gilt jedoch nur bis zur **Menopause**; postmenopausale Frauen weisen im Mittel sogar niedrigere Östradiolwerte auf als Männer.

Merke

Testosteron fördert maßgeblich den Muskelaufbau, während Östrogene, insbesondere Östradiol, für einen höheren Körperfettanteil bei Frauen verantwortlich sind.

Dies erklärt, warum Männer schneller Muskelmasse aufbauen und im Kraftsport deutlich leistungsfähiger sind. Untersuchungen zeigen, dass Männer im Durchschnitt einen um 30 % geringeren Körperfettanteil und eine um 40 % höhere Muskelmasse im Vergleich zu Frauen haben. Dadurch ergeben sich deutliche Leistungsunterschiede zwischen den Geschlechtern: Männer verfügen im Oberkörper über etwa 90 % mehr Gesamtkraft und erbringen beim Gewichtheben rund 30 % höhere Leistungen als Frauen.

Auf zellulärer Ebene wird Muskelwachstum durch eine Vielzahl von Mechanismen gesteuert.

Testosteron (Abb. 2.26)

Testosteron, das hauptsächlich in den Leydig-Zellen der Hoden produziert wird, gelangt über den Blutkreislauf zu den Muskelzellen,

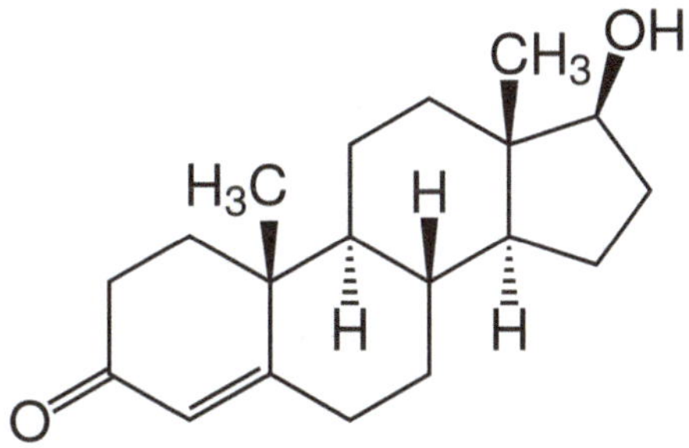

Abb. 2.26 Testosteron, ein Steroidhormon

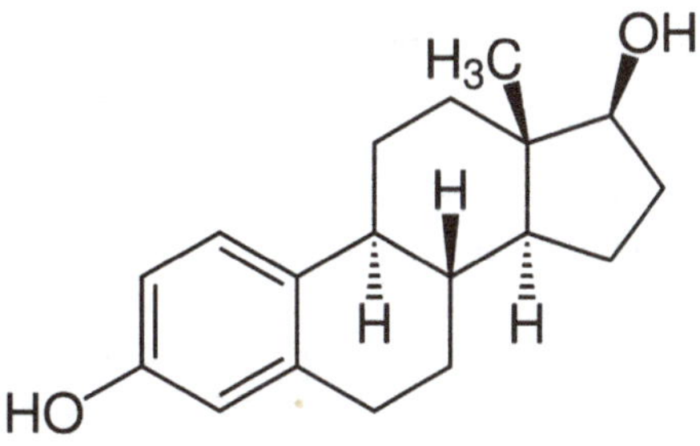

Abb. 2.27 Östradiol, das wichtigste Östrogen

Tab. 2.4 Hormonwirkungen auf Fettstoffwechsel

Hormon	Wirkung auf Fettstoffwechsel	Folge
Testosteron	↑ Lipolyse, ↓ LPL-Aktivität	Schnellere Fettverbrennung, geringere Speicherung
Östrogen	↑ Bildung von Fettzellen (Adipozytendifferenzierung)	Höhere Speicherfähigkeit, höhere Fettmasse

wo es intrazellulär an **Androgenrezeptoren** bindet. Der daraus entstehende Hormon-Rezeptor Komplex wandert in den Zellkern und beeinflusst die Genaktivität zugunsten des Muskelaufbaus.

Testosteronwirkungen

- Verstärkt Bildung von Muskelproteinen wie **Aktin** und **Myosin.**
- Hemmt katabole Faktoren wie **Myostatin.**
- Stimuliert Proliferation von **Satellitenzellen** (Stammzellen der Muskulatur).
- Satellitenzellen fusionieren mit Muskelfasern → Muskelwachstum und Regeneration
- Stimuliert Produktion von insulinähnlichem Wachstumsfaktor **IGF-1** → weitere Signalkaskaden zur Muskelbildung

Im Gegensatz zu Testosteron fördert **Östrogen** (Abb. 2.27) die Muskelhypertrophie nicht. Dadurch werden Muskelwachstumssignale bei Frauen – anders als bei Männern – nicht zusätzlich verstärkt. Diese fehlende Wirkung von Östrogen auf das Muskelwachstum ist einer der Hauptgründe, warum Frauen trotz regelmäßigem Training langsamer Muskeln aufbauen.

Sexualhormone beeinflussen zudem die Fettverteilung. Frauen haben grundsätzlich einen höheren Körperfettanteil als Männer.

Testosteron begünstigt die Fettverbrennung, indem es die **Lipolyse** fördert und die **Lipoproteinlipase (LPL)** hemmt. Dadurch wird Fett bei höheren Testosteronspiegeln schneller mobilisiert und schlechter gespeichert. **Östrogen** hingegen begünstigt die Bildung und Differenzierung von Fettzellen (Präadipozyten), wodurch Frauen insgesamt größere Fettreserven anlegen können (Tab. 2.4).

Die Geschlechter unterscheiden sich außerdem in der Fettverteilung: Männer und postmenopausale Frauen speichern überschüssige Energie bevorzugt im **viszeralen Fett (androide Fettverteilung)**. Dieses stoffwechselaktive Fett kann schnell mobilisiert werden.

Östrogen fördert hingegen die subkutane Fettverteilung an Hüften, Oberschenkeln

2

und Gesäß (**gynoide**[13] **Fettverteilung**). Ein möglicher Mechanismus ist die Regulation adrenerger Rezeptoren: Östrogen erhöht im subkutanen Fett durch Bindung an den α-Rezeptor die Anzahl der **α2A-adrenergen Rezeptoren**[14], welche intrazellulär mit **G_i-Proteinen**[15] assoziiert sind. Die Bindung von Adrenalin an diese Rezeptoren hemmt die Adenylatcyclase, senkt den **cAMP**[16]**-Spiegel**, vermindert die **PKA**[17]**-Aktivität** und unterdrückt so die Lipolyse. Eine Freisetzung des Fettes aus diesen Depots ist demnach erschwert (zum Vergleich: β-adrenerge Rezeptoren sind G_s-[18]gekoppelt und aktivieren die Lipolyse, indem sie die cAMP-Bildung steigern).

Merke

Viszerales Fett ist mit einem erhöhten Risiko für Stoffwechsel- und Herz-Kreislauf-Erkrankungen verbunden.

Neben hormonellen Faktoren spielen auch Genetik, Alter, Ernährung, Krafttraining, Schlaf, Stress und die Darmflora eine Rolle bei der individuellen Körperzusammensetzung.

Geschlechtsspezifische Unterschiede in der Körperzusammensetzung

Die geschlechtsspezifische Verteilung von Fett und Muskelmasse ist primär hormonell bedingt: Während **Testosteron** das Muskelwachstum und die Einlagerung von viszeralem Fett begünstigt, hat **Östrogen** keine stimulierende Wirkung auf die Muskelhypertrophie und fördert die subkutane Fettspeicherung in gynoiden Depots. Diese Unterschiede haben nicht nur gesundheitliche, sondern auch sportliche Relevanz. Männer profitieren durch ihren höheren Muskelanteil und die leichtere Mobilisierung von Fettreserven, Frauen hingegen haben es durch die Östrogenwirkung schwerer, Muskelmasse aufzubauen.

---

13 **gynoid** = weiblich, android = männlich.

14 Die **α_2A-adrenergen Rezeptoren** gehören zur Familie der G-Protein-gekoppelten Rezeptoren und spielen eine zentrale Rolle in der Regulation des sympathischen Nervensystems, aber auch des Stoffwechsels.

15 **G_i-Proteine (inhibitorische G-Proteine)** sind Untereinheiten von G-Protein-gekoppelten Rezeptoren, die bei Aktivierung die Adenylatcyclase hemmen und dadurch die intrazelluläre cAMP-Konzentration senken. Viele Rezeptoren, wie z. B. α_2-adrenerge Rezeptoren, wirken über G_i-Proteine und modulieren so sympathische Effekte wie Vasokonstriktion und Katecholaminfreisetzung, aber auch Stoffwechseleffekte wie Hemmung der Lipolyse.

16 **cAMP (zyklisches Adenosinmonophosphat)** ist ein sekundärer Botenstoff, der über die Aktivierung der Adenylatcyclase aus ATP gebildet wird. Es spielt eine zentrale Rolle in der Signaltransduktion vieler Hormone und Neurotransmitter – insbesondere im sympathoadrenergen System.

17 Die **Proteinkinase A (PKA)** ist eine cAMP-abhängige Serin/Threonin-Kinase, die durch Bindung von cAMP aktiviert wird. Infolge dieser Aktivierung phosphoryliert die PKA zahlreiche Zielproteine, die an der Regulation von Energiestoffwechsel, Muskelkontraktion, Genexpression und kardialer Funktion beteiligt sind. Die PKA ist wesentlich für die Vermittlung hormoneller Anpassungsprozesse während körperlicher Belastung, etwa durch die Modulation von Glykogenabbau, Lipolyse und Kontraktilität des Myokards zuständig.

18 **G_s-Proteine (stimulierende G-Proteine)** sind Untereinheiten von G-Protein-gekoppelten Rezeptoren, die bei Aktivierung die Adenylatcyclase stimulieren und so die intrazelluläre Konzentration von cAMP erhöhen. Dieser Mechanismus ist zentral für viele hormonelle und neuronale Signalwege, insbesondere im sympathischen Nervensystem. G_s-abhängige Signalkaskaden fördern u. a. die Steigerung von Herzfrequenz und Kontraktilität, Lipolyse in Adipozyten und Glykogenabbau in der Muskulatur – essenzielle Prozesse zur Energiebereitstellung unter Belastung.

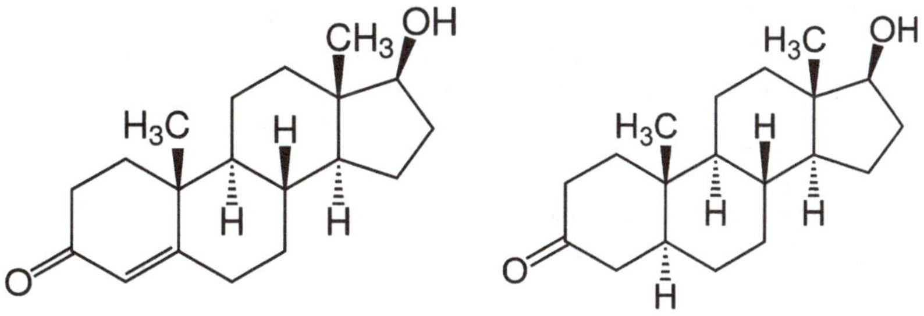

Abb. 2.28 Durch Reduktion von Testosteron (*links*) am 5α-C-Atom entsteht 5α-Dihydrotestosteron (*rechts*), die biologisch aktivste Form des Testosterons

„OK, dann bin ich ja beruhigt, dass meine geringere ***Muskelmasse*** *definitiv nicht an zu wenig Training liegt", grinst Brunhilde. „Und jetzt wird mir auch klar, warum bei internationalen Wettkämpfen die* ***Testosteronwerte*** *der Athletinnen immer wieder ein Thema sind." Anna nickt: „Ja, das ist eine komplexe Sache. Gerade* ***intersexuelle Athletinnen*** *geraten hier oft in den Fokus der Presse und bisher sehe ich keine zufriedenstellenden Lösungen. Einerseits sollen möglichst faire Wettkampfbedingungen herrschen, andererseits müssen aber die Persönlichkeitsrechte der betroffenen Athletinnen gewahrt bleiben." „Stimmt", meint Brunhilde, „aber kannst du mir ein bisschen genauer erklären, was Intersexualität überhaupt ist?"*

Intersexualität im Sport

Merke

Intersexuelle Menschen verfügen von Geburt an über Merkmale des männlichen und des weiblichen Geschlechts.

Ein bekanntes Beispiel für eine genetische Variante der Geschlechtsentwicklung ist das **Androgen-Insensitivitäts-Syndrom**. Die Betroffenen haben einen **46, XY-**Chromosomensatz. Aufgrund einer genetisch bedingten Veränderung des Androgenrezeptors reagieren ihre Zielzellen jedoch nicht oder nur eingeschränkt auf die körpereigenen Androgene Testosteron und **Dihydrotestosteron** (Abb. 2.28). Für den Sport macht es einen großen Unterschied, ob ein vollständiges oder ein partielles Androgen-Insensitivitäts-Syndrom vorliegt.

Vollständiges (komplettes) Androgen-Insensitivitäts-Syndrom

- Androgene entfalten keine Wirkung.
- Trotz des XY-Chromosomensatzes ein äußerlich weiblicher Phänotyp
- Eierstöcke und Gebärmutter fehlen.
- Hoden im Bauchraum (steigen nicht ab) produzieren Testosteron.
- Umwandlung Testosteron in Östradiol (Aromatase in Leber- und Fettgewebe)
- Hohe, wirkungslose Testosteronwerte
- Meist kein Leistungsvorteil gegenüber XX-Frauen
- Teilnahme an Frauenwettkämpfen meistens gestattet

Inkomplettes (partielles) Androgen-Insensitivitäts-Syndrom

- Androgenrezeptoren reagieren eingeschränkt auf Testosteron.
- Das äußere Erscheinungsbild kann stark variieren.
- Im Vergleich zu XX-Frauen erhöhte Testosteronwerte
- Erhöhte Muskelmasse, Kraftentwicklung und Sauerstofftransportkapazität
- Wettkampfvorteil möglich

Aus diesem Grund sind in den Regelwerken der Sportverbände Obergrenzen für Testosteronwerte festgelegt, bei denen eine Teilnahme in Frauenkategorien möglich ist.

XX oder XY? – Der Sex-Test im Sport

Verpflichtende **Geschlechtstests** im Sport wurden durch das IOC (International Olympic Committee) in den 60er Jahren eingeführt, zunächst durch eine körperliche Untersuchung der Frauen. Nach Protesten wurde dies durch die Untersuchung der Chromosomen mittels Wangenabstrich ersetzt: der **Sex-Chromatin-Test**. Der Nachweis eines **Barr-Körperchens** (des inaktivierten zweiten X-Chromosoms bei Frauen) galt als Nachweis für einen regulären Chromosomensatz. Mitte der 70er Jahre wurde der inzwischen als unzuverlässig erachtete Test durch einen **DNA-Test** ersetzt. Zwischenzeitlich gab es keine generellen verpflichtenden Tests mehr, in Einzelfällen wurde aber nach wie vor überprüft. Ab den Olympischen Spielen 2028 in Los Angeles führt das IOC verpflichtende genetische Geschlechtstests auf das SRY-Gen („sex-determining region of the Y chromosome“) mittels Speichelprobe/Wangenabstrich ein. Der Nutzen ist sehr umstritten, da das bloße Vorhandensein dieses Gens noch nichts über dessen Funktionsfähigkeit aussagt. Kritiker befürchten eine Diskriminierung von Athletinnen.

„Der Umgang mit ***transgender*** *Athletinnen ist übrigens ähnlich komplex“, ergänzt Anna. „Problematisch ist, dass die körperlichen Unterschiede zwischen Männern und Frauen hauptsächlich ab der männlichen Pubertät bestehen. Bestimmte Merkmale wie Körpergröße, Spannweite sowie Hand- und Fußgröße bleiben auch nach einer geschlechtsangleichenden Behandlung erhalten.“*

Hagen erinnert sich: „Das ist bestimmt auch der Grund, warum Mädchen ab 12 Jahren nicht mehr bei den Jungs mittrainieren dürfen. Bei uns auf dem Dorf war Therese immer der Star im Sturm und plötzlich durfte sie nicht mehr bei uns mitspielen.“ Anna stimmt ihm zu: „Der Kräfteunterschied wird einfach zu groß – es gibt immer wieder Stories von eigentlich sehr erfolgreichen Frauenteams, die bei Testspielen im Turniervorfeld gegen U15-Jungs verlieren. Der Weltmeister USA wurde von einer männlichen U15-Auswahl aus Dallas geschlagen und jetzt gerade haben die Schweizerinnen vor der EM 2025 1:7 gegen die U15-Jungs vom FC-Luzern verloren – das war doch in allen Zeitungen, weil sie es erst verheimlicht haben!“

Eine im Jahr 2021 im *British Journal of Sports Medicine (Harper, 2021)* veröffentlichte Datenauswertung zeigte, dass 36 Monate nach einer testosteronunterdrückenden, geschlechtsangleichenden Langzeittherapie keine Unterschiede in den Hämoglobin- oder Hämatokritwerten zwischen transgender[19] und Cis[20]-Frauen bestanden. Dennoch unterschieden sich Kraftwerte, fettfreie Körpermasse und Muskelfläche weiterhin von der Vergleichsgruppe der **Cis-Frauen**.

„Sag mal, Arnold, hilfst du eigentlich bei deinen dicken Muskeln auch manchmal medikamentös nach?“, fragt Hagen. „Um Himmels willen, das ist Doping und schrecklich gesundheitsschädlich, das würde in unserem Studio keiner machen. Das ist übrigens Teil meiner Magisterarbeit gewesen, ich werde es euch mal ausführlich erläutern.“

---

19 **Transgender:** Transgeschlechtlichkeit ist ein Oberbegriff für Menschen, die sich nicht mit dem Geschlecht identifizieren, das ihnen bei der Geburt zugewiesen wurde.

20 **Cis:** beschreibt Menschen, deren Geschlechtsidentität mit dem bei der Geburt zugewiesenen Geschlecht übereinstimmt.

2.5.2 Doping

Merke
Unter Doping versteht man die Verwendung unerlaubter Substanzen zur Leistungssteigerung im Sport.

Besonders im Kraftsport kommen häufig **anabole Steroide**, **Wachstumshormone** und **Stimulanzien** zum Einsatz, um Muskelaufbau, Kraftzuwachs und Regeneration zu beschleunigen. Diese Mittel sind nicht nur aus Fairnessgründen verboten, sondern bergen auch erhebliche gesundheitliche Risiken für die Athleten. Um den Missbrauch einzudämmen, aktualisiert die World Anti-Doping Agency (WADA[21]) jährlich die Liste der verbotenen Substanzen, die sich in deutscher Übersetzung auch auf der NADA[22]-Webseite findet.

„Aber vorhin hast du doch gesagt, dass ***Kreatin*** *die Leistungsfähigkeit steigern kann. Wo genau liegt dann der Unterschied zu verbotenen Dopingmitteln?", fragt Hagen.*

„Kreatin zählt nicht zu den Dopingmitteln, sondern ist ein völlig legales und unbedenkliches Nahrungsergänzungsmittel", erklärt Arnold. „Im Gegensatz zu Doping sorgt die Einnahme von Supplementen nicht für ein unnatürlich schnelles Muskelwachstum oder extreme Kraftsteigerungen, sondern hat eher eine unterstützende Funktion. Neben Kreatin oder Proteinpulver schwören viele meiner Mitathleten auch auf Aminosäuren wie ***Arginin, Citrullin*** *oder* ***β-Alanin****,* ***Koffein, Multivitamine****, isotonische Getränke oder verzweigtkettige Aminosäuren (‚branched chain amino acids' –* ***BCAAs****). Solange diese Nahrungsergänzungsmittel nicht überdosiert werden, sind sie im Gegensatz zu Dopingmitteln gesundheitlich unbedenklich. Keine belegte Wirkung haben übrigens das in vielen Energy-Drinks enthaltene* ***Taurin*** *sowie der Fettsäurecarrier* ***Carnitin****."*

„Was sind denn so die gesundheitlichen Probleme, die auftreten können?", will Brunhilde wissen. „Da fallen mir eine ganze Menge ein, ich starte mal mit den Anabolika", meint Arnold.

Anabolika

Merke
Anabolika, genauer gesagt anabol-androgene Steroide, sind synthetische Abkömmlinge von Testosteron.

Chemisch wurden sie so verändert, dass ihre anabole Wirkung möglichst stark, die androgene Wirkung jedoch möglichst gering ausfällt. Sie fördern effektiv den Aufbau von Muskelmasse und Kraft, verkürzen die Regenerationszeit und ermöglichen intensiveres sowie häufigeres Training. Zudem steigern sie – wie auch körpereigenes Testosteron – den **Hämatokritwert** und verbessern so die **Sauerstoffversorgung** der Muskulatur.

„Das klingt doch erstmal gar nicht schlecht!", wirft Hagen grinsend ein. „Na ja", entgegnet Arnold, „hör dir lieber den Rest an."

Zu den eher harmlosen, aber dennoch unangenehmen Nebenwirkungen zählen verstopfte Talgdrüsen und die (Steroid-)**Akne**. Wesentlich bedenklicher sind jedoch die Auswirkungen auf das Herz-Kreislauf-System. Studien an Freizeitsportlern, die regelmäßig Anabolika konsumieren, belegen diese schädlichen Effekte. Weitere Untersuchungen zeigen ein erhöhtes Risiko für **Bluthochdruck** und **Herzrhythmusstörungen**. Auch ein Anstieg der Konzentration von Cholesterin im Low-Density Lipoprotein (**LDL-Cholesterin** = „schlechtes" Cholesterin) im Plasma wurde festgestellt, was die Bildung von Ablagerungen (Plaques) in den Herzkranzgefäßen begünstigt. Dies erhöht das Risiko für **Herzinfarkte** und plötzlichen Herztod erheblich. Darüber hinaus sind auch Leber- und Nie-

21 **WADA:** World Anti Doping Agency.

22 **NADA:** Nationale Anti Doping Agentur Deutschland.

renschäden sowie depressive Verstimmungen dokumentiert.

Merke

CAVE! Wird häufig verwechselt: Der Steroid-Diabetes ist KEINE Nebenwirkung der Anabolika, sondern wird durch Steroide wie Cortison verursacht.

„Wahnsinn – und trotzdem nehmen das so viele Freizeitsportler?", fragt Hagen ungläubig. „Ja, leider", sagt Arnold. „Und besonders alarmierend ist, dass es inzwischen auch bei Jugendlichen im Trend liegt."

Hier kann durch die androgene Restwirkung auch ein vorzeitiger Schluss der **Epiphysenfugen** und damit ein Stopp des Längenwachstums induziert werden. Bei allen männlichen Anwendern können außerdem die Hoden schrumpfen und es kann zum Brustwachstum (Gynäkomastie) kommen. Bei Frauen werden hingegen eine Klitorishypertrophie, eine tiefere Stimme und eine verstärkte Körperbehaarung als Folge des Anabolikamissbrauchs beobachtet.

„Moment mal, wieso schrumpfen denn die Hoden? Müssten die nicht eher wachsen?", fragt Hagen erstaunt. Arnold erklärt: „Hormone funktionieren in Regelkreisen."

Im Falle von Testosteron beginnt alles im Hypothalamus, der das **Gonadotropin-Releasing-Hormon (GnRH)** ausschüttet. Dieses regt die **Adenohypophyse** dazu an, das **luteinisierende Hormon (LH)** freizusetzen, welches wiederum die **Leydig-Zellen** in den Hoden zur Testosteronproduktion stimuliert. Sobald genügend Testosteron vorhanden ist, hemmt dieses durch eine **Rückkopplung** die weitere Ausschüttung von GnRH und LH. Wenn nun aber künstlich Testosteron oder Anabolika zugeführt werden, registriert der Körper den Überschuss. Hypothalamus und Hypophyse reduzieren daraufhin die Hormonproduktion mit der Folge, dass auch die körpereigene Testosteronproduktion zurückgeht. Da hormonproduzierende Zellen bei Inaktivität schrumpfen, verkleinern sich auch die Hoden. Etwas anders sieht es bei der Gynäkomastie aus. In der Körperperipherie, vor allem im Fettgewebe, befindet sich das Enzym **Aromatase**, das Testosteron in Östradiol umwandeln kann. Bei stark erhöhtem Testosteronspiegel entsteht entsprechend mehr Östradiol, was beim Mann dann zum Brustwachstum führen kann.

Asthmamedikament als Anabolikum

Auch das Asthmamedikament Clenbuterol besitzt eine ausgeprägte anabole Wirkung. Anfang der 1990er Jahre wurde es erstmals bei Sprintern eingesetzt. Es stand damals noch nicht auf der offiziellen Dopingliste. In der Veterinärmedizin war die muskelaufbauende Wirkung des Wirkstoffs bereits seit Längerem bekannt und wurde dort auch gezielt genutzt.

Wachstumshormone

Gedopt werden kann allerdings auch mit dem **Wachstumshormon (Somatotropin)**, welches ebenfalls anabol wirkt. Das Wachstumshormon wirkt dabei sowohl direkt als auch indirekt über den **insulinähnlichen Wachstumsfaktor 1 (IGF-1),** der primär in der Leber, aber auch lokal in Muskelzellen gebildet wird. IGF-1 aktiviert intrazelluläre Signalwege, welche die Proteinsynthese fördern und gleichzeitig den Proteinabbau hemmen. Zudem besitzt das Wachstumshormon eine ausgeprägte lipolytische Aktivität. Es aktiviert die hormonsensitive Lipase und steigert dadurch den Abbau von Fettgewebe. Diese metabolischen Effekte führen insgesamt zu einer Zunahme der fettfreien Muskelmasse bei gleichzeitigem Rückgang des Körperfettanteils.

Der **Missbrauch** von Wachstumshormon kann jedoch erhebliche gesundheitliche Risiken mit sich bringen. Im Vordergrund steht hierbei die Entwicklung einer **Akromegalie**, also eines überschießenden Wachstums von Knochen und inneren Organen. Während das Wachstumshormon in der Kindheit gemeinsam mit **IGF-1** für das Längenwachstum der Knochen verantwortlich ist, ist nach dem Schluss der Epiphysen nur noch ein Wachstum an den Akren (dazu gehören beispielsweise Nase, Finger, Zehen oder Kinn) möglich. Gleichzeitig ist aber auch ein Wachstum aller Weichteilstrukturen möglich. Als typisches klinisches Anzeichen einer postpubertären Überproduktion des Wachstumshormons oder eines längerfristigen Missbrauchs gilt eine neu auftretende **Zahnlücke** zwischen den oberen Schneidezähnen.

Die ausgeprägten Stoffwechselwirkungen und das vermehrte Wachstum innerer Organe können weitere gravierende Komplikationen nach sich ziehen. Aufgrund der insulinantagonistischen Wirkung steigt das Risiko für die Entwicklung eines **Diabetes des Typs II**. Zudem kann die kardiale Hypertrophie im Verlauf zu einer manifesten **Herzinsuffizienz** führen.

„Das klingt nicht besonders verlockend", resümiert Hagen, „aber hast du auch schon mal von ***Insulin-Doping*** *gehört? Ich habe da letztens etwas im Radio gehört, aber ich dachte immer, Insulin sei einfach ein natürliches Hormon. Und wird ansonsten nur zur Behandlung von Diabetes gespritzt." „Stimmt grundsätzlich", sagt Arnold. „Insulin ist ein Hormon, das den Blutzuckerspiegel reguliert. Aber einige Bodybuilder nutzen es auch, um den Muskelaufbau zu pushen – vor allem in Verbindung mit Kohlenhydraten und anderen anabolen Substanzen."*

Brunhilde zieht die Augenbrauen hoch. „Echt jetzt? Wie soll das funktionieren?" „Insulin ist eines der stärksten ***anabolen Hormone*** *überhaupt. Es schleust Glukose und Aminosäuren in die Muskelzellen – und damit auch alles, was für Wachstum gebraucht wird. Die Idee ist: Wenn man es* ***genau richtig dosiert*** *und mit Ernährung kombiniert, kann man so die Muskelproteinsynthese ordentlich ankurbeln. Aber …", Arnold hebt warnend den Finger, „… der Grat zwischen ‚wirkt' und ‚lebensgefährlich' ist extrem schmal. Eine falsche Dosis kann zu einer Hypoglykämie führen – im schlimmsten Fall mit Koma oder Tod. Deshalb ist das auch absolut kein Spaß. Ich erkläre es euch mal genauer …"*

Insulin

Insulin ist ein natürliches, anabol wirkendes Peptidhormon, das von den **β-Zellen** der Langerhans[23]-Inseln des Pankreas synthetisiert wird. Die Ausschüttung von Insulin verläuft proportional zur Erhöhung des Blutzuckerspiegels und beeinflusst den Energiestoffwechsel sowie das Zellwachstum maßgeblich. Die Wirkung von Insulin erfolgt durch Bindung an den membranständigen Insulinrezeptor und lässt sich in schnelle und langsame Effekte unterteilen.

Schnelle Effekte von Insulin (Wirkung unmittelbar innerhalb weniger Sekunden bis Minuten nach Insulinwirkung), z. B.

- Erhöhte **Glukoseaufnahme** durch Translokation von insulinabhängigen Glukosetransportern (GLUT-4[24]) in die Zellmembran von v. a. Muskel- und Fettgewebe
- Erhöhte **Aminosäureaufnahme** durch Aktivierung von Aminosäuretransportern
- Hemmung der Lipolyse und Aktivierung der Lipogenese durch Phosphorylierung und Inaktivierung der hormonsensitiven Lipase (HSL) in Adipozyten und Aktivierung der Acetyl-Co-A-Carboxylase, des Schlüsselenzyms der Fettsäuresynthese
- Erhöhung der **Glykogen-Vorräte** in Zellen durch Aktivierung der Glykogensynthase und Hemmung der Glykogenphosphorylase

Langsame Effekte von Insulin (Wirkung innerhalb von Stunden bis Tagen durch

23 **Paul Langerhans**: 1847–1888, deutscher Pathologe.

24 **GLUT 4** (Glukosetransporter 4) ist ein insulinabhängiger Glukosetransporter in Muskel- und Fettgewebe.

Veränderungen in Genexpression und Zellwachstum)

- Verstärkte **Proteinsynthese** durch Aktivierung des mTOR[25]-Signalwegs, der die Translation von Proteinen fördert, und durch erhöhte Expression von Aminosäuretransportern
- Erhöhte **Lipogenese** durch erhöhte Expression lipogener Enzyme wie Acetyl-CoA-Carboxylase[26], Lipoproteinlipase[27] und Fettsäuresynthase[28]
- Hemmung der **Gluconeogenese** durch Reduktion von Enzymen wie PEPCK[29] und Glukose-6-Phosphatase
- Förderung von **Zellwachstum** und Differenzierung durch Stimulation der Zellproliferation über den MAP-Kinase-Signalweg[30]

Insulin ist lebenswichtig – ohne das Hormon kommt es zu einer starken Stoffwechselentgleisung, da der Körper ohne Insulin den Blutzuckerspiegel nicht regulieren kann. Die Folgen sieht man bei Patienten mit unbehandeltem **Diabetes mellitus Typ I**. Insulin wurde erstmals vor etwa 100 Jahren zur Behandlung von **Diabetes mellitus** eingesetzt. Gegen Ende des 20. Jahrhunderts wurde jedoch ein missbräuchlicher Einsatz im Sport festgestellt, insbesondere in Kombination mit anabolen Steroiden und Wachstumshormonen.

Vor allem die **anabolen Effekte** wie die erhöhte Aminosäureaufnahme, gesteigerte Proteinsynthese und vermehrte Glykogenspeicherung in Muskelzellen machen Insulin für Kraftsportler attraktiv. Allerdings birgt der Missbrauch erhebliche gesundheitliche Risiken: Die blutzuckersenkende Wirkung kann zu einem **hypoglykämischen Schock** führen, der potenziell tödlich ist oder zu Hirnschäden führen kann. Seit 1999 steht Insulin auf der Liste der verbotenen Substanzen der WADA und darf von nichtdiabetischen Sportlern nicht verwendet werden.

*„Na dann ist das mit dem Insulin wohl auch kein so risikoarmer Trick“, überlegt Brunhilde. „So sieht's wohl aus!“, antwortet Arnold. „Ist dein Vater eigentlich auch so kräftig wie du?“, möchte Hagen noch von Arnold wissen. „Der war bei einer Spezialeinheit der Bundespolizei und hat einmal sogar das Steinheben im Löwenbräukeller gewonnen. In unserer Familie kommt nämlich der **Myostatindefekt** gehäuft vor.“*

2.6 Konstitutionstypen/Myostatindefekt

2.6.1 Konstitutionstypen

Während die meisten Annahmen über konstitutionelle und psychische Zusammenhänge, d. h. vor allem psychophysische

25 Der **mTOR-Signalweg** (mammalian Target of Rapamycin – Antibiotikum und Immunsuppressivum) ist ein zentraler Regulator für Zellwachstum, Proteinsynthese und Stoffwechsel. mTOR spielt eine Schlüsselrolle bei muskulärer Anpassung an Belastung, insbesondere im Rahmen von Hypertrophieprozessen nach Krafttraining.

26 **Acetyl-CoA-Carboxylase** ist das Schlüsselenzym der Fettsäuresynthese.

27 **Lipoproteinlipase (LPL)** spaltet Triglyzeride aus Lipoproteinen in freie Fettsäuren, die v. a. von Muskelzellen zur Energiegewinnung genutzt werden. Durch Ausdauertraining steigt die LPL-Aktivität im Muskelgewebe und verbessert die Fettverbrennung.

28 **Fettsäuresynthase** synthetisiert Fettsäuren.

29 **Phosphoenolpyruvat-Carboxykinase** – ein zentrales Enzym der Gluconeogenese. Es katalysiert die Umwandlung von Oxalacetat zu Phosphoenolpyruvat unter Verbrauch von GTP (Guanosintriphosphat) und ist entscheidend für die Neubildung von Glukose aus Nicht-Kohlenhydratquellen, v. a. in Leber und Niere.

30 Der **MAP-Kinase-Signalweg** (Mitogen-Activated Protein Kinase) ist ein zentraler zellulärer Signaltransduktionsweg, der Wachstumsfaktoren, mechanische Reize oder Stresssignale in Zellantworten wie Proliferation, Differenzierung oder Anpassung des Stoffwechsels übersetzt. Er ist u. a. an muskulären Anpassungsprozessen beteiligt, z. B. bei Hypertrophie und Reparatur nach Belastung.

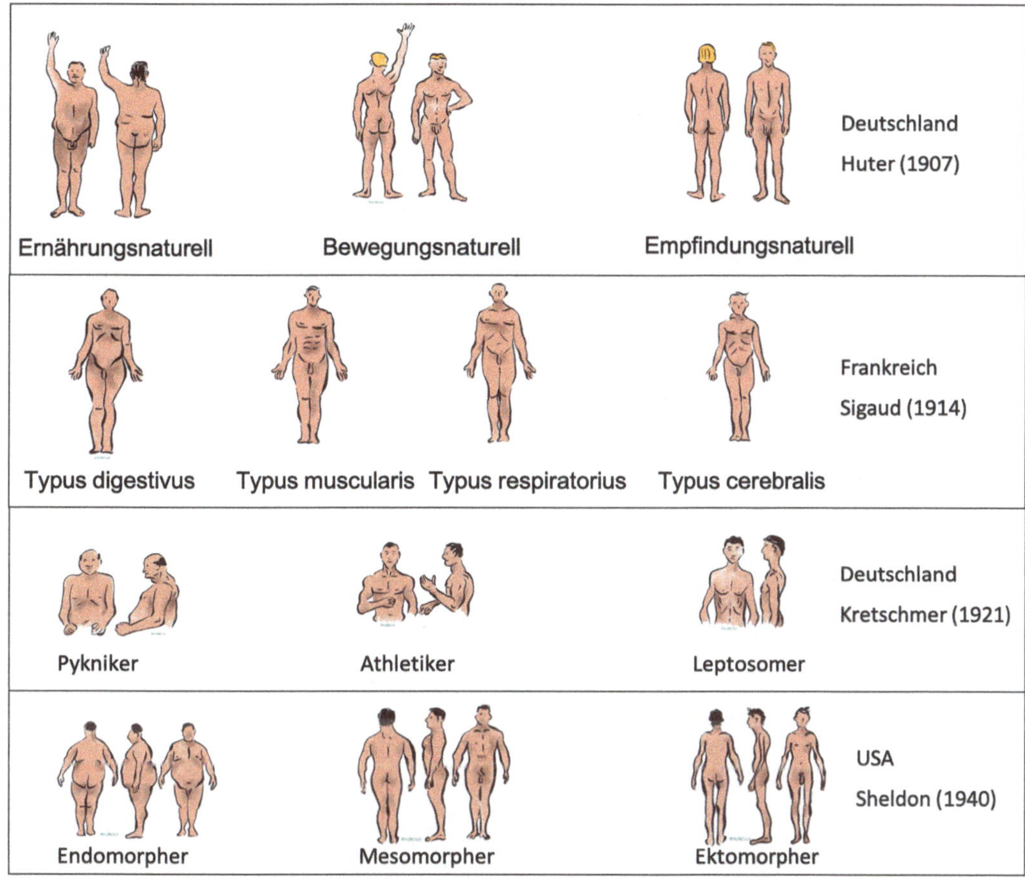

Abb. 2.29 Historische Körperbautypen der deutschen, französischen und nordamerikanischen Konstitutionsschulen

Korrelationen, heute als empirisch widerlegt gelten, sind die **Konstitutionstypen** als Körperbau- sowie **Sporttypen** in Sport-Anthropologie und **Sportmedizin** auch aktuell noch von Bedeutung und kommen in manchen Sportarten bereits im Kindes- und Jugendalter zum Tragen. Bereits im 5.–4. Jhd. v. Chr. (**Hippokrates**[31]) definierte man mit dem schmalen, schlanken Habitus phthisicus (flache Brust, blass) und dem rundlichen, gedrungenen Habitus apoplecticus (kurzhalsig, gerötetes Gesicht) zwei gegensätzliche Konstitutionstypen. Vor allem in der ersten Hälfte des **20. Jahrhunderts** unterschieden die klassischen Konstitutionsschulen (Italien, Deutschland: Huter[32] und Kretschmer[33], Frankreich: Sigaud[34], USA: Sheldon[35]) drei Grundtypen (Abb. 2.29).

31 **Hippokrates von Kos:** ca. 460 bis 370 v. Chr., griechischer Arzt.

32 **Carl Huter**: 1861–1912, deutscher Maler. Die von ihm begründete Physiognomik ist aus heutiger Sicht natürlich eine Pseudowissenschaft.

33 **Ernst Kretschmer**: 1888–1964, deutscher Psychiater, Psychotherapeut und Konstitutionsforscher.

34 **Claude Sigaud:** 1862–1921, franz. Arzt und Konstitutionsforscher.

35 **William Sheldon:** 1898–1977, US-amerikanischer Mediziner, Psychologe und Konstitutionsforscher.

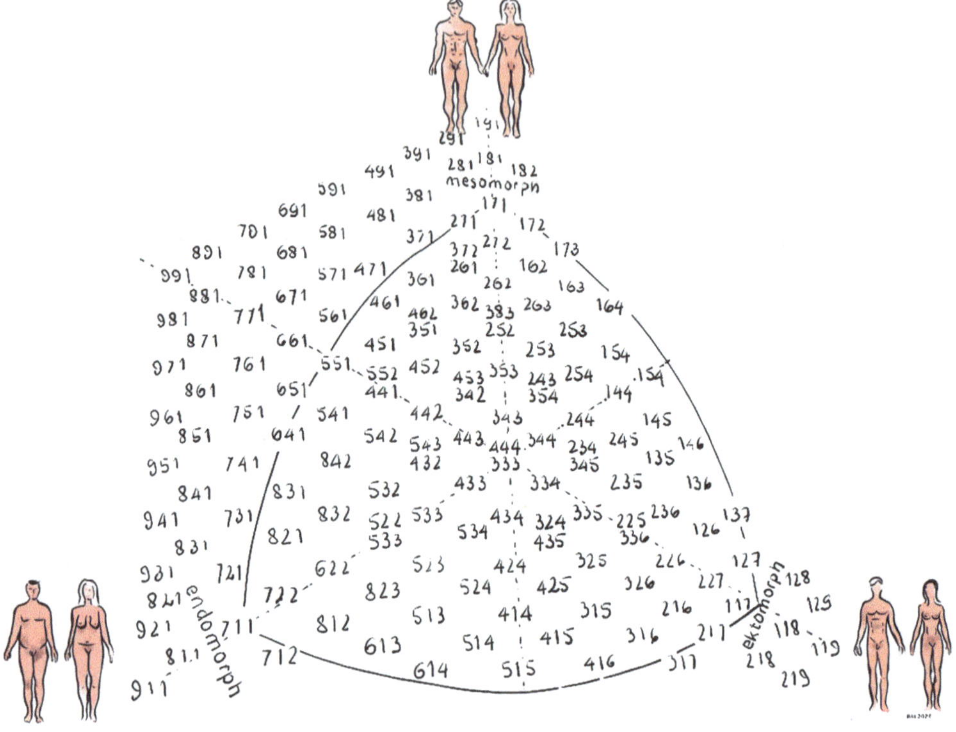

Abb. 2.30 Somatogramm nach Heath & Carter

Somatotypisierung nach Sheldon/ Heath und Carter

International am weitesten verbreitet ist heutzutage die **Somatotypisierung** (Konstitutionstypbestimmung) nach **Sheldon** bzw. seinen Schülern **Heath**[36] **und Carter**[37].

Sheldon benannte die drei Konstitutionstypen nach den drei Keimblättern (Endoderm, Mesoderm, Ektoderm). Er klassifizierte den menschlichen Körperbau (Somatotyp) nach drei konstitutionellen Komponenten (**Endomorphie** – **Mesomorphie** – **Ektomorphie**), von denen jede nach einem **7-Punkte-Schema** beurteilt wird. Ein dreiziffriger Index beschreibt somit exakt den Somatotyp. Dieser Index wird in ein Diagramm, das die Form eines gleichseitigen, sphärischen Dreiecks hat, den sog. Somatochart, eingetragen. Im Zentrum liegt der Somatotyp 4/4/4 (3/3/3) mit ausgewogenen Proportionen und annähernden Durchschnittsmaßen.

Sheldon führte die konstitutionellen Grundvarianten terminologisch auf eine verschieden starke Entwicklungsbeteiligung der drei Keimblätter zurück (Endomorpher → Endoderm; Ektomorpher → Ektoderm; Mesomorpher → Mesoderm). Diese Parallelisierung stellt auch einen wesentlichen Kritikpunkt dar. So ist das **Fettgewebe** des Endomorphen mesodermaler Herkunft und die Verbindung muss über den sich teilweise vom Endoderm ableitenden Gastrointestinaltrakt gesucht werden. Der Ektomorphie-Begriff leitet sich von der relativ größeren Hautoberfläche des Ektomorphen ab. Am klarsten ist der Zusammenhang je-

36 **Barbara Honeyman Heath**: 1910–1998, US-Amerikanische Anthropologin und Konstitutionsforscherin.

37 **J. E. Lindsay Carter**, emeritierter Hochschullehrer an der San Diego State University, Sportwissenschaftler und Konstitutionsforscher.

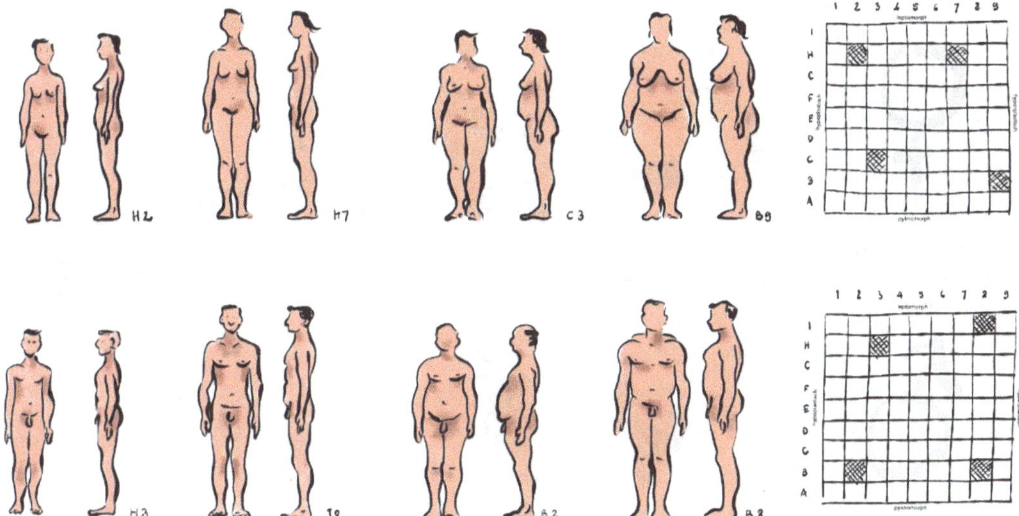

Abb. 2.31 Beispielhafte Besetzung der Schachbrettmustergrafik nach Conrad (*obere Reihe* Frauen, *untere Reihe* Männer)

doch zwischen **Mesomorphie**, **Muskulatur** und Knochengewebe.

Die Klassifizierung der ursprünglichen Methode von Sheldon erfolgte anhand verschiedener photographischer Standardaufnahmen nach einem 7-Punkte-Schema im Vergleich mit einem **Photoreferenzatlas** (photoskopische Methode). Später wurde eine Erweiterung auf der linken Seite des Somatocharts nötig, die von **Heath & Carter 1967** vorgenommen wurde (Abb. 2.30).

Für die anthropometrische **Somatotypisierung** nach **Heath und Carter** mit Sheldons System benötigt man für die Endomorphie eine definierte **Hautfettfaltensumme (HFF)** (Trizeps-, Subscapular- und Suprailiacal-HFF), für die Mesomorphie verschiedene korrigierte Muskelumfänge (Oberarm- und Wadenumfang) und für die Ektomorphie den reziproken **Ponderalindex** (= Height-Weight-Ratio) auf der Basis von Körperhöhe und Körpermasse.

In Arnolds Büro hängt eine klassische große Somatokarte nach Heath und Carter (Abb. 2.30)*, in die alle Studiobesucher mit Photo und ihrem jeweiligen Somatotyp eingetragen sind. Ganz oben im Somatochart thront der grinsende Arnold mit der Ziffernfolge 1-7-1, der mesomorphen „Pole-Position". „Wo liegen denn wir?", fragen die verkehrten Nibelungen. „Relativ mittig", antwortet Arnold, nachdem er ihre Körperbaudaten in seinen Computer eingegeben hat. Hagen liegt auf 4-4-4 und Siegfried auf 3-4-5.*

Hagen: „Gibt es eigentlich auch ein deutsches Konstitutionstypensystem?"

Typensystem nach Conrad[38]

Vor allem im deutschsprachigen Bereich ist in der Sportwissenschaft noch das **Typensystem nach Conrad** verbreitet (Abb. 2.31). Er löste sich von den dreipoligen Typensystemen, stellte die Polarität von Leptomorphen und Pyknomorphen stärker heraus und ergänzte diese Primärvarianten des Körperbaus durch eine hypoplastisch-hyperplastische Variationsreihe zu einem zweipoligen Typensystem.

Die hypoplastisch-hyperplastische Variationsreihe kombiniert sich mit der lepto-

38 Klaus Conrad: 1905–1961, deutscher Neurologe, Psychiater und Konstitutionsforscher.

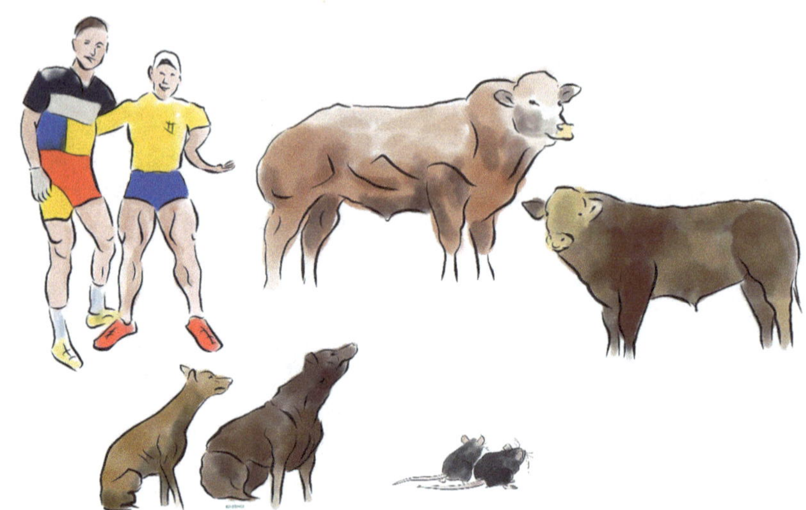

Abb. 2.32 Myostatindefekte (im Uhrzeigersinn). Bahnradrennsportler: *rechts* mit Myostatindefekt; Rinder: *links* mit Myostatindefekt = Blanc-Bleu Belge; Mäuse: *rechts* mit Myostatindefekt; Whippets (Hunderasse): *rechts* mit Myostatindefekt = Bully Whippet

morph-pyknomorphen Variationsreihe nach Art eines schachbrettmusterartigen Koordinatensystems, in dem jede untersuchte Person auf der Basis beider Koordinaten einen bestimmten Platz einnimmt.

Anthropometrische Voraussetzungen für die Konstitutionstypbestimmung sind der **Metrikindex** (berechnet mithilfe von Körperhöhe, Brustbreite und Brusttiefe) sowie der **Plastikindex** (berechnet mithilfe von Schulterbreite, maximalem Unterarm- und Handumfang).

Hier nimmt Arnold die Position E9 ein, während Hagen und Siegfried sich auf D7 und D6 wiederfinden.

Bezüglich der genetischen Basis für den Pykniker (Endomorphen) deuten Beobachtungen aus Zwillings- und Adoptionsstudien auf eine Vererbbarkeit des **BMI** (Body Mass Index) von 40–70 % hin.

2.6.2 Myostatindefekt

Eine genetische Basis für den Athletiker-Typus könnte der auch bei verschiedenen Säugetieren (u. a. Rinder: Blanc-Bleu Belge, Hunde: Bully Whippets) dokumentierte **Myostatindefekt** darstellen (Abb. 2.32).

Das Protein **Myostatin** kontrolliert und limitiert das Wachstum der Muskulatur. Bei mangelnder Myostatinwirkung können sich die Muskeln bei den Tieren auf das Zwei- bis Dreifache der normalen Größe entwickeln.

Das Schwarzenegger-Gen

Im Jahre 2004 wurde die von Spöttern als „Schwarzenegger-Gen" apostrophierte Mutation des Myostatingens auch beim Menschen dokumentiert, einem Berliner Kind, das bereits mit kräftigen muskulösen proximalen Extremitäten auf die Welt kam. Weitere Internetberichte zur Fehlfunktion des Proteins Myostatin umfassen bislang jeweils noch einen Jungen aus Michigan und Vietnam sowie einen international erfolgreichen deutschen Bahnradrennsportler.

2.6.3 Brustmuskeltypen

In Analogie zur Fortbewegungsweise der Primaten können generell zwei verschiedene **Brustmuskeltypen** von Sportlern nach

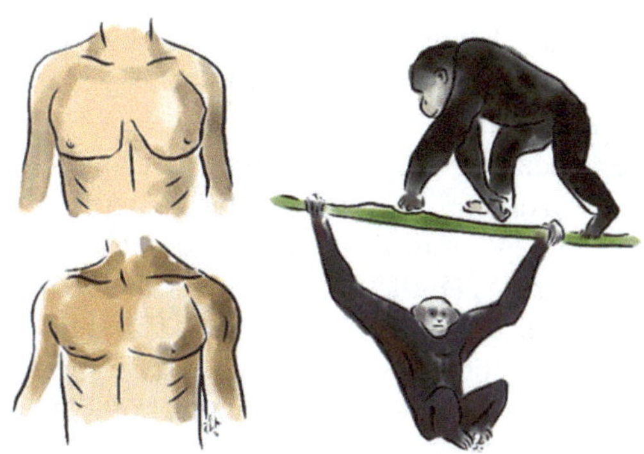

Abb. 2.33 Formen der Brustmuskulatur nach Maas: Quadrupedie-Typ (*oben*), z. B. Schwimmer und Schimpanse; Brachiator-Typ (*unten*), z. B. Turner und Gibbon

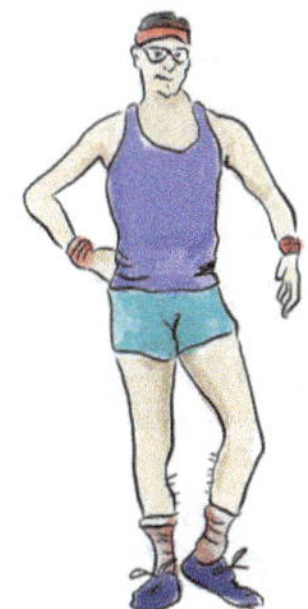

Abb. 2.34 Marc, ein typischer Quadrupedie-Typ

Maas[39] **(1974)** abgeleitet werden: Quadrupedie-Typ und Brachiator-Typ (Abb. 2.33).

Quadrupedie-Typ

Ausgewogene **Quadrupedie** im Sinne von Vierbeinigkeit ist für Hundsaffen typisch. Die Meerkatzenverwandten oder Hundsaffen (Cercopithecidae) sind eine Primatenfamilie. Eine Sonderform der Quadrupedie stellt der Knöchelgang („knuckle walking") dar, die Fortbewegungsweise der afrikanischen Menschenaffen. Dabei berühren die Hände ausschließlich mit den Dorsalflächen der mittleren Fingerglieder der Finger II bis IV die Unterlage.

Die Form der Pektoralmuskulatur wird bei ihnen durch einen großen Abstand zwischen dem Schlüsselbein und dem kaudalen Rippenursprung charakterisiert. Bei typischer und guter Ausprägung sind die kaudalen Muskelanteile darüber hinaus massiver entwickelt als die kranialen Teile. Differenziert nach Sporttypen findet man diese Form nach Maas (1974) am ausgeprägtesten bei **Schwimmern,** besonders bei Kraul- und Delphinstil-Schwimmern.

Ein typischer Quadrupedie-Typ ist unser Triathlet Marc (Abb. 2.34).

Brachiator-Typ

Die **Brachiation** (lat. Brachium = Arm) basiert auf einer auf die vorderen Gliedmaßen verlagerten Lokomotion. Sie besteht aus einem Durchschwingen des wechselnd am rechten oder linken Arm hängenden Körpers (Hangeln). Hier wird durch abwechselndes Vorgreifen der Arme der Körper hin- und hergedreht. Diese Art der Fortbewegung ist typisch für Siamangs und andere Gibbons. Primaten, die sich nahezu ausschließlich hangelnd fortbewegen, bezeichnet man als „echte Brachiatoren" oder „Hangler". Arten, die dies fakultativ neben anderen Fortbewegungsarten einsetzen, werden durch das Präfix „Semi" gekennzeichnet, wie beispielsweise die Spinnenaffen, welche sich mit einer Kombination aus Hangeln und Springen fortbewegen.

Die Brustmuskulatur ist in kraniokaudaler Richtung wesentlich kürzer als bei den **Quadrupeden**. Dieser Brustmuskeltyp ist richtungsweisend für Turner, vor allem in den Disziplinen Reck- und Ringe-Turnen, aber auch für Kletterer und Bodybuilder (s. Abb. 2.33). Ein typischer Brachiator-Typ ist natürlich Arnold (s. Abb. 2.1).

„Gibt es im Fitnessstudio eigentlich auch Patienten mit ***psychosomatischen Erkrankungen****?", will Brunhilde noch wissen, als eine*

39 **Geerlot Dirk Maas**: niederländischer Sportwissenschaftler und Konstitutionsforscher.

sehr magere Frau vom Laufband absteigt und sofort wieder auf den Stepper klettert.

2.7 Essstörungen im Fitnessstudio

2.7.1 Anorexia athletica

Unter **Anorexia athletica** versteht man das Bestreben mancher Athleten, das Körpergewicht mit dem Ziel der Leistungsverbesserung bewusst bis an die Grenze zum Untergewicht zu minimieren. Dies gilt primär für Sportarten, in denen ein optimales Kraft-Last-Verhältnis den sportlichen Erfolg verbessert (Kunstturnen, Steuermann/Steuerfrau beim Rudern, Paarlauf beim Eiskunstlauf, Sportarten mit Gewichtsklassen wie Ringen, Boxen, Gewichtheben, Judo, Karate, Taekwondo, Ju-Jutsu, rhythmische Sportgymnastik, einige leichtathletische Disziplinen wie Marathonlauf, Skispringen u. a.). Als kritische Grenze gilt ein BMI <18 kg/m^2, unterhalb dessen bei progredienter Katabolie ein Übergang zur Anorexia nervosa stattfindet, bei der keine optimale sportliche Leistungsfähigkeit mehr gegeben ist.

Body-Mass-Index-Regel im Skispringen

Aus Präventionsgründen wurde daher im Skispringen im Jahr 2004 eine Body-Mass-Index-Regel eingeführt: Aktuell muss ein Skispringer mindestens einen BMI von 21 kg/m^2 aufweisen, um die volle Skilänge (145 % der Körpergröße) ausnutzen zu dürfen. Sonst müssen kürzere Ski verwendet werden, was die Tragflächen verkleinert und somit tendenziell die Sprungweite reduzieren soll.

Der Anteil der Betroffenen variiert stark in Abhängigkeit von Sportart und Geschlecht zwischen 8 und 62 %. Bei weiblichen Personen ist am stärksten die Altersgruppe von 15 bis 24 Jahren betroffen. Der Männeranteil liegt dabei wie auch bei anderen Essstörungen deutlich unter jenem der Frauen (Verhältnis 1:10). In ästhetischen Sportarten (Ballett, Eiskunstlauf) waren 42 % der Frauen von einer Essstörung betroffen. Innerhalb der Ausdauersportarten (Schwimmen, Langstreckenlauf) sind 24 % der Frauen und 9 % der Männer erkrankt.

Das intensive Training verzögert auch oft den Eintritt der Menarche. Die Schadenskette aus niedrigem Körpergewicht – Östrogenmangel – Oligo-/Amenorrhoe – Osteopenie – Osteoporose – Ermüdungsfrakturen im Training findet sich auch im Begriff der Sportlerinnen-Triade (**Female Athlete Triad**) mit Essstörung, Amenorrhoe und Osteoporose.

Amenorrhoe als evolutionärer Schutzmechanismus

Die Induktion von Oligo-/Amenorrhoe infolge des niedrigen Körpergewichts bzw. intensiven Ausdauertrainings könnte einen evolutionären Schutzmechanismus darstellen. Im Verlauf der Stammesgeschichte des Menschen wurden oft immense Wanderungsdistanzen bewältigt, die bei reduziertem Nahrungsangebot, das nicht selten auch den Auslöser der Migration darstellte, den Körperfettanteil zwangsläufig minimierten. Eine Schwangerschaft in derartigen Situationen hätte mitunter fatale Konsequenzen nach sich gezogen.

2.7.2 Anorexia nervosa

Die **Anorexia athletica** muss aber klar abgegrenzt werden von der psychosomatischen Erkrankung **Anorexia nervosa** (◘ Abb. 2.35), die etwa 1 % der heranwachsenden Frauen, aber nur 0,1 % der heranwachsenden Män-

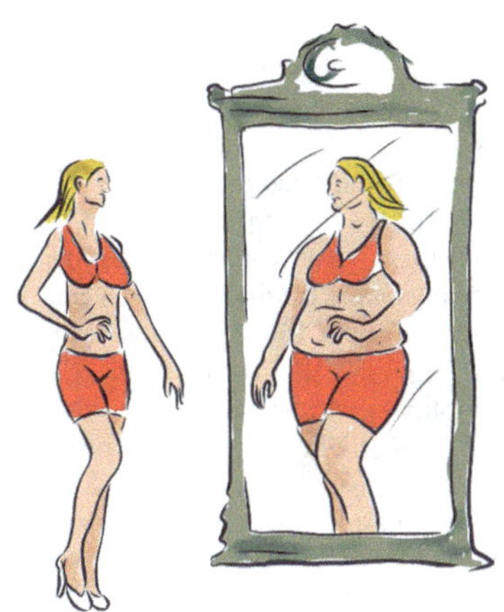

Abb. 2.35 Anorexia nervosa

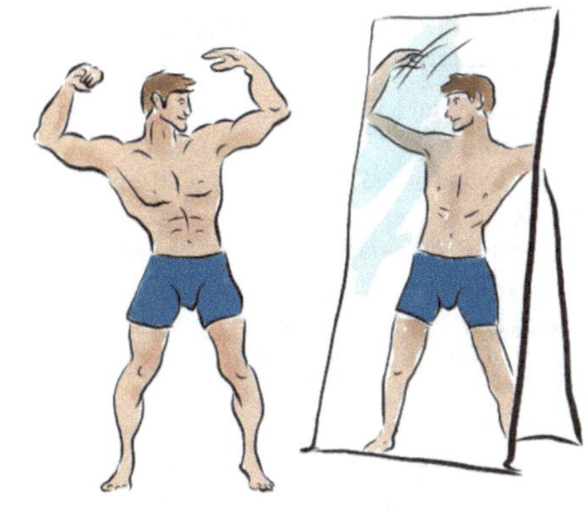

Abb. 2.36 Inverse Anorexie

ner, jeweils mit unterschiedlichem Schweregrad, betrifft.

Der Hauptteil der an Anorexia nervosa Erkrankten leidet an einer **Körperschemastörung**. Sie nehmen sich trotz Untergewichts als zu dick wahr. Ihr Selbstwertgefühl hängt nicht nur von allgemeinen Leistungen in Beruf, Hobby oder Privatleben, sondern besonders stark von der Fähigkeit ab, das eigene Körpergewicht unter Kontrolle halten zu können. Zu den Symptomen gehören eine Gewichtsabnahme von > 25 % des ursprünglich normalen Körpergewichts sowie zusätzlich mindestens zwei der folgenden Zeichen: **Amenorrhoe**, **Bradykardie**, **Bulimie**, **Lanugobehaarung**, Phasen verstärkter körperlicher Aktivität sowie der Abusus von **Laxanzien** und **Diuretika**. Etwa 50 % der Patienten mit diesem Krankheitsbild hat auch bulimische Phasen, was die Abgrenzung zur Bulimie erschwert, die 2–4 % aller Frauen zwischen dem 18. und 35. Lebensjahr, aber nur selten Männer betrifft.

2.7.3 Inverse Anorexie

Die Essstörung **Inverse Anorexie** (Abb. 2.36) als Konsequenz eines gestörten Körperbildes bei Männern wurde erstmals von **Harrison Pope**[40] beschrieben. Diese verkehrte bzw. gestörte Anorexieform wurde initial auch mit den Synonymen Bigorexia nervosa, Machismo nervosa oder **Muskeldysmorphie** („muscle dysmorphia") belegt.

Während sich anorektische Patientinnen als zu adipös trotz schweren Untergewichts erleben, fühlen sich die Muskeldysmorphen trotz herkulischer Körper als zu schmal, zu schmächtig, zu unmuskulös und unmännlich („Spargeltarzan"). Dieses Syndrom in Kombination mit erheblicher psychischer Belastung, zwanghafter Beschäftigung mit dem eigenen Aussehen, Bodybuilding-Training sowie konsekutiver sozialer und beruflicher Beeinträchtigung wird als eine junge Unterform einer männlichen Körperbildstörung verstanden, tritt jedoch deutlich seltener als die Anorexia nervosa auf.

40 **Harrison Pope**: geb. 1947, US-amerikanischer Psychiater.

2

Weiterführende Literatur

Baggish AL, Weiner RB, Kanayama G, Hudson JI, Lu MT, Hoffmann U, Pope HG Jr. (2017) Cardiovascular toxicity of illicit anabolic-androgenic steroid use. Circulation 135(21):1991–2002. https://doi.org/10.1161/circulationaha.116.026945

Brandes R, Lang F, Schmidt R (2019) Physiologie des Menschen. Springer, Heidelberg

Conrad K (1963) Der Konstitutionstypus. Springer, Berlin

Cooper R, Naclerio F, Allgrove J, Jimenez A (2012) Creatine supplementation with specific view to exercise/sports performance: an update. J Int Soc Sports Nutr 9(1):33. https://doi.org/10.1186/1550-2783-9-33

Engelhardt M (Hrsg) (2022) Sportverletzungen. Diagnose, Management und Begleitmaßnahmen. Urban & Fischer, München

Fluhrer R, Hampe W (Hrsg) (2023) Biochemie und Molekularbiologie hoch2. Elsevier, München

Harper J, O'Donnell E, Sorouri Khorashad B, McDermott H, Witcomb GL (2021) How does hormone transition in transgender women change body composition, muscle strength and haemoglobin? Systematic review with a focus on the implications for sport participation. Br J Sports Med 55(15):865–872. https://doi.org/10.1136/bjsports-2020-103106

Heath BH, Carter JE (1967) A modified somatotype method. Am J Phys Anthropol 27(1):57–74. https://doi.org/10.1002/ajpa.1330270108

Heck H (1990) Energiestoffwechsel und medizinische Leistungsdiagnostik. Hofmann, Schorndorf

Hollmann W, Strüder H (2009) Sportmedizin. Grundlagen für körperliche Aktivität, Training und Präventivmedizin. Schattauer, Stuttgart New York

Kretschmer E (1977) Körperbau und Charakter. Untersuchungen zum Konstitutionsproblem und zur Lehre von den Temperamenten. Springer, Berlin Heidelberg New York

Maas G (1974) The physique of athletes. An anthropometric study of 285 top sportsmen from 14 sports in a total of 774 athletes. Leiden University Press, Leiden

de Marées H (2002) Sportphysiologie. Sport und Buch Strauß, Köln

Martínez-Sanz JM, Sospedra I, Ortiz CM, Baladía E, Gil-Izquierdo A, Ortiz-Moncada R (2017) Intended or unintended doping? A review of the presence of doping substances in dietary supplements used in sports. Nutrients. https://doi.org/10.3390/nu9101093

Raschka C (2006) Sportanthropologie. Leitfaden der modernen, vergleichenden Sportanthropologie, Sportanthropometrie und trainingsrelevanten Konstitutionsbiologie. Sportverlag Strauß, Köln

Raschka C, Kliem B (2023) Sportmedizin – Fragen und Antworten. 1000 Fakten für die Zusatzbezeichnung. Springer, Heidelberg

Raschka C, Nitsche L (Hrsg) (2016) Praktische Sportmedizin. Thieme, Stuttgart New York

Raschka C, Ruf S (2026) Sport und Ernährung – Wissenschaftlich basierte Empfehlungen, Tipps und Ernährungspläne für die Praxis. Thieme, Stuttgart

Raschka C, Nowacki PE, Zichner L, May R (Hrsg) (2011) Doping – Wirkstoffe, fachärztliche und interdisziplinäre Aspekte. Schattauer, Stuttgart

Sheldon W (1940) The varieties of human physique. Harper, New York London

Sigaud C (1914) La forme humaine. Maloine, Paris

Smollich M (2025) Der Nährstoffkompass. Gräfe und Unzer, München

Tillmann BN (2016) Atlas der Anatomie des Menschen. Springer, Heidelberg

Tittel K (2016) Beschreibende und funktionelle Anatomie des Menschen. Kiener, München

WADA (2025) Official website of the World Anti-Doping Agency. https://www.wada-ama.org/. Zugegriffen: 19. Juni 2025

Weineck J (2010) Sportbiologie. Spitta, Balingen

Ausdauersport: beim Lauftreff

Heike Beck, Monika Pruenster, Anne Wöllmer, Daniela Kugelmann, Björn Kliem, Christoph Raschka und Christine Wild-Bode

Inhaltsverzeichnis

C. Raschka, C. Wild-Bode (Hrsg.), *Grundlagen der Sportmedizin*,
https://doi.org/10.1007/978-3-662-72761-4_3

Siegfrieds Rückenbeschwerden haben sich dank der Übungen, die Arnold ihm gezeigt hat, nach einigen Wochen bereits so verbessert, dass er seiner eigentlichen Passion, dem Joggen, wieder zusammen mit Hagen nachgehen kann. Auch das milde herbstliche Wetter lockt zu ausgiebigem Ausdauersport, sodass sich die „verkehrten Nibelungen" (◘ Abb. 3.1) *wie gewohnt zum Studilauftreff an der Bavaria auf der Theresienwiese einfinden.*

Ihr WG-Mitbewohner, der Jurastudent Marc, ein begeisterter Triathlet, sitzt schon wartend auf den unteren Stufen der Feldherrenhalle. „Jetzt fehlen nur noch Alfredo und Joyce!" „Schaut doch mal nach oben", erklingt es da aus dem Kopf der bayerischen Götterstatue. Die beiden waren schon vorher angekommen und waren kurzerhand in die riesige Figur geklettert. Joyce ist im selben Semester wie Hagen und Siegfried, während der aus Kolumbien stammende Marathonläufer Alfredo in München Tourismusmanagement studiert.

Bevor die fünf loslaufen, schauen alle auf ihre Pulsuhren. „Das ist schon faszinierend, wie dieser ‚Herzautomat' funktioniert", lacht Alfredo, was die drei Medizinstudierenden zu einigen Ausführungen veranlasst.

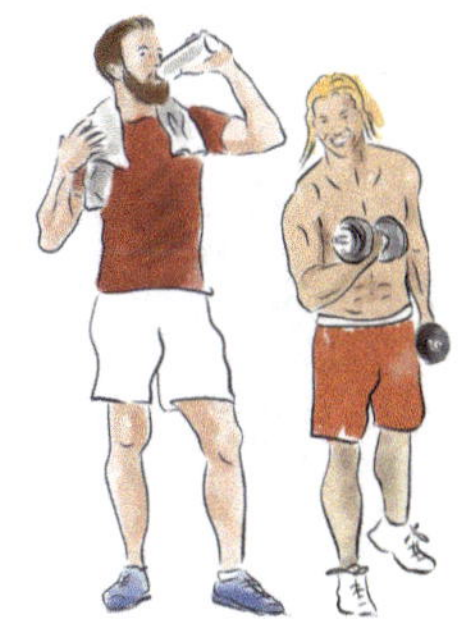

◘ **Abb. 3.1** Siegfried und Hagen

„Und wie schafft es das Herz, das ganze Blut zu pumpen?", fragt Alfredo.

3.1 Herzmuskel – Mikrostruktur/Mikroanatomie

Was steckt alles hinter diesem „Herzautomaten"? Das Herz ist eine Saug-/Druckpumpe aus spezialisierten **Herzmuskelzellen**, die den Kreislauf in Schwung hält. Ein faszinierendes Zusammenspiel von Strukturen und Mechanismen, die die kontinuierliche Pumpfunktion ermöglichen. Das sauerstoffarme Blut wird von der rechten Herzhälfte über Vorhof und Kammer in die Lunge gepumpt. **Herzklappen** sorgen hierbei für einen gerichteten Blutfluss. In der Lunge wird das Blut mit Sauerstoff angereichert, fließt zum linken Herzen zurück und wird ebenfalls wieder rhythmisch über Vorhof und Kammer in den Körperkreislauf gepumpt.

Die Herzwand besteht aus drei Schichten: das innen liegende **Endokard**, das darauffolgende **Myokard** (Herzmuskulatur) und das **Epikard**. Das Myokard ist die muskuläre, kontraktile Schicht, in der man ein sehr dichtes Netz aus Kapillaren findet, die mit den Muskelzellen verlaufen. Die Herzmuskulatur besteht aus dreidimensional verzweigten, spezialisierten Herzmuskelzellen, den **Kardiomyozyten** (◘ Abb. 3.2).

Sie sind für die Bildung und Weiterleitung elektrischer Erregungen und somit für die Kontraktion des Myokards verantwortlich. Eine **Herzmuskelzelle** bildet hierbei Kontakte zu mehreren Muskelzellen der Umgebung aus. Charakteristisch für die Herzmuskelzellen ist der einzelne, mittig gelegene, rund ovale, helle **Zellkern** mit einem umgebenden Hof, der frei von Myofibrillen ist. Im Zytoplasma liegen zwischen den Myofibrillen große, cristaereiche[1] Mitochondrien. An den Verbindungsstellen der Muskelzellen findet man die lichtmikroskopisch erkennbaren **Glanzstreifen (Disci intercalares)**. Die

1 **Cristae** sind die Membraneinstülpungen der Mitochondrien. Mitochondrien mit vielen und dicht gepackten Cristae (Innenmembraneinfaltungen) besitzen eine besonders große innere Membranoberfläche. Dadurch tragen sie zur erhöhten Kapazität für oxidative Phosphorylierung bei – typisch für Zellen mit hohem Energiebedarf, etwa Herzmuskelzellen oder Typ-I-Muskelfasern.

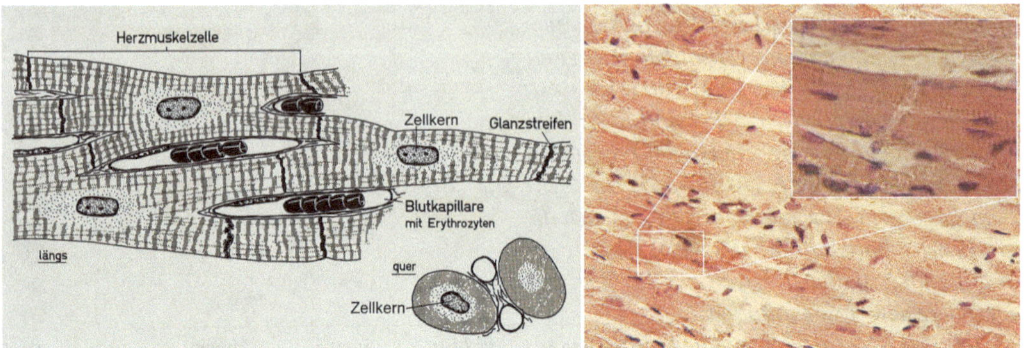

Abb. 3.2 Zeichnung von Herzmuskelzellen mit Zellkern und Blutkapillaren längs und quer (*links*). Histologie der Herzmuskelzellen mit Glanzstreifen (*rechts*). (Nach Rollroboter Herzmuskel, CC BY-SA 3.0 und Girod, Becker Glanzstreifen, CC BY 2.5)

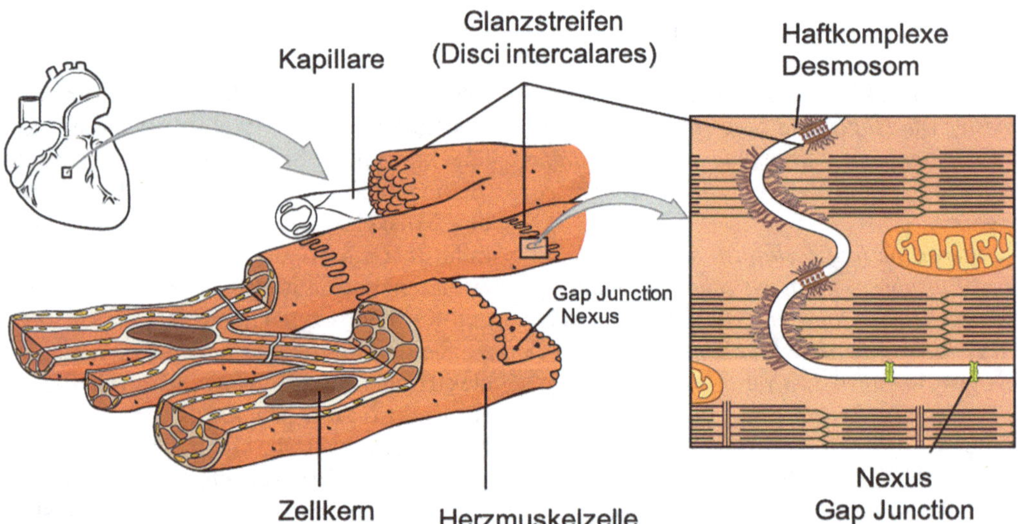

Abb. 3.3 Herzmuskelzellen mit Gap Junctions und Disci intercalares. (Nach OpenStax Cardiac Muscle, CC BY-SA 4.0)

Glanzstreifen bestehen aus mechanischen **Haftkomplexen** (Desmosomen, Fasciae adherentes) und Kommunikationskontakten, den **Nexus** (**Gap Junctions**; Abb. 3.3).

Diese Kombination aus den mechanischen Eigenschaften und der **elektrophysiologischen Kopplung** (Gap Junction) ermöglicht eine schnelle Übertragung von Aktionspotenzialen und somit eine Synchronisierung des Herzschlags. Die **Glanzstreifen** sind treppenförmig angeordnet, die **Fasciae adherentes** mit entsprechend verankerten **Aktinfilamenten (Z-Streifen)** und die Desmosomen mit Desminfilamenten sind dagegen transversal angeordnet. Gap Junctions sind in den longitudinalen Abschnitten der Glanzstreifen lokalisiert. Die Gap Junctions im Herzmuskel bestehen aus **Connexonen**, die wiederum jeweils aus sechs Connexin-Proteinen gebildet werden. Sie ermöglichen den direkten Austausch von Ionen und elektrischen Signalen zwischen den Herzmuskelzellen.

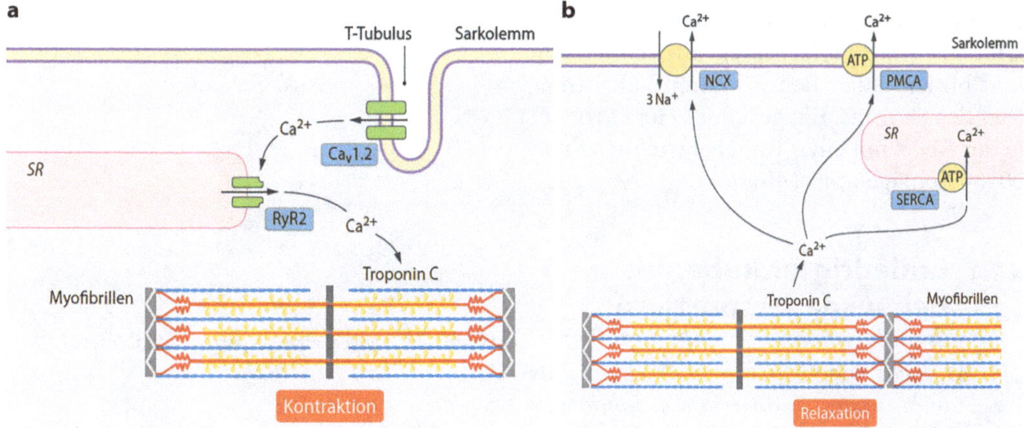

Abb. 3.4 Schema der elektromechanischen Kopplung im Herzmuskel. **a** Aktivierungsphase. Während der Plateauphase des Aktionspotenzials strömt Ca^{2+} durch spannungsabhängige Ca^{2+}-Kanäle ($Ca_v1.2$) ins Zellinnere. Dort induzieren die Ca^{2+}-Ionen durch Aktivierung des Ryanodinrezeptors (RyR2) die Freisetzung von weiterem Ca^{2+} aus dem sarkoplasmatischen Retikulum (SR). Bindung von Ca^{2+} an Troponin C aktiviert den Querbrückenzyklus. **b** Relaxationsphase. Drei Mechanismen senken die zytosolische Ca^{2+}-Konzentration: **1.** Transport zurück in das SR durch die primär aktive sarkoendoplasmatische Retikulum-Ca^{2+}-ATPase, SERCA; **2.** Transport über die Plasmamembran (Sarkolemm) durch eine primär aktive Plasmamembran-Ca^{2+}-ATPase (PMCA) und **3.** einen sekundär aktiven Transporter (Na^+/Ca^{2+}-Austauscher, NCX). (Nach Brandes 2019, S. 191)

Die Muskulatur des Herzens ist quergestreift und die kontraktile Einheit mit **Aktin- und Myosinkomplexen** vergleichbar mit dem Aufbau der Skelettmuskulatur (s. ▶ Kap. 2). Lediglich das longitudinale **sarkoplasmatische Retikulum** ist spärlicher ausgebaut und einfacher strukturiert. Zudem sind die **T-Tubuli**[2] etwas größer. Während eines Aktionspotenzials werden **Kalziumionen** freigesetzt, die zur Öffnung von **Ryanodinrezeptoren** an der Membran des sarkoplasmatischen Retikulums und zur weiteren Freisetzung von Kalziumionen führen (Abb. 3.4).

Die Herzmuskulatur kann sich den Bedürfnissen des Körpers, beispielsweise bei körperlicher Anstrengung, anpassen. Sie arbeitet unermüdlich und ist entscheidend für die Aufrechterhaltung des **Blutkreislaufs**.

2 **T-Tubuli** (transversale Tubuli) sind Einstülpungen der Zellmembran (Sarkolemm) von Muskelzellen, die eine schnelle Erregungsleitung ins Zellinnere ermöglichen und damit eine gleichmäßige Kontraktion der Muskelfaser unterstützen.

„Mit regelmäßigem Ausdauertraining stärken wir den Herzmuskel und fördern die Blutzirkulation", fasst Joyce zusammen.

Ausdauersport führt zu einer **Hypertrophie** (Vergrößerung) des Herzens sowie zu einer Stärkung des Herzmuskels und ermöglicht somit eine effiziente Pumpleistung. Da das Herz dadurch effizienter arbeitet, senkt der Ausdauersport auch die **Herzfrequenz**.

Merke
Trainierte Sportler haben in Ruhe eine um 10 bis zu 20 Schläge pro Minute niedrigere Herzfrequenz als Untrainierte.

3.2 Reizleitungssystem/Sympathikus/Parasympathikus

Das Herz besitzt ein **Erregungsbildungs-** und **Erregungsleitungssystem**, dessen Zellen spontan **Aktionspotenziale** generieren können.

Die im rechten Vorhof lokalisierten **Sinusknotenzellen** depolarisieren am schnellsten und bilden daher den primären Schrittmacher des Herzens. Ein gesundes Herz arbeitet in der Regel mit einer Ruheherzfrequenz von 60–80 Schlägen pro Minute.

3

3.2.1 Erniedrigter Ruhepuls bei Ausdauersportlern

„Im Moment habe ich zwar auch einen Puls von 70/min, wenn ich aber in der Bibliothek sitze und lerne, ist er regelmäßig bei 50/min. Ist das so in Ordnung?", fragt Joyce (◘ Abb. 3.5).

„Na klar, dein Ruhepuls von 50/min ist völlig normal für eine Ausdauersportlerin wie dich", erklärt Hagen.

Die Innervation des **Sinusknotens** durch sympathische und parasympathische Anteile des vegetativen Nervensystems ermöglicht eine weitreichende Modulation der Herzfrequenz. So kommt es bei sportlicher Aktivität zu einem erhöhten **Sympathikotonus** und die beiden sympathischen Transmitter **Noradrenalin** und **Adrenalin** vermitteln vor allem über β1-adrenerge Rezeptoren eine herzfrequenzsteigernde (**positiv chronotrope**) Wirkung. Dies kann bei größtmöglicher körperlicher Anstrengung zu einer Herzfrequenzsteigerung von bis zu etwa 200/min führen, dem sogenannten **Maximalpuls**.

> **Merke**
> Für die Bestimmung des Maximalpulses gilt die Faustregel: 220 minus Lebensalter in Jahren (Genauer: 208 – 0,7 × Lebensalter).

Im Schlaf hingegen sind die zum Sinusknoten ziehenden Fasern des **Parasympathikus**, die aus dem **N. vagus** stammen, besonders aktiv. Der Neurotransmitter **Acetylcholin** wirkt über **muskarinerge M2-Rezeptoren** und senkt die Herzfrequenz auf Werte von bis zu 45–55/min (negativ chronotrope Wirkung). Bei Ausdauersportlern wird auch tagsüber oft eine erniedrigte Ruheherzfrequenz von weniger als 60 Schlägen pro Minute fest-

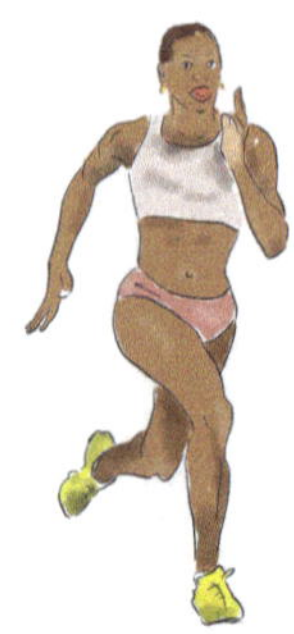

◘ **Abb. 3.5** Joyce, eine hervorragende Läuferin

gestellt, die sogenannte **Sinusbradykardie**. Sie ist die am häufigsten anzutreffende trainingsbedingte **EKG-Veränderung** und findet sich bei ca. 80 % der Ausdauerathleten. Bei hochtrainierten Athleten können sogar Frequenzen von nur 30–40/min registriert werden. Die erniedrigte Herzfrequenz erklärt sich dadurch, dass die **Auswurfleistung** des hypertrophierten Sportlerherzens erhöht ist (s. ► Abschn. 2.1). Zur Erklärung hilft eine einfache Rechnung. Das **Herzminutenvolumen** (das Blutvolumen, welches jeder der beiden Herzventrikel in einer Minute in den Kreislauf pumpt) errechnet sich aus der Herzfrequenz (pro Minute) multipliziert mit dem Auswurfvolumen des Herzens (in ml):

> **Merke**
> Herzminutenvolumen = Herzfrequenz × Auswurfvolumen

Gesunder Erwachsener

- Ruheherzfrequenz 70/min
- Auswurfvolumen 70 ml
- Herzminutenvolumen = 70/min × 70 ml = 4900 ml/min = 4,9 l/min

Dieses Volumen wird benötigt, um in Ruhe alle Organe und Gewebe ausreichend mit sauerstoffreichem Blut zu versorgen.

Nach der Formel errechnet sich für die zierliche Joyce, die seit einigen Jahren intensives Lauftraining betreibt:

Joyce
- Herzminutenvolumen 4,5 l/min
- Ruheherzfrequenz 50/min
- Auswurfvolumen: 4500 ml/min : 50/min = 90 ml

Joyce ist zierlich, braucht also ein etwas geringeres Herzminutenvolumen (4,5 l). Ihr Herz ist trainiert und hat ein auf 90 ml gesteigertes Auswurfvolumen und eine Ruhefrequenz von 50/min.

*„Aber warum ist mein **Puls** jetzt gerade bei 70/min, obwohl wir noch gar nicht losgelaufen sind?“, will Joyce jetzt wissen. „Das ist eine verrückte Sache“, antwortet Hagen. „Der Körper bereitet sich jetzt schon darauf vor, dass du gleich loslaufen willst. Der sympathische Anteil des **vegetativen Nervensystems** wird schon vorab hochgefahren, damit es direkt losgehen kann. Das wirkt sich übrigens nicht nur auf deine **Herzfrequenz** aus. Auch die **Atmung** beschleunigt sich und dein **Blutdruck** steigt an.“*

Als Erklärung für die **Sinusbradykardie** bei Ausdauersporttreibenden dient in erster Linie ein erhöhter **Vagotonus** (bei gleichzeitig erniedrigter sympathischer Aktivität). Allerdings zeigen einige Studien, dass trotz vollständiger pharmakologischer Blockade des vegetativen Nervensystems der Ruhepuls von Sportlern weiterhin niedriger ist als bei Nicht-Sportlern, sodass parallel auch von einer intrinsischen Adaptation der Sinusknotenzellen an das Ausdauertraining ausgegangen wird.

3.2.2 EKG-Veränderungen bei Ausdauerathleten

Weitere bei Ausdauerathleten häufig anzutreffende **EKG-Veränderungen** sind eine frühe Repolarisation, ein inkompletter Rechtsschenkelblock sowie ein atrioventrikulärer Block (**AV-Block**) **1. Grades** oder auch **ein AV-Block 2. Grades des Typs Mobitz 1** (Wenckebach-Periodik; Abb. 3.6). Alle diese Veränderungen sind auf den belastungsbedingten Umbau des Herzens zurückzuführen und treten bei Männern häufiger als bei Frauen auf, zudem spielt auch die ethnische Zugehörigkeit eine Rolle. Des Weiteren steht der **AV-Knoten** unter dem Einfluss des vegetativen Nervensystems und bei Sportlern damit unter dem Einfluss eines erhöhten **Vagotonus** in Ruhe.

Merke
Als einzige elektrische Verbindung zwischen Vorhöfen und Herzkammern hat der AV-Knoten die Aufgabe, die Erregungsleitung zu verzögern.

Dies soll sicherstellen, dass die Kontraktion von Vorhöfen und Ventrikeln zeitlich getrennt stattfindet, denn so wird eine effiziente Füllung der Ventrikel erreicht.

Merke
Herrscht ein hoher Vagotonus, so verlängert sich die Überleitungszeit noch weiter: negativ dromotrope Wirkung des Parasympathikus.

PQ-Intervall
- Zeit vom Beginn der Vorhoferregung bis zum Beginn der Kammererregung
- Normalerweise bis 200 ms
- Beim **AV-Block 1. Grades** (Abb. 3.6, oben) ist die Zeit verlängert, jedoch folgt regelmäßig auf jede P-Welle ein QRS-Komplex.
- **AV-Block 2. Grades Typ Mobitz 1** (Abb. 3.6, unten)
  - Hier verlängert sich das PQ-Intervall sukzessive mit jeder Herzaktion, bis es zu einem kompletten Ausfall der Überleitung kommt.
  - Die Kammerkontraktion fällt dann aus.

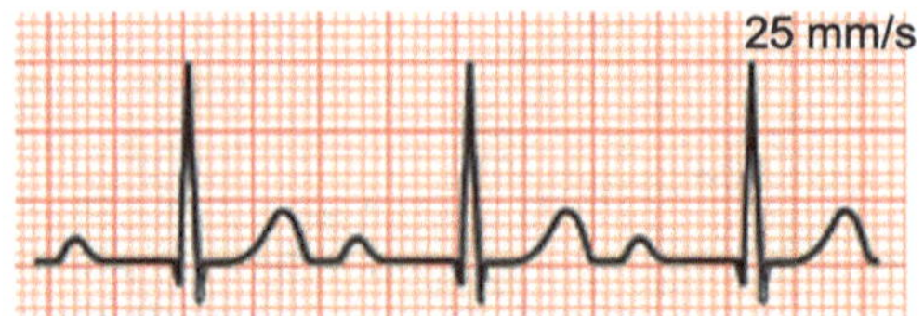

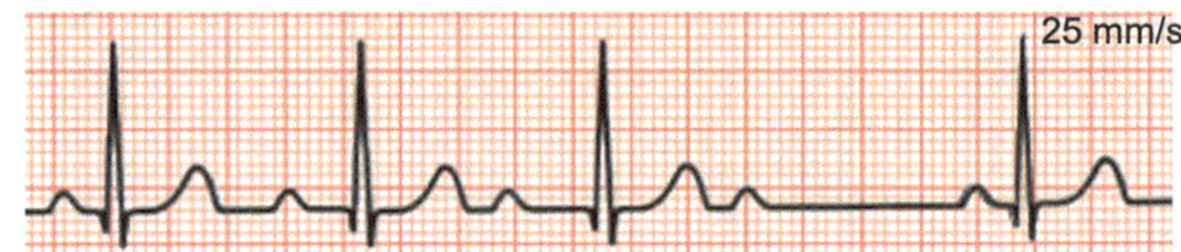

Abb. 3.6 AV-Block 1. Grades (*oben*) und AV-Block 2. Grades Mobitz 1 (Wenckebach; *unten*). (Nach Npatchett Heart Block, CC BY-SA 4.0)

- Die darauffolgende Vorhoferregung wird wieder normal übergeleitet.
- Die PQ-Intervallverlängerung beginnt dann von neuem.

Trainingsbedingte EKG-Veränderungen wie der AV-Block 1. und 2. Grades (Wenckebach) verschwinden bei Belastung.

„Warum erhöht das Training eigentlich nur das ***Auswurfvolumen*** *und nicht die* ***maximale Herzfrequenz****? Wäre doch viel praktischer, wenn auch der Maximalpuls trainiert werden könnte, dann könnten wir viel mehr leisten", wundert sich Joyce. „Das funktioniert leider nicht", erklärt Siegfried.*

Wenn sich der Herzmuskel in der **Systole** anspannt und zusammenzieht, werden auch die **Koronargefäße**, welche die Herzventrikel mit sauerstoff- und nährstoffreichem Blut versorgen, durch die Muskelkontraktion zusammengedrückt. Das betrifft vor allem die **Blutversorgung** des linken Herzventrikels, die während dieser Phase stark eingeschränkt ist. Erst wenn die **Diastole** beginnt, das Myokard sich also wieder entspannt, steigt die Durchblutung steil an.

Merke

Bei einer Herzfrequenz deutlich über 200 wird die Zeit der Diastole so stark verkürzt, dass die Zeit für einen adäquaten Gas- und Nährstoffaustausch nicht mehr ausreicht.

„Mein Hausarzt hat mir vor kurzem gesagt, dass ich ein ***Sportherz*** *hätte. Was ist das eigentlich genau?", fragt Marc, der den Ausführungen der Mediziner gespannt zugehört hatte.*

3.3 Sportherz – Herzgröße als Anpassung – Makroanatomie

Das **Sportherz** ist eine nicht-pathologische Anpassung des Herzens bei Personen, die regelmäßig intensiv Sport treiben, insbesondere **Ausdauersportler.** Durch die langfristige körperliche Belastung kommt es zu strukturellen und funktionellen Veränderungen des Herzens, die unter anderem folgende Merkmale umfassen: **Hypertrophie** des linken Ventrikels, erhöhtes Herzzeitvolumen und eine niedrigere Herzfrequenz in Ruhe. Wenn die Belastung durch das Training reduziert wird, bildet sich das Sportherz

Tab. 3.1 Relative Herzmasse verschiedener Säugetiere und Vögel im Vergleich (in Promille der Körpermasse, d. h. je kg Körpermasse). (Nach Tittel 2016)

Brauereipferd	6,03 ‰	Rennpferd	11,55 ‰
Haushund	5,00 ‰	Windhund	11,05 ‰
Stallkaninchen	2,40 ‰	Wildkaninchen	2,76 ‰
Hausente	4,40 ‰	Wildente	6,98 ‰

wieder zurück. Diese Anpassungsprozesse können Wochen bis Monate dauern, je nach Trainingsintensität.

Das Sportherz findet sich prinzipiell in allen menschlichen Populationen, wobei regionale Unterschiede bekannt sind. Bei afrikanischen und afrokaribischen Ausdauersportlern ist die linksventrikuläre Hypertrophie etwas ausgeprägter, was die Abgrenzung von physiologischer und pathologischer linksventrikulärer Hypertrophie erschwert. Außerdem sieht man bei ihnen auch häufiger eine frühe Repolarisation im EKG.

3.4 Ausblick Veterinärmedizin

In der Veterinärmedizin wurde bereits Ende des 19. Jhd. bekannt, dass wildlebende Wirbeltiere in Relation zum Körpergewicht weitaus größere Herzgewichte aufweisen als artverwandte Haustiere (Tab. 3.1).

Tierexperimentell wurde die **Herzhypertrophie** bei multiplen Laufband-trainierten Spezies (u. a. Hunde, Ratten etc.) bestätigt. Es wird vielfach darauf hingewiesen, dass sog. „lauffreudige" Säugetierarten wie Hase und Pferd ein hohes körpergewichtsbezogenes Herzgewicht vergleichbar dem ausdauertrainierter Athleten besitzen. Rehe sollen bezogen auf ihr Körpergewicht die größten Herzen aufweisen. Erstaunlicherweise liegt das bewegungsarme Hausschwein mit seinem relativen Herzgewicht allerdings noch etwas höher als ein gesunder, untrainierter Mensch.

„Verändern sich auch andere Organe als Anpassung an das Ausdauertraining?", will Alfredo noch wissen. „Natürlich", meint Hagen, „auch andere Organe zeigen strukturelle Veränderungen durch Ausdauertraining. Das Ziel ist, die Sauerstoffversorgung der Muskulatur für den aeroben Stoffwechsel effizienter zu machen, selbst bei höheren Belastungen."

Die **Lunge** spielt dabei eine zentrale Rolle, indem sie Sauerstoff aufnimmt und Kohlendioxid abgibt. Sie hilft zudem, den Säure-Basen-Haushalt zu stabilisieren, da bei Anstrengung auch anaerobe Prozesse ablaufen, die eine **metabolische Azidose** verursachen. Diese kann teilweise durch vermehrte Kohlendioxidabgabe respiratorisch kompensiert werden.

*Siegfried erinnert sich stolz an die Atmungsvorlesung: „Wie gut Sauerstoff und Kohlendioxid durch die Lunge diffundieren, hängt von der Austauschfläche, der Partialdruckdifferenz und der Dicke der Diffusionsschicht ab. Das ist das **Fick[3]'sche Diffusionsgesetz**." Marc fragt: „Kann man die Lunge durch Ausdauersport ‚trainieren'?"*

3.5 Pulmonale Situation

Die **Diffusionskapazität** der Lunge ist beim gesunden Erwachsenen normalerweise kein leistungsbegrenzender Faktor. Pulmonale Unterschiede zwischen Ausdauertrainierten

3 **Adolph Fick**: 1829–1901, deutscher Physiologe und Hochschullehrer.

und inaktiven Menschen sind bei weitem nicht so ausgeprägt wie kardiovaskuläre und metabolische Komponenten. Dennoch gibt es Studien, die zeigen, dass Ausdauertraining eine funktionelle Anpassung der Ventilation und Perfusion bewirken kann. Ausdauersportler besitzen im Vergleich zu inaktiven Erwachsenen eine höhere **Vitalkapazität**, die Atemmuskulatur passt sich durch die Ausdauerbelastung an und somit können das Atemzugvolumen und das Atemminutenvolumen gesteigert werden. Mit zunehmendem Alter bleiben mobilisierbare Lungenvolumina, welche im Alter normalerweise abnehmen, bei Ausdauersportlern höher als bei inaktiven Menschen. Zudem verbessert Ausdauertraining die Perfusion und Rekrutierung pulmonaler Kapillaren, was die Sauerstoffaufnahme begünstigt.

Vorsicht bei übertriebenem Ausdauersport!

Übertriebener Ausdauersport kann auch negative Effekte auf die **Lungenkapazität** haben, vor allem auf die luftleitenden Systeme, und zu einer vermehrten Anfälligkeit für **Bronchospasmen** führen. Die pathophysiologischen Zusammenhänge dieser Bronchospasmen beruhen vermutlich auf dem Wasserverlust beim übermäßigen Einatmen der Luft durch den Mund bei großer Anstrengung. Im Gegensatz zum nasalen Atmen wird die durch den Mund eingeatmete Luft schlechter erwärmt und befeuchtet. Durch die Dehydratisierung werden Entzündungsmediatoren freigesetzt, welche zu einer Schädigung der glatten Muskelzellen führen und Bronchospasmen fördern können.

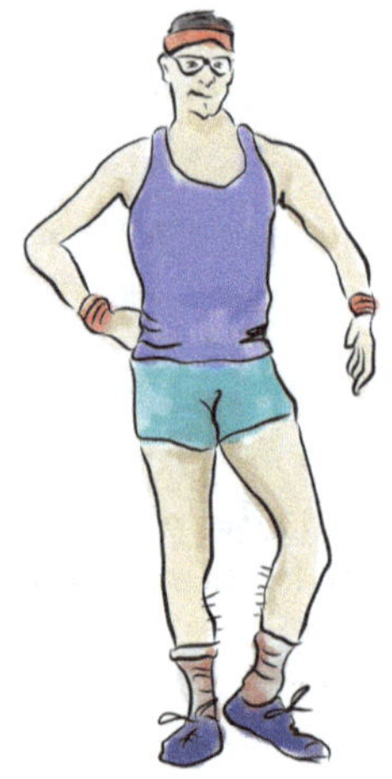

Abb. 3.7 Marc ist Triathlet und extrem ausdauernd

*„Interessant. Und wie sieht es mit der **Kapillarisierung** der Muskulatur aus und verändert sich auch das **Blut**?“, Marc ist Triathlet und deshalb extrem ausdauernd* (Abb. 3.7).

3.6 Blut

Ausdauertraining fördert die **Kapillarisierung** der Muskulatur. Die erhöhte **Angiogenese** wird primär durch einen Transkriptionsfaktor namens **HIF-1α** (Hypoxia Inducible Factor) induziert. **HIF-1α** stimuliert die Synthese von **VEGF** (Vascular Endothelial Growth Factor), einen für die Angiogenese zentralen Wachstumsfaktor. Bekannt wurde die Rolle von HIF-1α vor allem durch seine Wirkung auf die **Erythropoese**.

HIF-1α: ist ein durch **H**ypoxie **i**nduzierter Transkriptions**f**aktor, der in der Niere die **Erythropoetinsynthese** stimuliert. Das führt zu gesteigerter Erythrozytenreifung. Ausdauersportler haben häufiger hypoxische Bedingungen im Gewebe und bei **Höhentraining** (s. ► Kap. 10) entsteht Hypoxie durch den niedrigen Sauerstoffpartialdruck. Bei Ausdauersportlern und nach **Höhentraining** kommt es daher zur erhöhten HIF-1α Expression, und so zu besserer Sauerstofftransportkapazität. Höhentraining ist somit eine Möglichkeit, seine Sauerstofftransportkapazität zu steigern, legal und ohne Doping.

Für die Entdeckung von HIF-1α und die Erklärung der Funktionsweise wurde 2019 der Nobelpreis für Medizin an William G. Kaelin Jr.[4], Sir Peter J. Ratcliffe[5] und Gregg L. Semenza[6] verliehen.

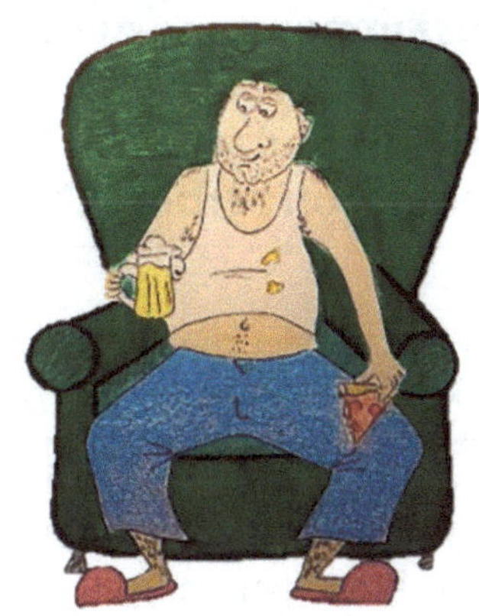

Abb. 3.8 Früher stand Herr Meyer selbst auf dem Fußballplatz – heute ist er Stammspieler vor dem Fernseher. Mit freundlicher Genehmigung von Anastasia Rigo

Auch das **Blutvolumen** von Ausdauersportlern ist höher als das von Menschen, die keinen oder wenig Sport betreiben. Intensives Ausdauertraining führt zu einer **Plasmavolumenexpansion** von 20–30 %. Die Menge an Plasmaproteinen steigt proportional dazu, ein wichtiger Parameter für die Aufrechterhaltung des onkotischen/kolloidosmotischen Drucks in den Gefäßen. Unmittelbar nach einem intensiven Training wird die Volumenexpansion durch eine Verschiebung von Flüssigkeit und Proteinen vom Extravasalraum ins Blutgefäßsystem und durch eine gesteigerte Wasseraufnahme unterstützt. Kontinuierliches Ausdauertraining reduziert die Urinausscheidung aufgrund einer erhöhten Natriumrückresorption (durch Aldosteron) und sorgt ebenfalls für ein höheres Blutvolumen. Das erhöhte Blutvolumen wirkt sich wiederum positiv auf den **Sauerstoffverbrauch** (VO_2max, siehe auch Spiroergometrie, ▶ Abschn. 3.9) aus, es ermöglicht einen verbesserten venösen Rückstrom und ein erhöhtes **Schlagvolumen/Herzminutenvolumen**. Ein größeres Blutvolumen hilft aber nicht nur bei der Sauerstoffversorgung, sondern erleichtert auch die Wärmeregulation und die Schweißproduktion.

Nach einem flotten 10-km-Lauf dehnen sich Alfredo, Joyce und ihre Freunde noch am Fuße der Bavaria-Statue. Alle haben ihre Augen immer wieder auf ihre Pulsuhren gerichtet, während sie tief durchatmen. Bereits nach kurzer Zeit sinkt die ***Herzfrequenz*** *von Marc auf einen niedrigen Wert zurück. Marc stellt den beiden Medizinstudierenden eine interessante Frage: „Warum erholt sich eigentlich unsere Herzfrequenz nach dem Laufen so viel schneller als die von untrainierten Menschen? Ich war neulich mit unserem Nachbarn, Herrn Meyer, unterwegs. Der Arzt hat ihm geraten, mehr Sport zu treiben. Nach nur 3 Kilometern mussten wir allerdings aufhören und trotzdem hatte er noch lange einen hohen Puls und schnaufte minutenlang heftig."* (Abb. 3.8).

Hagen lächelt und beginnt zu erklären: „Das ist eine wirklich spannende Frage. Um sie zu beantworten, müssen wir den Zusammenhang zwischen körperlicher Belastung, Energiebedarf und Sauerstoffverbrauch verstehen."

4 **William G. Kaelin Jr.**: geb. 1957, US-amerikanischer Onkologe und Professor der Harvard Medical School.

5 **Peter John Ratcliffe**: geb. 1954, britischer Nephrologe und Professor an der University of Oxford.

6 **Gregg Leonard Semenza**: geb. 1956, US-amerikanischer Pädiater und Professor an der Johns Hopkins University.

3

3.6.1 Zusammenhang zwischen Belastung/Leistung, Energiebedarf und Sauerstoffverbrauch

Wenn wir laufen oder uns anderweitig körperlich anstrengen, steigt der **Energiebedarf** des Körpers. Um diesen zu decken, benötigt der Körper Sauerstoff (s. ▶ Kap. 1, Energiegewinnung in der Atmungskette), den er über das Blut zur Muskulatur transportiert. Je intensiver die Anstrengung, desto mehr Sauerstoff wird benötigt – das passiert in einer fast linearen Beziehung. Doch irgendwann stoßen die Systeme, die Sauerstoff aufnehmen, transportieren und in der Muskulatur nutzen, an ihre Grenzen.

Hier wird es interessant.

Merke

Wie lange unser Körper den Sauerstoffbedarf der aeroben Energiegewinnung decken kann, hängt stark vom Trainingszustand ab.

Bei Menschen wie Alfredo und Joyce, die regelmäßig trainieren, arbeiten das Herz-Kreislauf-System, die Lunge und der Stoffwechsel so effizient, dass sie auch bei hoher Belastung über längere Zeiträume ausreichend Sauerstoff bereitstellen können.

„Im Gegensatz dazu", fährt Siegfried fort, „erreicht jemand wie Herr Meyer, der lange keinen Sport gemacht hat, sehr schnell die Grenze der Sauerstoffaufnahme. Er gerät also schneller in eine sogenannte ***Sauerstoffschuld****."*

Sauerstoffschuld

Wenn der Körper den benötigten Sauerstoff nicht mehr ausreichend zur Verfügung stellen kann, beginnt er, Energie auf einem anderen Weg zu gewinnen – nämlich durch anaerobe Prozesse. Das hat allerdings Nachteile: Bei der anaeroben Glykolyse wird in den Muskeln **Laktat** (Anion der Milchsäure) produziert. Diese Anhäufung von Laktat führt indirekt[7] zu einer kurzfristigen **metabolischen Azidose**, was den pH-Wert im Körper senkt und das Gefühl von Erschöpfung und Muskelbrennen verstärkt. Herr Meyer, der nicht regelmäßig trainiert, erreicht diese Phase viel früher als Marc und seine Freunde.

„Sein Körper", erklärt Siegfried, „beginnt bei relativ geringen Belastungen, Energie ***anaerob*** *zu gewinnen. Dadurch kommt es rasch zu einer metabolischen Azidose. Durch Pufferung über Bicarbonat entsteht im Blut* CO_2*. Indem die Atemfrequenz gesteigert und die Ausatmung intensiviert wird, versucht der Körper, das überschüssige* CO_2 *abzuatmen und so den pH-Wert stabil zu halten."*

Marc erinnert sich an das gemeinsame Laufen mit Herrn Meyer und ergänzt: „Er hatte noch lange nach unserem Lauf einen Puls von über 100. Warum dauert das so lange?" „Auch das liegt an der ***Sauerstoffschuld****", erklärt Hagen.*

Auch nach dem Ende des Laufens muss der Körper den zusätzlichen Sauerstoff bereitstellen, um das im anaeroben Stoffwechsel entstandene **Laktat** abzubauen und die Sauerstoffschuld auszugleichen.

Merke

Die sogenannte Erholungspulssumme beschreibt, wie viele Herzschläge der Körper nach einer Belastung benötigt, um wieder auf das Ausgangsniveau zu kommen.

Siegfried fügt hinzu: „Diese ***Erholungspulssumme*** *ist deswegen ein Maß für die vorherige* ***Belastung*** *und die persönliche* ***Fitness****. Bei Herrn Meyer, der untrainiert ist, bleibt der Puls nach der Belastung lange erhöht, weil er*

7 Der eigentliche Protonen-Überschuss entsteht nicht durch die Bildung von Laktat, sondern dadurch, dass beim Abbau von ATP in den arbeitenden Muskeln Protonen freiwerden ($ATP^{4-} + H_2O \rightarrow ADP^{3-} + HPO_4{}^{2-} + H^+$) und diese unter anaeroben Bedingungen nicht durch die Atmungskette verbraucht werden.

mehr Sauerstoff benötigt, um die Sauerstoffschuld auszugleichen."

Die Erklärung von Hagen und Siegfried basiert auf dem physiologischen Zusammenhang zwischen **Leistung** und **Sauerstoffaufnahme** (Abb. 3.9). In der hier dargestellten Untersuchung wurde ein Stufentest durchgeführt, bei dem die Belastung in regelmäßigen Intervallen um 25 Watt erhöht wurde. Der **Sauerstoffverbrauch** nimmt mit zunehmender Leistung zu.

*„Das Entscheidende ist, dass gut trainierte Menschen wie Joyce und Alfredo schneller den sogenannten **Steady State** erreichen", erläutert Hagen, „das bedeutet, dass sie sehr schnell den zunehmenden Sauerstoffbedarf decken können, trotz steigender Belastung."*

Steady State

Der Steady State ist ein Gleichgewichtszustand: Sauerstoffangebot und Sauerstoffverbrauch halten sich die Waage. Der Körper deckt effizient den **Sauerstoffbedarf** und die Belastung kann aufrechterhalten werden. Dies wird bei sportlichen Personen durch die Anpassung der Atmung, durch einen erhöhten Sauerstofftransport und eine verbesserte Extraktion des Sauerstoffs in der Muskulatur gewährleistet.

In der Grafik sehen wir, dass jedes Mal, wenn die Leistung gesteigert wird, die Sauerstoffaufnahme zunimmt. Bei der trainierten Person sehr schnell, daher geht die Kurve fast senkrecht nach oben und erreicht schnell die Menge, die erforderlich ist, um den gesteigerten Bedarf zu decken. Die Kurve sieht somit treppenartig aus, wenn mehrere solcher Leistungssteigerungen durchgeführt wurden. Bei der untrainierten Person dauert es nach der Steigerung der Leistung länger, bis die Sauerstoffaufnahme so erhöht werden kann, dass der Bedarf gedeckt ist und der Steady State erreicht wird. Die Kurve steigt weniger steil

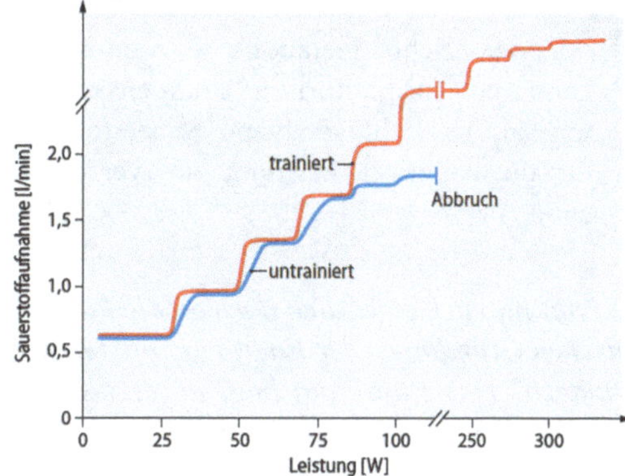

Abb. 3.9 Zusammenhang zwischen Leistung und Sauerstoffaufnahme. Bei der trainierten Person (*rote Kurve*) steigt die Sauerstoffaufnahme nach Erhöhung der Belastung sehr steil an und erreicht sehr schnell das Sauerstofflevel, das benötigt wird. Dadurch sieht die „Kurve" aus wie eine Treppe. Beim Untrainierten (*blaue Kurve*) dauert es länger. Der Anstieg der Sauerstoffaufnahme ist weniger steil. Es entsteht keine „Treppe". (Nach Brandes 2019, S. 568)

an und wird nicht treppenförmig. Wenn nach einer Leistungssteigerung der Steady State nicht mehr erreicht werden kann, erfolgt ein Abbruch der Untersuchung.

Herr Meyer kann sich nicht an den erhöhten Sauerstoffbedarf anpassen, schon früh muss er auf anaerobe Prozesse zurückgreifen. Das führt dazu, dass sich sehr schnell Laktat ansammelt und er das Training bei steigender Belastung sehr bald abbrechen muss.

*„Ah", sagt Marc, „deshalb trainieren wir oft bei einer Herzfrequenz, die ungefähr **70 bis 80 %** unserer maximalen Herzfrequenz entspricht? Weil wir in diesem Bereich lange ausreichend Sauerstoff bereitstellen können?" „Ja genau", weiß Hagen, „das entspricht dann in etwa unserer Dauerleistungsgrenze."*

Was ist die Dauerleistungsgrenze?

In diesem Bereich ist ein sehr langes Training möglich. Es werden zwar kleine Mengen an Laktat gebildet, diese können aber gut abgebaut werden. Die entstehende leichte metabolische Azidose kann gut respiratorisch kompensiert werden. Es steht genügend Sauerstoff für die benötigte Leistung zur Verfügung.

3

*„Könnt ihr euch eigentlich noch an die **biochemischen Grundlagen** der Energiebereitstellung erinnern? Das Physikum liegt ja jetzt schon fast 2 Monate zurück“, witzelt Joyce.*

3.7 Glykogenstoffwechsel und Energiebereitstellung

Bei Muskelaktivität steigt der Energiebedarf im Vergleich zum Ruhezustand erheblich an. Während in Ruhe lediglich die basalen Stoffwechselprozesse ablaufen, benötigt die Muskelarbeit ein Vielfaches an Energie. Der Muskel kann dabei auf verschiedene Energiequellen zugreifen (vgl. ▶ Kap. 1).

Energiequellen im Muskel

- **Kreatinphosphat:** sehr schnell mobilisierbarer Energielieferant in den Muskelzellen
- **Muskelglykogen:** interner Kohlenhydratspeicher des Muskels, der sowohl anaerob als auch aerob abgebaut werden kann
- **Triacylglyceride (TAGs):** langfristiger Lipid-Energiespeicher in den Adipozyten sowie zum Teil im Muskel

Abbau in unterschiedlichen Stoffwechselwegen, große Unterschiede:

- **Geschwindigkeit ATP-Synthese**: je **schneller**, desto höher die Leistung des Muskels
- **Kapazität ATP-Synthese:** je **höher** die Kapazität des Energiespeichers, desto **länger** die maximale Dauer der Muskelaktivität

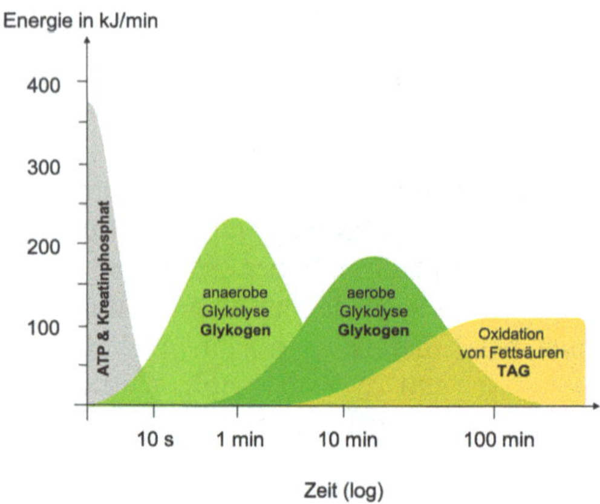

Abb. 3.10 Zeitliche Abfolge der Nutzung verschiedener Energiequellen. (Nach Fluhrer und Hampe 2023, S. 694)

Die Nutzung der verschiedenen **Energieträger** erfolgt zwar in einer zeitlichen Abfolge (Abb. 3.10), jedoch gehen die einzelnen Phasen der Energiebereitstellung nahtlos ineinander über, sodass eine kontinuierliche ATP-Versorgung stets sichergestellt ist. In Ruhephasen wird Kreatinphosphat in den Muskelzellen aus überschüssigem ATP synthetisiert und dient als schnell verfügbarer Energiespeicher. Der Vorteil dieses Systems ist die extrem hohe Synthesegeschwindigkeit von ATP (73 mmol ATP/s), wodurch der Muskel für kurze Zeit maximale Leistung erbringen kann. Besonders für Kurzzeitleistungen, wie beim 100-Meter-Sprint, ist das **Kreatinphosphat-System** deshalb von großer Bedeutung (s. ▶ Kap. 2).

Kreatinphosphatsystem – Kreatinkinasereaktion

Energiespeicherung

ATP-Überschuss treibt thermodynamisch ungünstige (endergone) Reaktion an

- **Kreatinphosphat-Synthese**

Merke

Kreatin + ATP → Kreatinphosphat + ADP (mitochondriale Kreatinkinase)

Energiebedarf
- **ATP-Mangel = ADP-Überschuss**
- Reaktion läuft spontan ab (exergon)
- **ATP-Synthese**

Merke
Kreatinphosphat + ADP → Kreatin + ATP (cytosolische Kreatinkinase)

Allerdings ist die Kapazität des **Kreatinphosphatspeichers** begrenzt. Nach etwa 4 Sekunden intensiver Aktivität sind die Vorräte weitgehend erschöpft. Daher spielt der Abbau von Kreatinphosphat im Ausdauersport nur eine untergeordnete Rolle. Beim Joggen erfolgt deshalb schon nach 2 Sekunden Aktivität der Übergang zur Glykogenolyse und zum Glukoseabbau, um die weitere ATP-Produktion sicherzustellen.

3.7.1 Abbau von Muskelglykogen

Schon vor der vollständigen Erschöpfung der Kreatinphosphatspeicher wird zusätzlich Glukose im Muskel abgebaut. Diese Glukose stammt größtenteils aus dem muskeleigenen **Glykogenspeicher**. Zu Beginn der Muskelaktivität erfolgt der Abbau von Glykogen bzw. Glukose **anaerob** über die **Glykolyse**, da die Sauerstoffversorgung der Muskulatur zunächst limitierend ist und erst durch die gesteigerte Atmung an den erhöhten Bedarf angepasst werden muss. Das Endprodukt des anaeroben Abbaus von Glukose-6-Phosphat ist **Laktat** (Milchsäure), wobei **2 ATP** pro Molekül Glukose-6-Phosphat gewonnen werden.

Obwohl die anaerobe Glykolyse langsamer abläuft als die Energiebereitstellung über Kreatinphosphat, ist die **ATP-Syntheserate** mit 39 mmol ATP/s noch vergleichsweise **schnell**, da nur wenige enzymatische Schritte notwendig sind. Die Kapazität des Systems ist jedoch durch die Produktion von **Laktat** begrenzt. Der Anstieg der Laktatkonzentration führt zu einem **pH-Abfall** in den Muskelfasern und im Blut, was die Muskelkontraktion und somit die Leistungsfähigkeit reduziert[8]. Die erhöhte Protonenkonzentration sowie Stoffwechselprodukte der Muskeln (wie AMP, ADP und Phosphat) tragen zu dieser Leistungsminderung bei. Zusätzlich ist dieses System zwar schnell, aber im Vergleich zum aeroben Abbau der Glykogenspeicher nicht besonders effizient, da nur 2 ATP pro Molekül Glukose gebildet werden können. Eine Beibehaltung der anaeroben Glykolyse würde zu einem raschen Erschöpfen der Glykogenvorräte führen. Eine Muskelaktivität durch anaerobe Glykolyse kann nur für etwa **2 min** aufrechterhalten werden und spielt deshalb insbesondere bei 400-Meter-Sprintern eine wichtige Rolle.

Mit der verbesserten Sauerstoffzufuhr im Muskel durch die angepasste Atmung wird zusätzlich der aerobe Abbau von Glukose aktiviert (**aerobe Glykolyse**). Neben der Glykolyse sind für den aeroben Stoffwechsel auch der **Citratzyklus** und die **Atmungskette** notwendig. Der wesentliche Vorteil des aeroben Abbaus von Glukose-6-Phosphat besteht in der höheren ATP-Ausbeute: Pro Molekül können etwa **32 ATP** gewonnen werden, das 10fache der Ausbeute bei anaerober Glykolyse. Die aerobe Glykolyse kann, je nach Glykogenvorrat und externer Versorgung durch Blutglukose, den Energiebedarf des Muskels über längere Zeit decken – hat also eine hohe Kapazität. Sie reicht typischerweise für Ausdaueraktivitäten wie Joggen über einen Zeitraum von **1–2 Stunden**.

Allerdings führt die Vielzahl an Reaktionen zu einer niedrigeren **ATP-Synthesegeschwindigkeit** von ca. 17 mmol ATP/s, was eine Verringerung der maximalen Muskelkraft zur Folge hat. Deshalb ist die Durchschnittsgeschwindigkeit bei einem Halbma-

8 Zur Pufferung der durch intensive anaerobe Belastung entstehenden metabolischen Azidose wird im Leistungssport gelegentlich Natriumhydrogencarbonat („**Backpulver**") eingenommen – insbesondere vor stark laktatbildenden Belastungen wie 400- oder 800-Meter-Läufen.

rathon auch wesentlich geringer als bei einem 100-m-Sprint.

3.7.2 Abbau von Triacylglyceriden und Fettsäuren

3

Bei langandauernden Ausdauerbelastungen, wie z. B. einem Marathonlauf, reicht die Kapazität des aeroben Glykogenabbaus nicht mehr aus. Deshalb müssen die langfristigen Energiespeicher des Körpers vermehrt genutzt werden. Dies betrifft vor allem die **Triacylglyceride (TAGs)**, die in den Adipozyten und als intramuskuläre TAGs gespeichert sind. Obwohl die Kapazität der Fettverbrennung selbst für extreme Ausdauerleistungen ausreicht, ist die Mobilisierung der Fettspeicher aus den Adipozyten und deren Transport zu den Muskelzellen zeitaufwendig. Die ATP-Syntheserate beträgt lediglich etwa 7 mmol ATP/s.

Während eines Marathonlaufs sind die **Glykogenspeicher** irgendwann erschöpft, sodass die Energieversorgung vollständig über die langsamere Fettsäureoxidation erfolgt.

Der Mann mit dem Hammer – oder „hitting the wall"

Wenn die **Glykogenspeicher** erschöpft sind, fällt plötzlich etwa 40 % der Energieversorgung im Muskel weg: Diesen **Leistungseinbruch** spüren Läufer deutlich. Es passiert nach etwa zwei Stunden und wird als **Mann mit dem Hammer** oder „hitting the wall" bezeichnet.

Welche **Strategien** helfen, diesen Leistungseinbruch hinauszuzögern?

1. Fettsäureoxidation frühzeitig aktivieren
- Fettsäureoxidation von Beginn an parallel zur Glukoseverwertung
- Schont Glykogenvorräte

Wie?
- **Reduzierte Anfangsgeschwindigkeit**
- Körper nicht ausschließlich auf die schnelleren Systeme angewiesen

2. Kohlenhydratzufuhr während des Laufs
- Unterstützung der aeroben Glykolyse (effizienter)
- Muskel nutzt Glukose aus dem Blut, schont Glykogenvorräte im Muskel.

Wie?
- Zuckerhaltige Getränke oder Energieriegel halten Blutzucker stabil.

3. Carboloading
- Maximierung der Glykogenspeicher → halten länger

Wie?
- 3 Tage vor dem Wettkampf: **erschöpfendes Muskeltraining** (Entleerung der Speicher auf 25 %)
- Stark **kohlenhydratreiche** Ernährung (ca. 700 g Kohlenhydrate pro Tag)
- **Körperliche Schonung** (kein Sport bis zum Wettkampf)

4. Langfristiges Training
- Mehr **Muskeldurchblutung**
- Mehr **Mitochondrien**
- Mehr **TAG-Speicherung** im Muskel
- Steigerung der **maximalen Glykogenmenge**

*„Ich habe übrigens einen wichtigen Termin bei euch an der Uni in der nächsten Woche zur **Leistungsdiagnostik** bei Frau Prof. Münster", erwähnt Alfredo. „Ich bereite mich ja auf den München-Marathon Ende des Monats vor."*

3.8 Laktatdiagnostik

Für Ausdauerleistungen ist es vorteilhaft, sich unterhalb der sogenannten **anaeroben Schwelle** (ANS) zu bewegen. Dies bedeutet, dass der Körper nach der ersten

Anpassungsphase die benötigte Energie hauptsächlich aus dem aeroben Energiestoffwechsel gewinnt, ohne auf die **anaerobe** Verwertung von Kohlenhydraten umstellen zu müssen. Wird jedoch die Belastung zu hoch, steht dem Körper für die Muskelarbeit nicht mehr genügend Sauerstoff für den aeroben Stoffwechsel zur Verfügung. Infolgedessen schaltet der Körper auf die anaerobe Glykolyse um, was zur Produktion von **Laktat** führt.

Befindet sich ein Sportler über einen längeren Zeitraum hinweg oberhalb der **anaeroben Schwelle**, kommt es zur **Laktatakkumulation**, da der Körper das entstehende Laktat nicht schnell genug abbauen kann. Dies führt zu einer metabolischen Azidose und einem damit verbundenen Leistungsabfall – der Zustand der Erschöpfung tritt ein.

Laktatleistungstest

- Bestimmung der individuellen anaeroben Schwelle
- Testperson absolviert Trainingseinheit, beispielsweise auf dem Laufband.
- Intensität wird stufenweise gesteigert.
- Vor jeder Erhöhung wird eine Blutprobe entnommen.
- Laktatkonzentration im Blut wird gemessen.
- Unterhalb von 2 mmol/l: aerober Stoffwechsel
- Zwischen 2 und 4 mmol/l: anaerober Grenzbereich; Glykogen wird sowohl aerob als auch anaerob verstoffwechselt, Laktat wird noch effizient abgebaut.
- Über 4 mmol/l: **anaerobe Schwelle,** bei geringer zusätzlicher Leistungssteigerung starker Anstieg der Laktatkonzentration → Leistungsabfall

Merke

Durch regelmäßiges Ausdauertraining kann die anaerobe Schwelle angehoben werden.

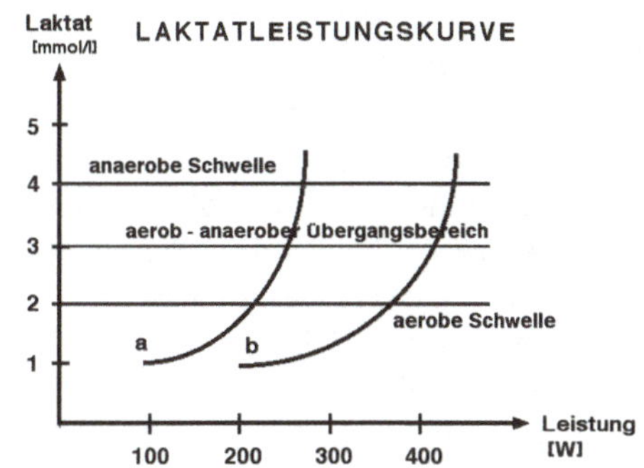

Abb. 3.11 Laktatleistungskurve. **a** wenig trainiert, **b** hoch trainiert. (Nach Prof. Dr. Karl-Hans Arndt Laktatleistungskurve)

Der Sportler ist dann in der Lage, intensiver zu trainieren, bevor er in den anaeroben Stoffwechsel übergeht. Für einen Marathonläufer bedeutet dies, dass er schneller laufen kann, ohne einen Erschöpfungszustand zu erreichen (Abb. 3.11).

3.9 Spiroergometrie

Die Spiroergometrie ist ein bewährtes Verfahren zur Messung der **Leistungsfähigkeit** und wird sowohl in der Sportmedizin als auch in der Klinik eingesetzt. Sie analysiert das Zusammenspiel von Herz, Kreislauf, Atmung und Stoffwechsel unter ansteigender körperlicher Belastung und liefert eine Vielzahl von Messwerten, die diese Funktionen widerspiegeln.

Spiroergometrie

Direkte Messungen

- Atemminutenvolumen
- Atemfrequenz
- Sauerstoff- und Kohlendioxidkonzentration der ausgeatmeten Luft
- Herzfrequenz
- Blutdruck

Berechnete Parameter

- **Respiratorischer Quotient** (Energiestoffwechsel)

3

- **Sauerstoffpuls:** pro Herzschlag transportierte Sauerstoffmenge (indirekt Schlagvolumen)
- **Maximale Sauerstoffaufnahme (VO_2max)** = höchstmögliche Sauerstoffmenge bei maximaler Belastung (Ausdauerleistungsfähigkeit)
- **Atemäquivalent** = Verhältnis von Atemminutenvolumen zu Sauerstoffaufnahme/Kohlendioxidabgabe (Menge an Luft in Litern, die man einatmen muss, um daraus 1 Liter Sauerstoff zu gewinnen)
- **Ventilatorische Schwellen** (VT1 und VT2):
  - **VT1:** Übergang in gemischt aerob-anaeroben Stoffwechsel (**aerobe Schwelle**).
  - **VT2:** Übergang in stark anaerob geprägten Stoffwechsel (**anaerobe Schwelle**), Laktatproduktion größer als Laktatelimination

In der Klinik kann die **Spiroergometrie** auch als nicht invasive Methode in der **Diagnostik** eingesetzt werden, um z. B. eine pulmonale von einer kardialen Pathologie zu unterscheiden, bei der Prognose der **Herzinsuffizienz** und/oder bei der Verlaufsdiagnostik von Herz- und Lungenkrankheiten während einer Therapie. Allerdings eignet sich das Verfahren nicht, um sehr differenzierte klinische Diagnosen zu stellen.

Im sportlichen Kontext hilft die Spiroergometrie dabei, die **Leistungsfähigkeit** zu beurteilen. Basierend auf den Ergebnissen können individuelle **Trainingspläne** erstellt werden, die auf die spezifischen Defizite und Ziele der Person zugeschnitten sind, wie im Fall von Alfredo, der sich auf einen Marathon vorbereitet.

*Eine Woche nach dem Test trifft Alfredo sich mit seinen Freunden zum Abendessen und ist sichtlich stolz auf seine Ergebnisse. „Meine **VO_2max** beträgt **70 ml / kg / min**. Das ist wirklich nicht schlecht, eigentlich sogar ziemlich gut! Das habe ich im Internet recherchiert“, erzählt er mit einem selbstbewussten Lächeln. „Und was bedeutet das genau?“, fragt Joyce neugierig. Alfredo zögert nicht lange und zieht seine Unterlagen hervor.*

Die **maximale Sauerstoffaufnahme (VO_2max)** repräsentiert die maximale Leistungsfähigkeit der **Sauerstoffkette** – **Atmung**, **Kreislauf** und **Muskelstoffwechsel**. Sie zeigt, wie viel Sauerstoff unter maximaler Belastung vom Körper aufgenommen und verarbeitet wird, und spiegelt die Funktion aller beteiligten Systeme wider. Wie viel Sauerstoff der Körper unter Belastung aufnehmen kann, hängt stark vom Trainingszustand, dem Alter und dem Geschlecht ab.

*„Ich habe gelesen, dass Frauen prinzipiell um etwa 20 % niedrigere VO_2max-Werte haben als Männer und dass der VO_2max-Wert ab dem 30. Lebensjahr um etwa 10 % pro Dekade abnimmt“, fügt Alfredo hinzu. Er erklärt weiter: „Ich weiß jetzt auch, bei welcher Herzfrequenz meine **aerobe Schwelle** erreicht wird, und die anaerobe Schwelle konnte ich auch bestimmen lassen, sowohl über die Grafik als auch durch die Laktatmessung. Mit diesen Informationen kann ich mich viel gezielter auf den Marathon vorbereiten.“ „Das klingt sehr spannend! Ich werde auch gleich einen Termin bei Prof. Münster ausmachen“, sagt Joyce. „Wir hoffen, dass du aber sauber bleibst, so wie Arnold im Kraftsport, ja?“, suggeriert Hagen, was Alfredo nur ein Lächeln entlockt.*

3.10 Doping

3.10.1 Blutdoping

Für das seit den 1970er Jahren bekannte **Eigenblutdoping** lässt sich der Athlet einige Wochen vor dem Wettkampf ca. 1 l Blut abnehmen. Zuvor hat er in der Regel schon versucht, seine Erythrozytenzahl entweder durch das Absolvieren eines legalen Höhentrainings oder durch die illegitime Applikation von **Erythropoetin (EPO)** zu erhöhen. Beim Eigenblutdoping wird die gewonnene Blutkonserve aus konzentrierten roten Blutkörperchen mit einem Gerinnungshemmer/Stabilisator versehen und gekühlt gelagert. Erst kurz vor dem Wettkampf, wenn sich der Blutkreislauf ohnehin schon wieder normalisiert hat, wird die Konserve dann retransfundiert. Die somit erhöhte Anzahl von Sauerstoffträgern korreliert mit dem erwarteten Anstieg der **Ausdauerleistungsfähigkeit**. Seit 1988 steht Blutdoping auf der Liste der verbotenen Methoden des IOC (Internationales Olympisches Komitee) und der World Anti-Doping Agency (WADA). Die Leistungssteigerung soll bis zu 5 % betragen. Schätzungen von Radsportexperten gehen bei einer Gesamtlänge der Tour de France von 3500 km von einem Vorsprung von 175 km eines gedopten Fahrers gegenüber einem nicht gedopten Athleten aus. Auch **Fremdblutdoping** wird praktiziert. Mit der gentechnischen Herstellung von EPO ab 1987 verlor das Blutdoping vorübergehend seine Bedeutung, gewann aber dann mit der Einführung der EPO-Nachweisverfahren ab dem Jahr 2000 aufgrund seiner schwierigeren Nachweisbarkeit wieder an Attraktivität.

Gefürchtete Nebenwirkungen sind zum einen durch die Bluttransfusion selbst bedingt (u. a. allergische Reaktionen, Hämolyse, Ikterus, Blutvergiftung), zum anderen durch das **Hyperviskositätssyndrom** (Kopfschmerzen, Schwindel, Tinnitus, Sehstörungen, Synkopen, Plethora, Rubeosis faciei) bis hin zu Parästhesien, Hypertonie, Stenokardie, Lungenembolie, Rechtsherzversagen u. a.

3.10.2 Erythropoetin (EPO)

Das hauptsächlich in den Nieren produzierte **Glykoprotein-Hormon EPO** spielt als **Wachstumsfaktor** für die Bildung von Erythrozyten, besonders nach größeren **Blutverlusten** oder angesichts höheren Bedarfs bei Aufstieg in große **Höhen** (z. B. Alpen, s. ▶ Kap. 10) mit vermindertem Sauerstoffpartialdruck, eine wichtige physiologische Rolle und wird klinisch bei der Therapie der **renalen Anämie** von Dialysepatienten oder während aggressiver Chemotherapien in der Onkologie eingesetzt. Schon seit Ende der 1980er Jahre wird es als Dopingmittel missbraucht und steht seit 1990 auf der Dopingliste der WADA. Der leistungssteigernde Effekt liegt in einem Bereich, wie er auch für das Blutdoping beschrieben wurde. Die **Nebenwirkungen** beruhen primär auf der Zunahme der **Blutviskosität** mit den Konsequenzen eines erhöhten peripheren Widerstands, erhöhter Herzarbeit, Blutdruckerhöhung, Thrombosegefahr u. a. (vgl. Nebenwirkungen von Bluttransfusionen).

3.10.3 Stimulanzien

Stimulanzien sind während des Wettkampfs verboten. Sie unterdrücken Ermüdungsgefühle und generieren eine überzogene Hochstimmung, weshalb sie besonders häufig in den Ausdauersportarten verwendet wurden. **Amphetamin** (◘ Abb. 3.12), eine synthetische chemische Verbindung aus der Stoffgruppe der **Phenylethylamine**, ist die Stammverbindung der Substanzklasse der Amphetamine, zu der noch weitere psychoaktive Substanzen wie das Methamphetamin und das auch natürlich vorkommende **Ephedrin** zählen, das auch in zahlreichen Präparaten gegen Erkältungskrankheiten enthalten ist.

Ephedrin ist ein **zentrales Sympathomimetikum** und wirkt stimulierend auf den **Sympathikus**. Amphetamin versetzt den Or-

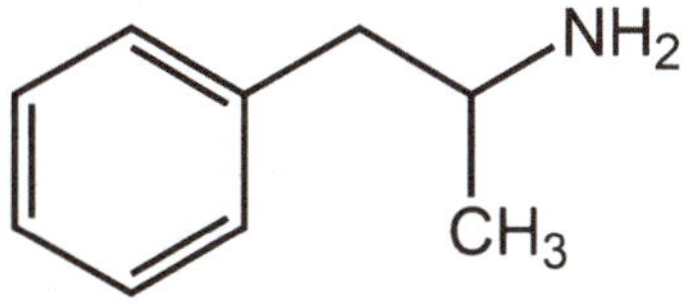

NH_2

CH_3

◘ **Abb. 3.12** Amphetamin, bei Raumtemperatur eine farblose Flüssigkeit mit starkem aminartigen Geruch und beißendem, brennenden Geschmack

ganismus in einen ergotropen Zustand, d. h. einen Stresszustand, der es ermöglicht, alle Notfallfunktionen des Körpers für eine erhöhte Handlungsbereitschaft zu aktivieren. Es zählt zu den **Weckaminen**, d. h. Aminen mit aufweckender Wirkung, unterliegt dem Betäubungsmittelgesetz und wird in der Zweitlinientherapie zur Behandlung der Aufmerksamkeitsdefizit-Hyperaktivitätsstörung **(ADHS)** und der **Narkolepsie**[9] verwendet. Die Wirkungsweise dieser Substanzen ergibt sich aus der chemischen Verwandtschaft zu den köpereigenen Hormonen Adrenalin und Noradrenalin. Förderlich für den Sport sind erhöhte Wachheit, Müdigkeitsminimierung, erhöhte Aufmerksamkeitsspanne und Konzentrationsfähigkeit, gesteigerte **psychophysische Ausdauer** und Unterdrückung von Hunger und Durst.

Im zweiten Weltkrieg wurden Amphetamine vom Militär Deutschlands, Großbritanniens, Japans und der USA eingesetzt, um Wachsamkeit, Ausdauer und Stimmungslage zu erhöhen. Zu den **Gesundheitsgefahren** durch den Amphetamingebrauch zählen u. a. gesteigerte Aggressivität, Krampfanfälle, Hirninfarkte, Nierenschäden, Rhabdomyolyse[10], Hypoglykämie, Magenblutungen, Hyperthermie, sexuelle Funktionsstörungen, Tremor, Kreislaufkollaps, Herzrhythmusstörungen und Herzinfarkt (plötzliche Todesfälle bei körperlicher Belastung). Typische äußerlich erkennbare **Dopingstigmata** (Dopingzeichen) sind u. a. erhöhter Muskeltonus, Mydriasis[11], Gewichtsabnahme, Speedpickel, Nystagmus[12], Bruxismus[13], Hyperhidrose[14], Agitation[15] und Tremor.[16]

Aufgrund seiner analeptischen (anregenden) Wirkung wurde 1945 auch Strychnin in die Dopingliste aufgenommen.

3.10.4 β_2-Sympathomimetika

Die primär gegen Asthma und COPD eingesetzten und jederzeit verbotenen Mittel wurden erstmals 1993 auf die Dopingliste gesetzt, als die **proteinanabole** Wirkung von **Clenbuterol** bekannt wurde, das mittlerweile zur verbotenen Substanzklasse anaboler Substanzen gehört (s. ▶ Kap. 2). Bei den anderen **β_2-Agonisten** geht man aufgrund der **bronchienerweiternden** Wirkung von einer verbesserten Atmung und Ausdauerleistung bei gesunden Personen aus.

Als besondere Regelung für vier β_2-Sympathomimetika gilt, dass sie erst bei Überschreitung bestimmter Grenzwerte verboten sind. Inhaliert werden darf: **Salbutamol** bis zu 600 µg innerhalb von 8 Stunden und maximal 1600 µg innerhalb von 24 Stunden, **Salmeterol** bis zu 200 µg innerhalb von 24 Stunden, **Formoterol** bis zu 54 µg innerhalb von 24 Stunden sowie **Vilanterol** bis zu 25 µg innerhalb von 24 Stunden.

Typische Nebenwirkungen der β_2-Agonisten sind u. a. Herzrhythmusstörun-

9 **Narkolepsie** ist eine neurologische Erkrankung, die durch eine gestörte Regulation des Schlaf-Wach-Rhythmus gekennzeichnet ist. Betroffene leiden unter plötzlichen Schlafattacken, oft begleitet von Kataplexie (plötzlicher Muskeltonusverlust), Schlaflähmung und gestörtem Nachtschlaf. Ursache ist häufig ein Mangel an Hypocretin (Orexin), einem Botenstoff im Gehirn, der Wachheit reguliert.

10 **Rhabdomyolyse** bezeichnet den Zerfall von quergestreifter Muskulatur mit Freisetzung zellulärer Bestandteile wie Myoglobin, was potenziell zu Nierenversagen führen kann.

11 **Mydriasis** bezeichnet die Pupillenerweiterung durch Kontraktion des Musculus dilatator pupillae.

12 **Nystagmus** ist eine unwillkürliche, rhythmische Augenbewegung.

13 **Bruxismus** bezeichnet das unbewusste Zähneknirschen oder -pressen, meist während des Schlafs.

14 **Hyperhidrose** bezeichnet eine übermäßige Schweißproduktion.

15 **Agitation** bezeichnet einen Zustand psychomotorischer Unruhe mit gesteigertem Bewegungsdrang.

16 **Tremor** ist eine rhythmische, unwillkürliche Muskelbewegung, die sich in Form von Zittern äußert.

gen, Stenokardien[17], Tremor, Hyperglykämie, Hypokaliämie und Muskelschwäche.

3.10.5 Anabolika und Wachstumshormone

Während Kraftsportler schon seit vielen Jahrzehnten mit **Anabolika**, synthetischen Testosteronanaloga, ihre Leistung verbessern, werden sie im Ausdauersport erst seit 2 Jahrzehnten eingesetzt. Hier sollen sie die Regeneration nach einer Belastung und die Körperzusammensetzung verbessern. Testosteron führt auch zu einer Erhöhung von Erythrozytenzahl und Hämoglobinkonzentration. Der Einsatz von Wachstumshormonen wie dem **human Growth Hormone (hGH)** zielt auf eine Optimierung der Körperzusammensetzung, vor allem die Minimierung des Körperfettanteils. Die Nebenwirkungen der anabolen Substanzen sind im Kapitel zum Kraftsport (▶ Kap. 2) aufgeführt.

„So etwas brauche ich glücklicherweise nicht", grinst Alfredo. „Bei uns gibt es ganz legale spezielle Ernährungstechniken wie das Carboloading mit Pasta-Party oder auch Dual Source Powergele während des Laufs."

3.11 Ernährung

Die Ernährung spielt im Ausdauersport eine zentrale Rolle für Leistungsfähigkeit, Regeneration und Prävention von Erschöpfungszuständen. Der menschliche Organismus greift je nach Belastungsdauer und -intensität auf **unterschiedliche Energiespeicher und -systeme** zurück. Besonders bedeutend sind Kohlenhydrate und Fette als Substrate für die aerobe Energiebereitstellung.

Kohlenhydrate
- Hauptenergiequelle bei intensiver Belastung
- Speicherung als Muskel- und Leberglykogen
- Lange Belastungen (> 60 Min), Erschöpfung der Speicher: Leistungseinbruch (Mann mit dem Hammer/ „hitting the wall")
- **Carboloading**: Methode zur Maximierung der Glykogenspeicher vor Wettkämpfen (z. B. durch gezielte Ernährung und reduzierte Belastung in den Tagen vor dem Event)

Fette
- Oxidation primär bei moderater Belastung und langen Einheiten
- Hohe Energiedichte, aber langsamere Mobilisation
- Regelmäßiges Training: Ökonomisierung und frühzeitige Aktivierung der **Fettsäureoxidation** (Glykogensparеffekt)

Proteine
- Wichtig für Regeneration und Erhalt der Muskelmasse
- Erst bei sehr langer Belastung oder Glykogenmangel zur Energiegewinnung genutzt

Trotz der Kohlenhydrataufnahme durch **Carboloading** sind bei Belastungszeiten weit über 90 min irgendwann die Glykogenreserven im Muskel verbraucht. Hier müssen dann während der Belastung Kohlenhydratgaben in Form von z. B. Glukose- oder **Glukose-Fruktose-Gelen** zum Einsatz kommen, um die volle Leistung aufrecht erhalten zu können. Glukose hat ein Absorptionsmaximum bei 1 g/min. Da **Fruktose** im Darm durch einen eigenen Transporter (**GLUT-5**) aufgenommen wird, kann zusätzlich zum Maximum der Glukoseabsorption auch noch Fruktose aufgenommen werden. Fruktose führt allerdings bei manchen Athleten

17 **Stenokardie** (Angina pectoris) bezeichnet anfallsartige, meist belastungsabhängige Brustschmerzen infolge einer vorübergehenden Myokardischämie durch Koronarstenosen.

zu gastrointestinalen Problemen, die Menge sollte daher individuell angepasst werden.

3.12 Trinken im Sport/Elektrolyte

„Zum Glück ist das Wetter im Herbst in München nicht mehr so heiß, da muss man nicht dauernd zur Trinkflasche greifen, um sein Wasserdefizit aufzufüllen“ wirft Joyce ein. „Ich habe gerade gelesen, dass nicht nur zu wenig, sondern auch zu viel Trinken bei Ausdauersportlern ein großes Problem ist. Ist das richtig?“, fragt Alfredo. Joyce nickt und bestätigt, dass eine zu hohe ***Flüssigkeitsaufnahme*** *den* ***Mineralhaushalt*** *durcheinander wirbeln kann. Um dies zu erklären, muss sie aber ein bisschen weiter ausholen.*

Der **Wassergehalt** des Körpers beträgt ca. 50–75 % und ist abhängig von Alter, Geschlecht und Konstitution. Fettgewebe enthält nur 20 % Wasser, sodass in der Regel Frauen gegenüber Männern und Nicht-Sporttreibende gegenüber Sporttreibenden einen geringeren Wasseranteil haben. Im Laufe eines Tages geht dem Körper einiges an Wasser verloren: ca. 1,5 l über die Nierenausscheidung, etwa 200 ml über den Stuhl sowie 0,5 l bei der Exspiration. Hinzu kommt der sehr variable Wasserverlust durch Schwitzen. Ohne anstrengende körperliche Aktivität und ohne heiße Umgebungstemperatur beträgt die durchschnittliche Schweißproduktion etwa 200 ml am Tag. Der **Flüssigkeitsverlust** muss durch Trinken und Essen ausgeglichen werden, wobei unsere Nahrung zu etwa 60 % aus Wasser besteht. Zusätzlich entstehen beim oxidativen Nährstoffabbau noch einmal etwa 300 ml Oxidationswasser pro Tag.

Bei körperlicher Aktivität erhöht sich die **Schweißproduktion** mit dem Ziel, den Körper vor **Überhitzung** zu schützen. Ist die Belastung langanhaltend und intensiv und herrschen zudem noch hohe Außentemperaturen, produzieren Ausdauersportler pro Tag mehrere Liter Schweiß. Dies ist notwendig, da etwa 75 % der aus Nährstoffen gewonnenen Energie beim Sport in **thermische Energie** umgesetzt werden. Die Rate der Schweißproduktion ist aber nicht nur von der Intensität der Aktivität, der Dauer und den klimatischen Bedingungen (eine warme Umgebungstemperatur sowie eine hohe Luftfeuchtigkeit erhöhen die Schweißrate) abhängig, sie variiert auch mit dem Geschlecht (Männer schwitzen mehr als Frauen), dem Körpergewicht, der Bekleidung und dem Trainingszustand. Eine Untersuchung an Langstreckenläufern und Nicht-Sporttreibenden zeigte, dass die Schweißdrüsen der Läufer auf eine Belastung schneller reagierten und zudem eine höhere Produktionsrate hatten.

Wird ein **Flüssigkeitsverlust** nicht ausgeglichen, **dehydratisiert** der Körper. Werden größere Flüssigkeitsdefizite von etwa 2–4 % des Körpergewichts nicht rechtzeitig substituiert (das wären bei Grace, die 50 kg wiegt, etwa 1–2 l), mindert dies die **Leistungsfähigkeit**. So reduziert sich beispielsweise das **Blutvolumen**. Dies zeigt sich in einem geringeren Plasmaanteil, während der zelluläre Anteil sich prozentual erhöht, sodass die Fließeigenschaften des Blutes verschlechtert sind. Das reduzierte Blutvolumen führt parallel zur Reduktion des Schlagvolumens des Herzens, was die Leistungsfähigkeit deutlich einschränkt. Ist die **Dehydratation** noch stärker ausgeprägt, kommt es zu den typischen Symptomen einer eingeschränkten Gehirndurchblutung wie Konzentrations- und Koordinationsstörungen sowie Kopfschmerzen und Schwindel. Die eingeschränkte Durchblutung der Haut stellt ein Risiko für einen Hitzschlag dar. Allgemein wird daher empfohlen, eine sportliche Aktivität ausreichend hydratisiert zu beginnen und bei allen sportlichen Aktivitäten, die länger als eine Stunde dauern, bereits während der Aktivität zu trinken.

Marc wirft ein, dass seine Freundin im Sommer an einem Marathon teilgenommen habe. Obwohl sie während des Laufs an fast jeder Station eine große Menge getrunken habe, sei ihr im Ziel wahnsinnig übel geworden und sie musste sich mehrfach erbrechen. „Hat sie vielleicht zu viel getrunken?" „Das klingt definitiv danach", meint Siegfried. „Übermäßiges Trinken, d. h. mehr Flüssigkeitszufuhr als Flüssigkeitsverlust, kann zu einem ***Natriummangel*** *führen."*

Merke
Als Hyponatriämie gilt eine Plasma-Natriumkonzentration von unter 135 mmol/l (Normalwert: 135–145 mmol/l).

Durch die hohe **Schweißproduktion** bei intensiven Dauerbelastungen können mehrere Gramm Natrium verloren gehen. Sportler sollten ihr Flüssigkeitsdefizit daher mit **isotonen** Getränken ausgleichen, die 400–1100 mg/l **Natrium** enthalten. Bei längeren Belastungen sollten die Getränke zudem **4–8 % Kohlenhydrate** enthalten.

Merke
Leitungswasser und natriumarmes Mineralwasser sind bei längeren Belastungen ungeeignet, da sie das Risiko einer belastungsinduzierten Hyponatriämie erhöhen.

Ebenso sollte vermieden werden, mehr **Wasser** zu sich zu nehmen als der Körper verloren hat. In Untersuchungen an **Marathonläufern** zeigte sich, dass das Risiko, während bzw. nach dem Wettkampf eine Hyponatriämie zu entwickeln, deutlich stieg, wenn die Sportler mehr Flüssigkeit zu sich nahmen, als sie während des Laufs verloren hatten.

Sportler, die zwischen Start und Ziel mehr als **4 % Gewichtszunahme** aufwiesen, hatten ein etwa **85-prozentiges Risiko**, eine **Hyponatriäme** zu entwickeln. Neben der erhöhten Flüssigkeitsaufnahme sind aber noch weitere Faktoren wie hormonelle Imbalancen an der Entwicklung einer Hyponatriämie beteiligt. So fanden sich bei einigen Sportlern hohe Konzentrationen an antidiuretischem Hormon (**ADH**), welches eine Diurese unterbindet und somit die Elektrolytverdünnung mitverursachen kann. Zu den typischen Symptomen eines Natriummangels gehören neben Übelkeit und **Erbrechen** auch Kopfschmerzen, **Muskelkrämpfe** und in schwerwiegenden Fällen sogar **Bewusstseinsstörungen**. Diese können mit dem Absinken des osmotischen Drucks im Plasma erklärt werden, in dessen Folge Flüssigkeit aus den Gefäßen austritt, was u. a. zu einem **Hirnödem** führen kann.

Hagen ergänzt: „Heutzutage wird empfohlen, dass man auf sein ***Durstempfinden*** *hört. Wem das zu unsicher ist, der kann sich auch einfach vor und nach dem Training wiegen. So hat man einen guten Anhaltspunkt, wie viel Flüssigkeit man verloren hat, und genau diese Menge sollte ersetzt werden." „Ich bin froh, dass die Hitzewelle vorbei ist, da hatte sogar ich keinen Spaß mehr am Laufen", wirft Joyce ein. „Ja, das stimmt", bestätigt Hagen. „Im Hochsommer hat der Körper noch größere Schwierigkeiten, die Temperatur zu regulieren, und man erreicht als Sportler schneller seine Grenzen."*

3.13 Temperaturregulation

Im Einleitungskapitel des Buches haben wir uns bereits mit dem **Wirkungsgrad** beschäftigt und erklärt, dass nur ein Teil der eingesetzten Energie tatsächlich in erbrachte Leistung umgesetzt wird. Ein großer Teil der Energie wird hingegen als Wärme abgegeben. Beim Training führt die gesteigerte Stoffwechselaktivität rasch zu einem Anstieg der Körpertemperatur um ca. 1–1,5 °C. Dies bewirkt ein sensorisches Feedback von Thermorezeptoren im peripheren und zentralen Nervensystem an den Hypothalamus. Der Körper versucht, diesen Anstieg durch Aktivierung seiner **Wärmeabgabemechanismen** mittels eines autonomen Nervenimpulses zu kompensieren. Zunächst wird die Wärme durch eine verstärkte **Hautdurchblutung** abgeführt und das **Schwitzen** sorgt durch Verdunstungskälte für eine effektive Kühlung des Körpers. Im Idealfall entsteht nun eine Art thermisches Gleichgewicht, bei dem die Wärmeproduktion mit den Wärmeabgabemechanismen im Gleichgewicht steht und die Körpertemperatur stabil bleibt.

Allerdings erhöhen diese thermoregulatorischen Anpassungen den Flüssigkeitsverlust, was zu einer **Dehydratisierung** führt. Dies wirkt sich auf das Plasmavolumen aus und erhöht die **Viskosität** des Blutes. Gleichzeitig sinken der venöse Rückstrom, die Vorlast und damit das Herzminutenvolumen (HMV), was letztlich in einer reduzierten Leistungsfähigkeit resultiert. Diese kann nur durch eine Erhöhung der Herzfrequenz kompensiert werden. Daher ist es besonders wichtig, bei langanhaltender sportlicher Betätigung ausreichend Flüssigkeit zu sich zu nehmen. Dehydratisierung führt zu einem massiven Anstieg der **Körperkerntemperatur,** die Schweißproduktion nimmt ab, vermutlich durch das Wegfallen der zentralen Steuerung bei hohen Temperaturen. Marathonläufer erreichen das Ziel mit Körpertemperaturen von bis zu 40 °C.

Wie hoch die individuelle **Temperaturtoleranz** ist, also wie schnell jemand unter Belastung zu schwitzen beginnt und wie stark die Körpertemperatur ansteigt, hängt von verschiedenen Faktoren ab: von Alter, Außentemperatur, Luftfeuchtigkeit sowie von der persönlichen Anpassung an das Klima, evtl. auch vom Geschlecht. An heißen Tagen steigt unsere Körpertemperatur schneller und auch höher an. Wir schwitzen mehr, was bedeutet, dass wir auch mehr trinken müssen. Im Rahmen einer Anpassung an heißere Klimazonen erhöht sich die Anzahl der Schweißdrüsen. Dies ermöglicht es dem Körper, bei ausreichender Flüssigkeitszufuhr eine größere Schweißmenge pro Zeiteinheit zu produzieren. Die Hautdurchblutung muss dann weniger stark erhöht werden, wodurch mehr Blut für die Muskulatur zur Verfügung steht.

„Dann hoffen wir mal, dass es eher kühl bleibt", scherzt Alfredo. „Für eine Hitzeakklimatisation in wärmeren Gefilden habe ich jetzt, wo das Semester wieder angefangen hat, ohnehin keine Zeit mehr." „Gibt es denn im Ausdauersport auch genetische Vorteile wie bei Arnolds ***Myostatin-Defekt****?", will Hagen noch wissen. „Aber natürlich gibt es so etwas bei uns auch", erklärt der aus Finnland stammende Triathlet Marc.*

3.14 Genetische Vorteile im Ausdauersport

Schon länger bekannt ist das statistisch seltenere Vorkommen bestimmter Erkrankungen bei der **Blutgruppe 0**, weswegen in den 70er Jahren bereits die Hypothese der „little more fitness" dieser Blutgruppe postuliert wurde. Sie scheint tatsächlich bei Ausdauersportlern statistisch häufiger vorzukommen, wie verschiedene Untersuchungen an Soldaten, Kurzstreckenläufern, Ultralangstreckenläufern und auch Olympiateilnehmern in den Ausdauersportarten im Laufe der Jahre belegen konnten.

Während es sich bei Blutgruppen oder HLA-Merkmalen um reine Markersysteme für Unterschiede in der körperlichen Leistungsfähigkeit handelt, gibt es Ausdauersportler, die wegen genau umrissener **Genvarianten** bestimmte physiologische Normgrenzen überschreiten und genau deshalb herausragende Leistungen erbringen können.

Finnischer Skilangläufer mit Erythrozytose

Der finnische Skilangläufer Eero Antero Mäntyranta (1937–2013) wies seit seiner Kindheit eine Hämoglobinkonzentration von etwa 22 g/dl auf. Ursache war eine familiäre, autosomal-dominant vererbte Erythrozytose infolge einer Punktmutation des Erythropoetinrezeptor-Gens mit erhöhter Sensitivität gegenüber Erythropoetin. Mäntyranta war dreifacher Olympiasieger (Innsbruck, Grenoble) und zweifacher Weltmeister. Die Erythropoetinkonzentration selbst lag dabei eher im mittleren bis unteren Normbereich.

Bekanntlich kann schon bei normalen Ruhe-Hämatokritwerten (42 %) unter Hitzebedingungen und körperlichen Belastungen infolge des dadurch bedingten Flüssigkeitsverlusts ein Anstieg auf Werte um 55 % erfolgen. Im gedopten Zustand wären hier sogar gefährliche Nachbelastungs-Werte über 60 % möglich. Allerdings können einzelne Athleten offensichtlich aufgrund ihrer Erbanlagen diese Grenzen deutlich überschreiten.

Thromboembolische Ereignisse traten übrigens in der Familie von Eero Antero Mäntyranta nicht gehäuft auf. Auch die allgemeine Lebenserwartung lag nicht niedriger. Es besteht jedoch eine bemerkenswert hohe Ausdauerleistungsfähigkeit.

„Ok, aber abgesehen von diesen Ausnahmegenen ist doch vor allem viel Training entscheidend, das ist also alles eine Frage der ***Motivation****", prescht Alfredo wie immer vorneweg. „Seit ich mich mit dem Thema Motivation beschäftige, glaube ich, dass das fast die wichtigste Komponente des Erfolgs ist." „Wie meinst du das denn?", möchte der leicht irritierte Marc wissen.*

3.15 Motivation im Ausdauersport

Richtigerweise muss der Sportler, um maximale Leistungen bringen zu können, optimal erregt sein. Ist die Erregung bzw. Anspannung (**Aktivation**) zu hoch, ist der Sportler nervös, unsicher oder hat Angst. Ist die Aktivation zu gering, ist der Sportler lethargisch, müde oder gar uninteressiert. Wichtig hierbei ist aber auch die Aufgabenschwierigkeit. Bei leichten Aufgaben muss die Aktivation steigen, um maximale Leistungen zeigen zu können, damit sich der Sportler auf die relevanten Informationen fokussieren kann. Bei sehr schwierigen und komplexen Aufgaben hingegen muss die Aktivation sinken, damit die größere Anzahl an Informationen/Reizen optimal verarbeitet werden kann. Dieses Verhältnis von Aktivation und Leistung wird in

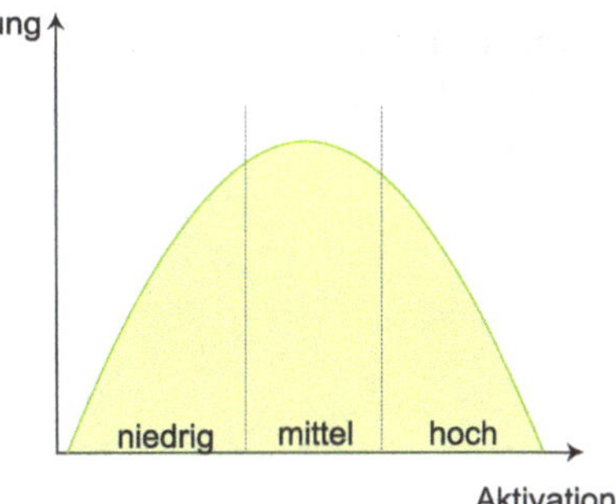

Abb. 3.13 Das Yerkes-Dodson-Gesetz beschreibt das Verhältnis von Aktivation und Leistung. (Nach Ärzteblatt.de, 2017)

einer umgekehrten U-förmigen Funktion dargestellt und heißt **Yerkes**[18]**-Dodson**[19]**-Gesetz** (Abb. 3.13).

„Aha, dann ist das der Grund, warum Profi-Clubs in Pokalwettbewerben an Amateur-Vereinen scheitern, wie DFB-Pokal-Titelverteidiger Eintracht Frankfurt 2018 am Viertligisten SSV Ulm!", meint Marc zu verstehen. „Richtig! Die Aktivation (Motivationsniveau) der Eintracht war wahrscheinlich zu gering!", bestätigt Alfredo. „Ok – in meiner Sprache: Die Eintracht hat den SSV einfach nicht ernst genommen!", resümiert Marc.

„Es ist aber nicht nur wichtig, eine optimale Anspannung zu haben, sondern auch positiv gestimmt zu sein", ergänzt Alfredo. „Ja, ja, positive Psychologie und so'n Kram", reagiert Marc ein wenig genervt, sodass Alfredo ein wenig ausholt.

Leistungsmotivation, also die Tendenz, Erfolg anzustreben (T_e) ist abhängig von drei Variablen: vom **Leistungsmotiv** (M_e), also einer auf Erfahrung beruhenden Fähigkeit, Stolz über erbrachte Leistungen empfinden zu können; von der subjektiven Wahrscheinlichkeit bzw. Erwartung (W_e), dass man Er-

18 **Robert Mearns Yerkes:** 1876–1956, US-amerikanischer Psychologe und Zoologe.

19 **John Dillingham Dodson**:1879–1955, US-amerikanischer Psychologe.

folg haben wird; und vom Anreiz von Erfolg (A_e), also der **Aufgabenschwierigkeit** und -komplexität.

Merke
Von Atkinson[20] wurde postuliert, dass diese 3 Faktoren multiplikativ miteinander verbunden sind: $T_e = M_e \times W_e \times A_e$.

*„Du siehst, Marc, mit ‚positiv' meine ich, dass es mir darum geht, Erfolg anzustreben. Und das ist von persönlichen (erlernten) Eigenschaften (**Motivstärke**) abhängig sowie von den Eigenschaften des Ziels (Aufgabenschwierigkeit). ‚Negativ' wäre, wenn meine Motivation, z. B. einen Triathlon zu bestreiten, Furcht vor Misserfolg wäre: $T_m = M_m \times W_m \times A_m$. Dies ist häufig mit Angst und Scham verbunden, sodass leistungsbezogene Tätigkeiten weniger eingegangen werden bzw. weniger erfolgreich sind."*

„Ah, verstehe. Für meine Leistungsmotivation war es also gut, dass mich meine Eltern schon als Kind für gute Leistungen, z. B. Erklimmen eines Klettergerüsts, gelobt haben, sodass sich mein Wunsch, gute Leistungen in Schule, Studium und beim Triathlon zu zeigen (Leistungsmotivstärke), positiv entwickeln konnte. Und während die Wahrscheinlichkeit auf Erfolg beim Triathlon u. a. von den Rahmenbedingungen abhängig ist, versuche ich meine Motivation besonders zu steigern, indem ich den Anreiz erhöhe, also versuche, bestimmte Zielzeiten zu erreichen."

*„Richtig, Marc. Vor allem sind wir ja auch **intrinsisch motiviert**." „Was ist das denn jetzt?", mischt sich Siegfried ein. „Na, wir laufen doch jetzt gemeinsam, weil es uns Freude bereitet, oder? Das heißt, wir sind von innen heraus motiviert, aus Freude am gemeinsamen Laufen. **Extrinsisch motiviert** wären wir, wenn wir von außen motiviert würden, uns also z. B. für jeden gemeinsamen Lauf eine Prüfung im Studium erlassen werden würde."*

*„Wäre natürlich auch nicht schlecht", meint Arnold. Und Joyce wirft ein: „Aber ist es für die Motivation nicht auch wichtig, welche Ursachen du dem Erfolg zuschreibst?" „Absolut. Wenn du beim Marathon deine gewünschte Zielzeit erreichst, macht es Sinn internal zu attribuieren; das heißt, deinen Erfolg deinen eigenen Fähigkeiten zuzuschreiben", antwortet Alfredo. „Und wenn ich meine Zielzeit nicht erreiche, dann erkläre ich es mir z. B. durch schlechte Witterungsbedingungen", ergänzt Joyce. „Genau. Das ist die **externale Attribution**."*

Dieses Modell wird je nach Forscher noch durch weitere Dimensionen ergänzt:
- stabil/variabel,
- generell/spezifisch und/oder
- kontrollierbar/unkontrollierbar.

Erfolgreiche Sportler attribuieren bei Misserfolg external (Pech), variabel (hätte mich mehr anstrengen können) und spezifisch (diese Marathonstrecke lag mir nicht). Attribuiert man jedoch Erfolg immer extern (Glück gehabt) und Misserfolg immer intern (eigene mangelnde Fähigkeiten), stabil (das ist nicht nur vorübergehend, sondern immer so) und generell (nicht nur auf bestimmte Situationen begrenzt), dann kann das nach Seligman[21] zur so genannten „erlernten Hilflosigkeit" führen, einer Form der **Depression**.

Alfredo möchte langsam loslaufen und fasst kurz zusammen.

Merke
Am erfolgreichsten ist es, wenn man Erfolg internal stabil (meine Fähigkeiten) und internal kontrollierbar (meine Anstrengung) attribuiert. Das ist typisch für Menschen mit Selbstvertrauen und kann dieses im Verlauf auch noch steigern.

„In diesem Sinne: Los jetzt!"

20 **John William Atkinson:** geb. 1923, US-amerikanischer Psychologe.

21 **Martin E. P. Seligman:** geb. 1942, US-amerikanischer Psychologe.

Weiterführende Literatur

Anderson SD, Kippelen P (2008) Airway injury as a mechanism for exercise-induced bronchoconstriction in elite athletes. J Allergy Clin Immunol 122(2):225–235. https://doi.org/10.1016/j.jaci.2008.05.001

Atkinson JW (1975) Einführung in die Motivationsforschung. Klett, Stuttgart

Atkinson J, Raynor J (1974) Motivation and achievement. V.H. Winston, Washington D.C.

Boyett MR, D'Souza A, Zhang H, Morris GM, Dobrzynski H, Monfredi O (2013) Viewpoint: is the resting bradycardia in athletes the result of remodeling of the sinoatrial node rather than high vagal tone? J Appl Physiol 114(9):1351–1355. https://doi.org/10.1152/japplphysiol.01126.2012

Brandes R, Lang F, Schmidt R (2019) Physiologie des Menschen. Springer, Heidelberg

Burke LM, Jeukendrup AE, Jones AM, Mooses M (2019) Contemporary nutrition strategies to optimize performance in distance runners and race walkers. Int J Sport Nutr Exerc Metab 29(2):117–129. https://doi.org/10.1123/ijsnem.2019-0004

Chaunchaiyakul R, Groeller H, Clarke JR, Taylor NA (2004) The impact of aging and habitual physical activity on static respiratory work at rest and during exercise. Am J Physiol Lung Cell Mol Physiol 287(6):L1098–L1106. https://doi.org/10.1152/ajplung.00399.2003

Convertino VA (1991) Blood volume: its adaptation to endurance training. Med Sci Sports Exerc 23(12):1338–1348

Drezner JA, Sharma S, Baggish A, Papadakis M, Wilson MG, Prutkin JM, Gerche A, Ackerman MJ, Borjesson M, Salerno JC, Asif IM, Owens DS, Chung EH, Emery MS, Froelicher VF, Heidbuchel H, Adamuz C, Asplund CA, Cohen G, Harmon KG, Marek JC, Molossi S, Niebauer J, Pelto HF, Perez MV, Riding NR, Saarel T, Schmied CM, Shipon DM, Stein R, Vetter VL, Pelliccia A, Corrado D (2017) International criteria for electrocardiographic interpretation in athletes: consensus statement. Br J Sports Med 51(9):704–731. https://doi.org/10.1136/bjsports-2016-097331

Durmic T, Lazovic Popovic B, Zlatkovic Svenda M, Djelic M, Zugic V, Gavrilovic T, Mihailovic Z, Zdravkovic M, Leischik R (2017) The training type influence on male elite athletes' ventilatory function. BMJ Open Sport Exerc Med 3(1):e240. https://doi.org/10.1136/bmjsem-2017-000240

Engelhardt M (Hrsg) (2022) Sportverletzungen. Diagnose, Management und Begleitmaßnahmen. Urban & Fischer, München

Fluhrer R, Hampe W (Hrsg) (2023) Biochemie und Molekularbiologie hoch2. Elsevier, München

Glaab T, Schmidt O, Fritsch J (2020) Spiroergometrie kompakt – Physiologie, Durchführung und Auswertung. Pneumologie 74(2):88–102. https://doi.org/10.1055/a-1069-0611

Haase VH (2013) Regulation of erythropoiesis by hypoxia-inducible factors. Blood Rev 27(1):41–53. https://doi.org/10.1016/j.blre.2012.12.003

Haber P (2012) Lungenfunktion und Spiroergometrie. Springer, Heidelberg

Hagberg JM, Yerg JE 2nd, Seals DR (1988) Pulmonary function in young and older athletes and untrained men. J Appl Physiol 65(1):101–105. https://doi.org/10.1152/jappl.1988.65.1.101

Heck H (1990) Energiestoffwechsel und medizinische Leistungsdiagnostik. Hofmann, Schorndorf

Heck H, Bartmus U, Grabow V (2022) Laktat. Stoffwechselgrundlagen, Leistungsdiagnostik, Trainingssteuerung. Springer, Berlin

Heckhausen H, Roelofsen I (1962) Anfänge und Entwicklung der Leistungsmotivation: (1) im Wetteifer des Kleinkindes. Psychol Forsch 26:313–397

Heckhausen H, Wagner I (1965) Anfänge und Entwicklung der Leistungsmotivation: (2) in der Zielsetzung des Kleinkindes. Psychol Forsch 28:179–245

Hollmann W, Strüder H (2009) Sportmedizin. Grundlagen für körperliche Aktivität, Training und Präventivmedizin. Schattauer, Stuttgart New York

Joisten C (Hrsg) (2023) Repetitorium Sportmedizin. Springer, Berlin

Kindermann W, Scharhag J (2014) Die physiologische Herzhypertrophie (Sportherz). Dtsch Z Sportmed 65(12):327–332. https://doi.org/10.5960/dzsm.2014.154

Kindermann W, Scharhag J (2016) Das Afrikanische/Afrokaribische Sportherz. Standards der Sportmedizin. Dtsch Z Sportmed 67(1):18–22. https://doi.org/10.5960/dzsm.2015.213

Klingert M, Nikolaidis PT, Weiss K, Thuany M, Chlíbková D, Knechtle B (2022) Exercise-associated hyponatremia in marathon runners. J Clin Med. https://doi.org/10.3390/jcm11226775

Lee JB, Kim TW, Min YK, Yang HM (2014) Long distance runners present upregulated sweating responses than sedentary counterparts. Plos One 9(4):e93976. https://doi.org/10.1371/journal.pone.0093976

MacDougall JD, Tuxen D, Sale DG, Moroz JR, Sutton JR (1985) Arterial blood pressure response to heavy resistance exercise. J Appl Physiol 58(3):785–790. https://doi.org/10.1152/jappl.1985.58.3.785

de Marées H (2002) Sportphysiologie. Sport und Buch Strauß, Köln

Mathias D (2022) Fit und gesund von 1 bis hundert. Springer, Heidelberg

Mori S, Gobel P, Thepsiri K, Pojanapunja P (2010) Attributions for performance: a comparative study of Japanese and Thai university students. JALT 32(1):1–28

3

Mosler S, Braun H, Carlsohn A, Großhauser M, König D, Lampen A, Nieß A, Oberritter H, Schäbethal K, Schek A, Stehle P, Virmani K, Ziegenhagen R, Heseker H (2019) Fluid replacement in sports. Position of the working group sports nutrition of the German Nutrition Society (DGE). Ernahr Umsch 66(3):52–59

NADA Offizielle Website der Nationalen Anti Doping Agentur Deutschland. https://www.nada.de/. Zugegriffen: 19. Juni 2025

Noakes TD, Sharwood K, Speedy D, Hew T, Reid S, Dugas J, Almond C, Wharam P, Weschler L (2005) Three independent biological mechanisms cause exercise-associated hyponatremia: evidence from 2,135 weighed competitive athletic performances. Proc Natl Acad Sci U S A 102(51):18550–18555. https://doi.org/10.1073/pnas.0509096102

Papadakis M, Basavarajaiah S, Rawlins J, Edwards C, Makan J, Firoozi S, Carby L, Sharma S (2009) Prevalence and significance of T-wave inversions in predominantly Caucasian adolescent athletes. Eur Heart J 30(14):1728–1735. https://doi.org/10.1093/eurheartj/ehp164

Paterson DJ (2014) Defining the neurocircuitry of exercise hyperpnoea. J Physiol 592(3):433–444. https://doi.org/10.1113/jphysiol.2013.261586

Ramakrishnan S, Anand V, Roy S (2014) Vascular endothelial growth factor signaling in hypoxia and inflammation. J Neuroimmune Pharmacol 9(2):142–160. https://doi.org/10.1007/s11481-014-9531-7

Raschka C (2006) Sportanthropologie. Leitfaden der modernen, vergleichenden Sportanthropologie, Sportanthropometrie und trainingsrelevanten Konstitutionsbiologie. Sportverlag Strauß, Köln

Raschka C, Kliem B (2023) Sportmedizin – Fragen und Antworten. 1000 Fakten für die Zusatzbezeichnung. Springer, Heidelberg

Raschka C, Nitsche L (Hrsg) (2016) Praktische Sportmedizin. Thieme, Stuttgart New York

Raschka C, Ruf S (2026) Sport und Ernährung – Wissenschaftlich basierte Empfehlungen, Tipps und Ernährungspläne für die Praxis. Thieme, Stuttgart

Raschka C, Nowacki PE, Zichner L, May R (Hrsg) (2011) Doping – Wirkstoffe, fachärztliche und interdisziplinäre Aspekte. Schattauer, Stuttgart

Raschka C, Vogel M, Edel K, Möller L (2020) Herzsport. Erfolgreiche Bewegungsprogramme in Theorie und Praxis. Limpert, Wiebelsheim

Scharhag J, Burgstahler C (2013) Das Sportler-EKG: Aktuelle Interpretationen und Empfehlungen. Dtsch Z Sportmed 64(12):352–332. https://doi.org/10.5960/dzsm.2013.097

Seligman M (1975) Helplessness: on depression, development, and death. Freeman, San Francisco

Seligman MEP (1979) Erlernte Hilflosigkeit. Urban und Schwarzenberg, München, Wien, Baltimore

Stein R, Medeiros CM, Rosito GA, Zimerman LI, Ribeiro JP (2002) Intrinsic sinus and atrioventricular node electrophysiologic adaptations in endurance athletes. J Am Coll Cardiol 39(6):1033–1038. https://doi.org/10.1016/s0735-1097(02)01722-9

Tittel K (2016) Beschreibende und funktionelle Anatomie des Menschen. Kiener, München

Tomasits J, Haber P (2016) Leistungsphysiologie. Springer, Heidelberg

WADA (2025) Official website of the world anti-doping agency. https://www.wada-ama.org/. Zugegriffen: 19. Juni 2025

Weineck J (2010) Sportbiologie. Spitta, Balingen

Weiner B (1974) Achievement motivation and attribution theory. General Learning Press, Morristown

Weiner B (1994) Motivationspsychologie. Beltz, Weinheim

Weiner B, Heckhausen H, Meyer W (1972) Causal ascriptions and achievement behaviour: A conceptual analysis of effort and reanalysis of locus of control. J Pers Soc Psychol 21:239–248

Schnelligkeit: in der Leichtathletikhalle

Corinna Haupt, Daniela Kugelmann, Christine Wild-Bode und Christoph Raschka

Inhaltsverzeichnis

C. Raschka, C. Wild-Bode (Hrsg.), *Grundlagen der Sportmedizin*,
https://doi.org/10.1007/978-3-662-72761-4_4

Das Wetter im November lockt selbst die motiviertesten Hobbysportler nur ungern ins Freie, sodass unsere beiden verkehrten Nibelungen auf die Bekanntschaft zu Marc zurückgreifen, der zum Laufen mit seiner Freundin Malaika gerne in die Werner-von-Linde-Halle geht. Hier stehen die drei jungen Männer am Rande der Weitsprunggrube und bewundern die geschmeidigen Bewegungen von Marcs Freundin beim Anlauf und Absprung (▫ Abb. 4.1).

„Wahnsinn, diese Körperkontrolle beim Absprung. Da sind doch die schnellen Reflexe über die Muskelspindeln ganz wichtig", wirft Hagen ein, „wie war das noch mal genau?"

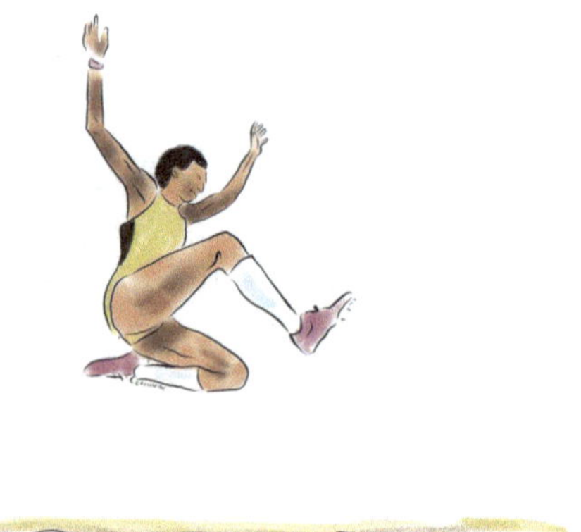

▫ **Abb. 4.1** Malaika beim Weitsprung

4.1 Anatomie der Muskelfasern

Ein Skelettmuskel besteht nicht ausschließlich aus **Arbeitsmuskulatur,** also aus sogenannten **extrafusalen Muskelfasern**. Eine ebenso essenzielle Komponente des Muskelsystems sind die **intrafusalen Muskelfasern**, die integraler Bestandteil der Muskelspindeln sind. **Muskelspindeln** sind hochspezialisierte mechanosensorische Rezeptoren, die der **propriozeptiven**[1] Wahrnehmung dienen. Sie sind äußerst dünn – mit einem Durchmesser von etwa 5 bis 20 Mikrometern und einer Länge von rund 3 bis 9 Millimetern – und verlaufen parallel zu den extrafusalen Fasern innerhalb des Muskels.

Merke
Muskelspindeln messen die Längenänderungen des Muskels und sind für die Reflexsteuerung des Muskeltonus zuständig.

Dabei registrieren sie Dehnungen und vermitteln diese Information über **Ia- und II-Nervenfasern** an das zentrale Nervensystem. Über **γ-Fasern** kann die Empfindlichkeit der Muskelspindeln durch aktive Verkürzung der intrafusalen Fasern angepasst werden. Dies ist wichtig, um die Spindeln auf Veränderungen der Muskelspannung und -länge auch während einer Kontraktion z. B. bei Absprung oder Landung vorbereitet zu halten (▫ Abb. 4.2).

Die extrafusalen Muskelfasern, auch als Zuckungsfasern bezeichnet, stellen die kontraktile Hauptmasse des Muskels dar. Sie sind in der Lage, sich schnell zu kontrahieren und ebenso rasch wieder zu entspannen. Diese Fasern stehen über **motorische Endplatten** in direktem Kontakt mit **α-Motoneuronen**. Bei besonders langen Muskelfasern wie im Oberschenkel können mehrere motorische Endplatten in größerem Abstand zueinander auftreten, was eine simultane Kontraktion entlang der gesamten Faserlänge ermöglicht. Dies ist notwendig, da die Leitgeschwindigkeit der Nervenfasern etwa zehnmal höher ist als die der Muskelmembran, sodass ein synchrones Zusammenziehen aller Faserabschnitte gewährleistet werden kann, ohne die eine perfekte Kontrolle beim Sprung nicht möglich wäre.

Neben den Zuckungsfasern gibt es auch sogenannte **Tonusfasern**. Diese zeichnen sich dadurch aus, dass ihre Zellmembran kein Aktionspotenzial weiterleiten kann. Stattdessen werden sie durch zahlreiche kleine Nervenendigungen – sogenannte **En-grappe-**

1 **Propriozeption**: die Wahrnehmung von Körperlage und -bewegung im Raum durch Rezeptoren in Muskeln, Gelenken und Sehnen

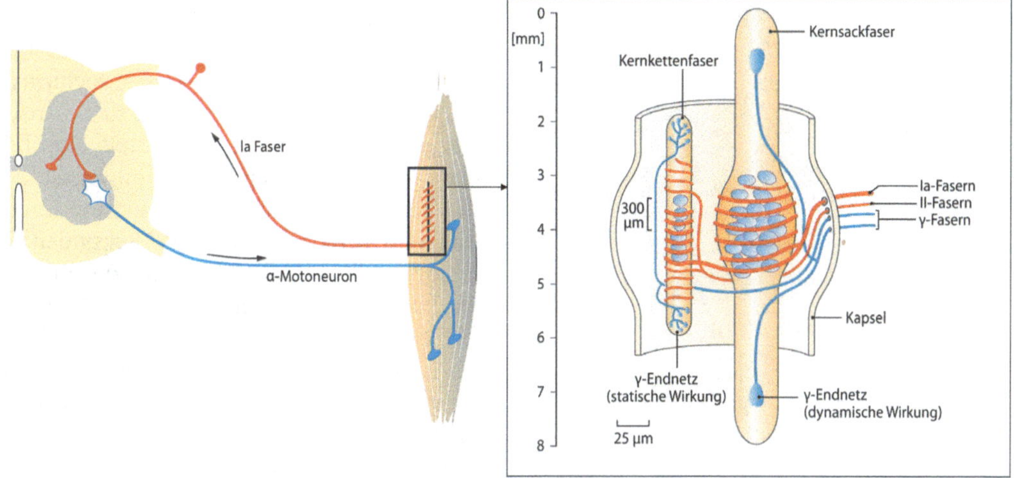

Abb. 4.2 Muskelspindeln spielen beim Dehnungsreflex (*links*) eine wichtige Rolle: Man kann sie in Kernkettenfasern (statische Wirkung) und Kernsackfasern (dynamische Wirkung) unterteilen (*rechts*). (Nach Brandes 2019, S. 586 und 589)

Synapsen[2] – aktiviert. Tonusfasern kontrahieren sich nur langsam und kontinuierlich und sind beispielsweise in den Muskelspindeln selbst (v. a. in den **Kernsackfasern** des Typs Ia) sowie in der äußeren **Augenmuskulatur** und im **Musculus tensor tympani** des Mittelohres zu finden. Sie sind meist dünner (ca. 10–25 Mikrometer) und besitzen zentral gelegene Zellkerne.

„Malaika war immer schon ein Ausnahmetalent – sie hat bestimmt extra viele Typ-II-Fasern, die ihr diese explosive Schnellkraft für den Sprung ermöglichen", überlegt Marc.

Innerhalb der extrafusalen Muskelfasern unterscheidet man zwischen langsam und schnell zuckenden Fasertypen – den **Typ-I-** und **Typ-II-Fasern** (s. ▸ Abschn. 2.2).

2 **En-grappe-Synapsen**: spezielle, traubenförmig angeordnete motorische Endplatten, die typischerweise bei langsam kontrahierenden Muskelfasern (z. B. in Muskelspindeln) vorkommen und eine fein abgestimmte Reizübertragung ermöglichen.

4.2 Neurophysiologie der Reaktionszeit

„Malaika startet doch auch bei den Sprintdisziplinen", wirft Hagen ein, „da muss man doch beim Startschuss auch blitzschnell reagieren können, oder?" „Oh ja, da hast du absolut recht. Der Fachbegriff dafür lautet ***Reaktionszeit****", erklärt Marco.*

Unter der **Reaktionszeit** versteht man z. B. beim Sprint die Zeit, die vom Ertönen des Startsignals bis zum Abdrücken aus dem Startblock vergeht, also das Eintreten der motorischen Reaktion auf das akustische Signal.

Bei den **Sprintsportarten** wird die Reaktionszeit über spezielle Sensoren in den Startblöcken gemessen. Eine Reaktionszeit von weniger als 0,1 Sekunden wird dabei als Fehlstart bzw. Frühstart angesehen und kann zur Disqualifikation führen. Als Usain Bolt 2009 seinen Weltrekord im 100-m-Sprint aufstellte, wurde bei ihm eine Reaktionszeit von 0,146 Sekunden gemessen.

4

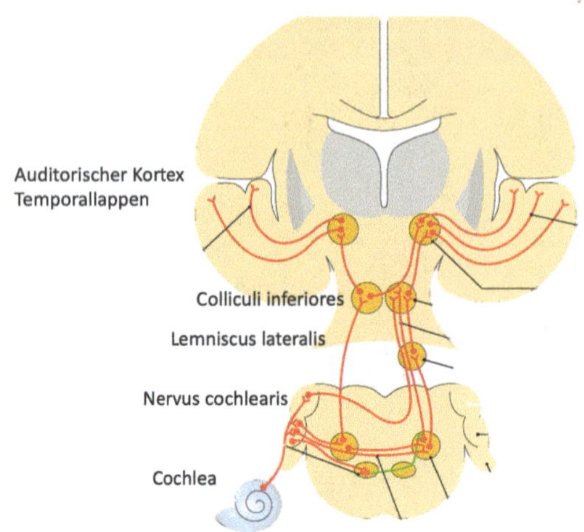

Abb. 4.3 Die Hörbahn. (Nach Brandes 2019, S. 701)

*„Aber kann es nicht sein, dass man seine **Reaktionszeit** so gut trainiert hat, dass man physiologisch eine Reaktionszeit von weniger als 0,1 Sekunde hat?“* Siegfried will es ganz genau wissen.

Es gibt einzelne z. T. umstrittene Berichte von Sportlern, bei denen solche Zeiten beobachtet wurden. Aber was muss eigentlich alles passieren, bis aus der Abgabe des Startschusses eine motorische Leistung entsteht?

Als erstes führt der Schuss physikalisch zu einer Auslenkung der Luftmoleküle und erzeugt **Schallwellen**. Schall breitet sich in trockener Luft bei einer Temperatur von ca. 20 °C in etwa mit einer Geschwindigkeit von 343 m/Sekunde aus. Wenn also eine Sprinterin 5 m von der Startpistole entfernt ist, wird die Schallwelle in etwa nach 0,015 Sekunden an ihrem Ohr ankommen. Diese Schallwellen werden über das Mittelohr an das Innenohr übertragen und die Sinneszellen im **Corti-Organ**[3] werden erregt. Das entstandene Sensorpotenzial führt zur Freisetzung des Neurotransmitters Glutamat[4] und nachfolgend zu einer Erregung der zugehörigen Nervenfasern des **Nervus cochlearis**. Aus klinischen Untersuchungen zu akustisch evozierten Potenzialen, die mittels Kopfhörern appliziert werden (der Schallweg ist hier im Vergleich zum Startschuss extrem kurz), weiß man, dass nach ca. 0,0057 Sekunden ein Potenzial von Oberflächenelektroden auf der Haut abgeleitet werden kann. Das Potenzial wird dem Signal vom **Lemniscus lateralis**[5] in Richtung nachfolgender Verschaltungsstation, dem **Colliculus inferior**[6], zugeordnet (Abb. 4.3).

Die sogenannten **späten akustisch evozierten Potenziale (SAEPs)** treten zwischen 50 Millisekunden (0,05 Sekunden) und mehreren hundert Millisekunden auf. Diese Signale werden der kortikalen Verarbeitung und somit der bewussten Wahrnehmung des akustischen Reizes zugeordnet. Irgendwann in diesem Zeitraum wird als Reaktion darauf auch ein Signal für den **motorischen Kortex** generiert. D. h. rein aus den Messwerten der Diagnostik und daraus, welchen Verarbeitungsschritten im Gehirn wir diese zuordnen, haben wir die Reaktionszeit, die Sprinter im Wettbewerb zeigen, bereits knapp überschritten. Diese Werte können noch nicht komplett belegen, wie Reaktionszeiten von Spitzensportlern neurophysiologisch zu erklären sind. Es ist aber nachvollziehbar, warum man

3 Das **Corti-Organ** ist das eigentliche **Hörorgan** im Innenohr, das auf der Basilarmembran in der Cochlea liegt und mechanische Schallschwingungen über Haarzellen in elektrische Nervenimpulse umwandelt.

4 **Glutamat** ist der wichtigste **exzitatorische Neurotransmitter** im zentralen Nervensystem. Es spielt eine zentrale Rolle bei der Erregungsübertragung, bei Lernprozessen und bei der Gedächtnisbildung, kann aber in hoher Konzentration neurotoxisch wirken (sog. exzitotoxischer Effekt).

5 Der **Lemniscus lateralis** ist eine aufsteigende Nervenbahn im Hirnstamm, die auditorische Signale von den unteren Hörzentren (z. B. Nucleus cochlearis) zum Colliculus inferior im Mittelhirn leitet – ein wichtiger Teil der **zentralen Hörbahn**.

6 Die **Colliculi inferiores** sind paarige Strukturen im Mittelhirn (Mesencephalon) und zentrale Umschaltstationen der **Hörbahn**. Sie integrieren akustische Signale aus dem Hirnstamm und leiten sie an den auditorischen Thalamus (Corpus geniculatum mediale) weiter.

sich dafür entschieden hat, eine Reaktionszeit von unter 0,1 Sekunden im modernen Leistungssport als Fehlstart zu definieren.

Unweit der Sprunggrube hat sich auch eine große, schlanke und doch sehr muskulöse Kugelstoßerin eingefunden. „Oh, die Europameisterin", flüstern die drei und bewundern den kraftvollen Abstoß der Athletin.

4.3 Kraft vs. Schnellkraft

Was die drei gerade beobachtet haben, war ein sehr kräftiger Muskelimpuls, der dafür gesorgt hat, dass die Kugel eine möglichst hohe Endgeschwindigkeit erhielt und weit fliegen konnte. Man kann auch sagen, dass es eine „explosive Bewegung" war. Dafür benötigt man auch eine große Schnellkraft.

Die brauchen unsere Sprinter übrigens auch, nur eben nicht nur einmal, wie beim Kugelstoßen, sondern zyklisch während jeden Schrittes des gesamten Laufes. In Trainingseinheiten, in denen man die Schnellkraft trainieren will, führt man die Bewegung gegen den Widerstand, also z. B. beim Bizepscurl die Bewegung der Hantel auf den Körper zu, sehr schnell und intensiv durch. Die Rückbewegung erfolgt dann eher langsam und fließend. Für die Ausführung solcher explosiven Bewegungen eignen sich vor allem die motorischen Einheiten des Typs FF, da deren Muskelfasern des Typs IIb nach Aktivierung sehr schnell eine große Kraft erzeugen können. Die größte Kraft, die wir bei der Schnellkraft entwickeln, liegt meist deutlich unter der Maximalkraft, die ein Muskel oder eine Muskelgruppe prinzipiell erzeugen kann. Die Maximalkraft ist die größtmögliche Kraft, die ein Muskel oder eine Muskelgruppe bei maximaler willkürlicher Anstrengung gegen einen unüberwindbaren Widerstand erzeugen kann. Um eine bessere Maximalkraft zu erreichen, würde man den Muskel bzw. die Muskelgruppe nach dem Prinzip des „Einer-Wiederholungs-Maximums" trainieren.

4.4 Muskelschlingen beim Läufer, Sprinter und Kugelstoßer

Marc kommt sehr erschöpft nach einem langen Lauf zurück. Er hat sehr schnell festgestellt, dass reine Ausdauer nicht ausreicht. Für einen kraftvollen und ökonomischen Laufstil braucht es auch Stabilität, Koordination und die Fähigkeit, die wiederkehrenden Bewegungen wirklich effizient auszuführen. Er merkt, dass die allgemeine Muskelkraft hier nicht das Entscheidende ist, vielmehr müssen die beteiligten Muskeln gut zusammenspielen.

„Probier' es doch mal mit einem speziellen Training der Muskelschlingen. Die funktionellen Ketten lassen sich z. B. durch Lauf-ABC, Stabilisationsübungen, Core-Training und funktionelles Training gut trainieren", weiß Joyce. „Muskelschlingen, das klingt interessant!" Marc lässt sich von Joyce das Thema erklären.

Der Begriff **Muskelschlingen** beschreibt das Zusammenspiel mehrerer Muskeln oder auch Muskelgruppen, die zusammenwirken, um eine bestimmte Bewegung, auch über mehrere Gelenke hinweg, durchzuführen oder zu stabilisieren. Man kann Muskelschlingen auch nach der jeweiligen Funktion unterteilen, beispielsweise als **Streckschlingen**, wenn die Muskeln die beteiligten Gelenke in eine Streckung (Extension) bringen. Ein Beispiel dafür ist ein Sprung aus der Hocke, hier spielen Gesäßmuskeln, die Strecker der Oberschenkel und die Wadenmuskulatur eine Rolle. Weitere Schlingen sind die **Beugeschlingen**, die Gelenke in die Flexionsstellung bringen, wie beispielsweise beim Beinbeugen, aber auch horizontale oder vertikale Schlingen sind möglich.

Spezielle Muskelschlingen kommen beispielsweise bei der Scapula vor. Hier spricht

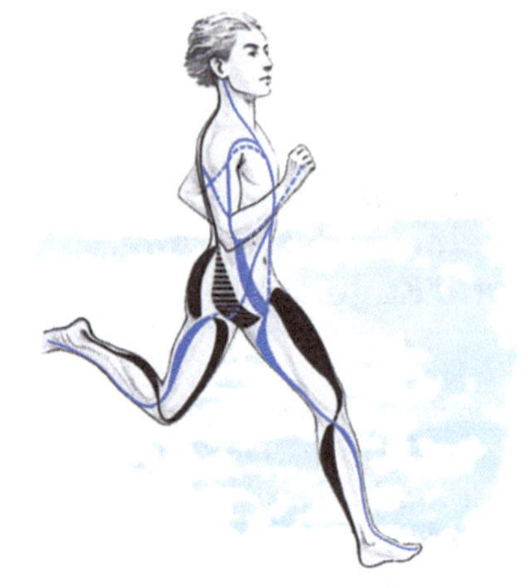

Abb. 4.4 Muskelschlingen bei einem Läufer. (Nach Tittel 2016)

man auch salopp vom **Schulter-Rumpfgelenk**, das kein Gelenk im eigentlichen Sinne darstellt: Hier verschieben zusammenwirkende Muskeln die Scapula aktiv am Rumpf und ermöglichen uns so große Freiheiten bei Armbewegungen. Im Fitnesstraining versucht man deshalb oft, nicht nur einzelne Muskeln zu aktivieren und trainieren, sondern verfolgt auch gezielt diesen funktionellen Ansatz. Man kann sich leicht vorstellen, dass dies die Effizienz, aber auch die Koordination und Kraftübertragung sehr gut verbessern kann, denn Bewegungen, gerade im Sport, wie beispielsweise beim Laufen, Sprinten oder Werfen, betreffen immer ein Zusammenspiel von ganzen **Muskelketten**, die über Faszien, Sehnen und Gelenke synergetisch miteinander agieren (Abb. 4.4).

Dann schauen wir uns das Ganze doch mal beim Laufen an: Beim Laufen sind vor allem zwei funktionelle Hauptschlingen von Bedeutung, eine **hintere Streckschlinge** und eine **vordere Schwungschlinge**. Wie schon erwähnt, arbeiten diese Muskelgruppen zusammen.

Merke

Die hintere, posteriore Muskelschlinge wird primär für die Hüftstreckung und Kniestabilisierung eingesetzt. Sie ist für den Vortrieb verantwortlich.

Hier arbeiten der **M. gluteus maximus**, der **M. biceps femoris** und die **ischiokrurale Muskelgruppe**, der **M. erector spinae** und auch die dorsale Unterschenkelmuskulatur, vor allem der **M. gastrocnemicus** zusammen: Während der **Abdruckphase** vom Boden streckt der M. gluteus maximus das Hüftgelenk, die ischiokrurale Muskulatur stabilisiert das Kniegelenk und über das Sprunggelenk erzeugt die Wadenmuskulatur die notwendige Vortriebsenergie. Gleichzeitig sorgt der Rückenstrecker für die Stabilität der Wirbelsäule.

Merke

Die vordere Schwungschlinge bezieht die anteriore Muskelkette mit ein: Sie übernimmt die Führung des Beins in der Schwungphase und ist wesentlich für das Gleichgewicht und die Positionierung des Fußes notwendig.

Zentrale Muskeln dieser Schlinge sind der **M. iliopsoas**, der u. a. der wichtigste Hüftbeuger ist, der **M. rectus femoris** und die **ventrale Unterschenkelmuskulatur**, darunter der M. tibialis anterior. Die Bauchmuskulatur, v. a. der M. rectus abdominis und der M. obliquus externus interagieren ebenfalls. In der Schwungphase hebt der Iliopsoas das Bein, während der M. tibialis anterior den Fuß anhebt. Die Bauchmuskulatur stabilisiert dabei den Rumpf und verhindert ein übermäßiges Hohlkreuz.

Zusätzlich gibt es weitere Muskelschlingen, die beim Laufen zur Stabilität und Rotation beitragen, die sog. **Spiralschlingen**, die aus den **schrägen Bauchmuskeln** und der kontralateralen **Rückenmuskulatur** bestehen, sind für die Beckenrotation und Stabilität des Rumpfes verantwortlich. Auch die Muskeln der Hüfte und des Oberschenkels bilden eine Schlinge (**laterale Muskelschlinge**), die das Becken stabilisiert und auch dessen Abkippen verhindert. Vor allem in der Standphase verhindert die kleine Glutealmuskulatur (Mm. gluteus medius und minimus) ein Absinken des Beckens zur kontralateralen Seite (**Trendelenburg-zeichen**), des Weiteren wirken hier die Adduktoren und ebenfalls der M. quadratus lumborum mit.

Der Ablauf der **Laufbewegung** lässt sich in vier Phasen gliedern, in denen unterschiedliche Schlingen und Muskelgruppen aktiv werden:

1. Die initiale **Kontaktphase**: Beim ersten Bodenkontakt wirken die Wadenmuskulatur, der M. quadriceps femoris und der M. gluteus medius exzentrisch zur Stoßdämpfung und Stabilisierung.
2. Die **Standphase**: Während der Hüftstreckung und des Abdrucks arbeiten der M. gluteus maximus, die ischiokruralen Muskeln und die Wadenmuskulatur konzentrisch. Gleichzeitig halten die Rumpfstabilisatoren den Oberkörper aufrecht.
3. In der folgenden **Schwungbewegung** nach vorne heben der M. iliopsoas und der M. rectus femoris das Bein, während der M. tibialis anterior für die Fußhebung sorgt.
4. Für die **Vorbereitung auf den nächsten Bodenkontakt** bremst die ischiokrurale Muskulatur den Unterschenkel exzentrisch ab.

Insgesamt zeigt sich, dass das Laufen eine komplexe, fein abgestimmte Interaktion verschiedener Muskelschlingen erfordert. Ein gezieltes Training dieser Systeme ist entscheidend für Laufökonomie, Leistung und Verletzungsprävention.

„Das war ja nun für den Jogger, wie sieht es denn aus, wenn man nicht auf Ausdauer läuft, sondern sprintet?“, will Marc wissen (▫ Abb. 4.5).

Alle oben genannten Schlingen sind auch für Sprinter relevant, allerdings benötigen Sprinter eine extrem schnelle Kraftübertragung: ihr Bewegungsablauf ist hochdynamisch.

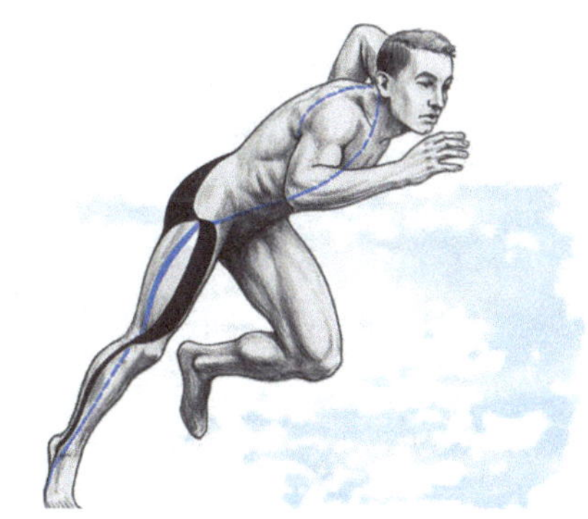

▫ **Abb. 4.5** Muskelschlingen beim Sprinter. Streckschlinge in schwarz, antagonistische Muskeln in Blau. (Nach Tittel 2016)

Der Hauptantrieb für das Vorankommen ist die Kombination aus gesteigerter Hüftextension durch den **M. gluteus maximus** und die Kniebeugung beim Abstoß durch die sog. Hamstrings (ischiokrurale Muskulatur), zu der die drei Hüftstrecker und gleichzeitig Kniebeuger, **M. biceps femoris**, **M. semitendinosus** und **M. semimembranosus**, zählen. Hierbei ist natürlich die Stabilisierung des Rumpfes von entscheidender Bedeutung.

Für den Absprung findet im Fuß noch eine **Plantarflexion**, hauptsächlich durch den **M. gastrocnemius** statt. Damit eine schnelle, kraftvolle Hebung des Oberschenkels nach ventral-kranial möglich ist („explosiver Kniehub“) ist eine konzentrische Aktivität vor allem des **M. iliopsoas** notwendig. Unterstützend wirken hier der **M. rectus femoris** für die Oberschenkelhebung, sowie der **M. tensor fasciae latae**. Letzterer, nicht umsonst Sprintermuskel genannt, stabilisiert und unterstützt die Hüftflexion. Der **M. tibialis anterior** sorgt für die Dorsalextension und die Rumpfmuskulatur sorgt für die nötige Stabilisierung des Beckens und eine aufrechte Körperhaltung. Ein höher geführtes Bein ist für den Sprint eine bessere Ausgangsposition für den kraftvollen Absprung und somit auch für den nächsten Schritt.

„Wenn ich jetzt so über die letzte Olympiade, die ich mir im Fernsehen angesehen

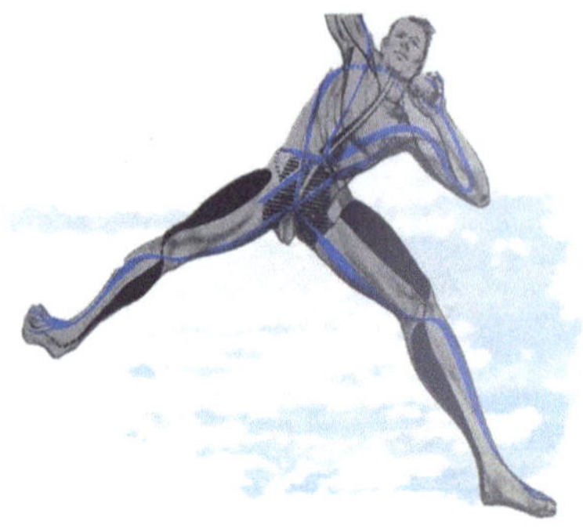

Abb. 4.6 Muskelschlingen beim Kugelstoßen. (Nach Tittel 2016)

habe, nachdenke, kann ich mir gut vorstellen, dass Sportarten wie Speerwurf, Diskuswurf, Hammerwurf und Kugelstoßen auch ein sehr koordiniertes Zusammenspiel von Muskelschlingen bedürfen?", will Marc wissen. „Da hast du völlig recht. Werfer und Kugelstoßer zeichnen sich durch die Fähigkeit aus, enorme Mengen an kinetischer Energie über eine komplexe Bewegungskette auf ein Wurfgerät zu übertragen. Dies erfordert eine unglaubliche Ganzkörperkoordination, Rotationskraft und natürlich auch Stabilisation", erklärt Joyce (Abb. 4.6).

Stellen wir uns einmal einen Werfer vor. Zunächst holt er weit aus, in dieser Bewegung wird eine **posteriore Spiralschlinge**, (auch hintere funktionale Kette oder Rückwärtsspirale genannt) aktiviert. Rumpf und Schultergürtel werden nach hinten geneigt, hier wirken der **M. latissimus dorsi** der gleichen Seite und der **M. obliquus externus abdominis** der Gegenseite zusammen. Unterstützt wird diese Aktion, indem das Becken durch die **ischiokrurale Muskulatur** sowie den **M. gluteus maximus** stabilisiert wird, sodass eine Rotation gegenüber dem Standbein erfolgen kann. Diese Aktion dient auch der **Vorspannung** der Muskulatur, hier wird elastische Energie gespeichert, die nun in der folgenden **Beschleunigungsphase** freigesetzt werden kann.

In der **Übergangsphase** zur Beschleunigung (**Rückführung**) kommt es zu einer schnellen Umkehr der Bewegung. Die Bauchmuskulatur, vor allem der **M. obliquus internus abdominis** und **M. transversus abdominis,** ermöglichen die Rotation des Rumpfes nach vorne. Gleichzeitig wird das Vorführen der Schulter durch den **M. pectoralis major** und **M. deltoideus** und die Streckung im Ellenbogengelenk durch den **M. triceps brachii** eingeleitet. Die eigentliche Beschleunigung des Wurfarms wird nun maßgeblich durch eine anteriore Muskelkette bedingt. Hier wirken der **M. pectoralis major**, der **M. deltoideus** sowie der **M. serratus anterior** (zur dynamischen Scapulaführung) und auch der M. triceps brachii zusammen, um den Arm kraftvoll nach vorne zu führen und die Wurfenergie auf das Wurfobjekt zu übertragen. Parallel sorgt die Rumpfmuskulatur für eine stabile Basis, sodass die Kraftübertragung effizient und auch gelenkschonend erfolgen kann.

Nach dem Abwurf folgt die sogenannte **Folgebewegung (Follow-Through)**, in der vor allem die dorsale Schultermuskulatur, darunter Muskeln der Rotatorenmanschette, wie der M. infraspinatus und M. teres minor, und auch die Mm. rhomboidei und Flexoren des Ellenbogengelenks (z. B. M. biceps brachii) das Abbremsen des Arms übernehmen. Diese exzentrische Muskelarbeit ist essenziell, um die Gelenke zu schützen und die Belastung gleichmäßig abzufangen. Nur wenn die Muskelschlingen optimal zusammenspielen, kann ein effizienter und leistungsstarker Wurf erfolgen.

4.5 Körperbautypen in der Leichtathletik

In einer Übersichtsarbeit beschreibt der Niederländer Maas (1974) sechs vor allem für die Leichtathletik charakteristische und für seine Zeit repräsentative Körperbaugruppen.

1. Springergruppe

- Groß, schmal, leicht, mit langen Beinen (absolut und relativ)
- Sportarten: Hochsprung, Weitsprung, Mittelstreckenlauf, Volleyball, Basketball

2. Turnergruppe
- Kurz, breit, muskulös, kurzbeinig
- Sportarten: Turnen, Ringen, Judo, Gewichtheben

3. 100-m-, 200-m- und 400-m-Lauf

Anhand einer anthropometrischen Erhebung an 285 Spitzensportlern aus 14 Sportarten postuliert er eine Subdifferenzierung der Sprinter:
- 100-m-Läufer: schlank, langer Rumpf, breite und muskulöse Schultern, schmale Hüften und kurze Unterschenkel, kleine Hände
- 400-m-Läufer: groß und leicht, schmale Schultern und Hüften, insgesamt schlank, kurzer Rumpf und lange Beine, vor allem die Unterschenkel, kleine Hände

4. Dekathlongruppe
- Mischung aus den beiden ersten Gruppen
- Sportarten: Zehnkampf, Football, Fußball, Boxen, Rudern, Skifahren

5. Werfergruppe
- Groß, sehr schwer, kurzbeinig, massig
- Sportarten: Speer-, Hammer- und Diskuswerfer, Kugelstoßer

So wird die maximale Stoßweite beim Kugelstoßen nicht nur von der **Abfluggeschwindigkeit** der Kugel und dem optimalen **Abflugwinkel** (ca. 40°) bestimmt, sondern auch von der **Abflughöhe** des Kugelschwerpunktes über dem Stoßkreis. Größere Kugelstoßer weisen nicht nur eine größere Abflughöhe auf, sondern können auch den Abstoßpunkt weiter nach vorne in Stoßrichtung verlagern.

6. Langstreckenläufer
- Schmal, klein, leicht, aber tiefer und breiter Thorax

Der Brite **James M. Tanner**[7], von dem auch die bekannte Einteilung der physischen Entwicklung des Menschen während der Pubertät (**Tanner-Klassifikation**) stammt, untersuchte schon anlässlich der Olympischen Spiele 1960 in Rom Weltklasseathleten der Leichtathletik. Die **Sprinter** werden gegenüber den Mittelstreckenläufern als relativ kurzgliedrig, langrumpfig und muskulös charakterisiert. Ihre geringere Körperhöhe basiert primär auf kürzeren Beinen. Die Extremitätenmuskeln sind ausgesprochen kräftig. Die **400-m-Läufer** werden als groß, langgliedrig, breitschultrig und muskulös, die Langstreckenläufer als klein, schmalschultrig, kurzgliedrig und relativ muskelschwach beschrieben.

Abb. 4.7 verdeutlicht die tatsächlichen Körperhöhenunterschiede (obere Reihe) sowie bei Kompensation auf gleiche Sitzhöhe (untere Reihe) die proportionale Variabilität (Beinlängen). Relativ längere Extremitäten weisen auf eine bessere Eignung für Mittelstrecke oder Hürdendistanzen, eine höhere Ausprägung der Muskulatur auf die Sprintdisziplinen bzw. den 110-m-Hürdenlauf hin.

4.6 Weitsprung bei den alten Griechen

Der Weitsprung war im alten Griechenland keine selbstständige Wettkampfdisziplin, sondern Teil des im Jahre 708 v. Chr. eingeführten Pentathlons. Alle fünf Wettbewerbe für Diskuswurf, Weitsprung, Speerwurf, Rennen und Ringen fanden an einem einzigen Nachmittag statt.

Genau wie heute landete der Springer in einem Sandgrubenäquivalent. Man sprang von einer besonderen Sprungschwelle ab, wahrscheinlich aus dem Stand und möglicherweise fünfmal hintereinander. In den Händen hielten die Athleten dabei längliche, mit Griffen versehene, ca. 1,5 bis 4,6 kg schwere Gewichte aus Stein, Ton oder Bronze, sogenannte Halteren, die immer paarweise benutzt und auch zum Hanteltraining eingesetzt werden konnten (Abb. 4.8).

Viele der meist 25 bis 30 cm langen Halteren sind in der Mitte dünner und weisen auf

7 **James Mourilyan Tanner**: 1920–2010, britischer Kinderarzt.

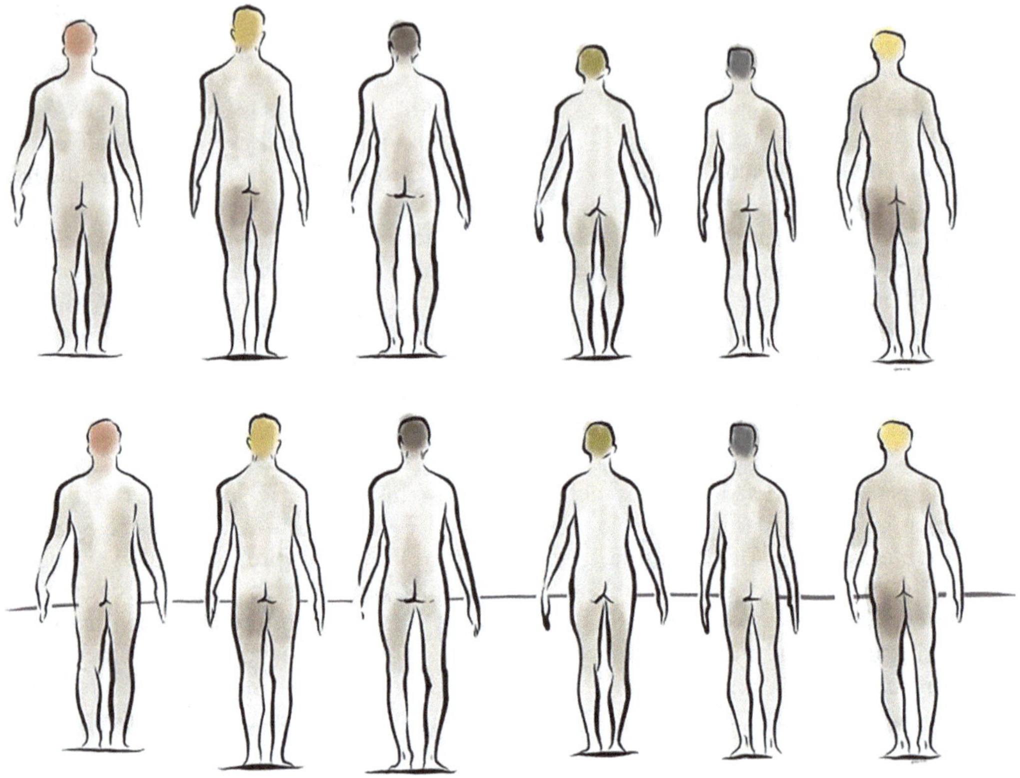

Abb. 4.7 Vergleich der Körperdimensionen und -proportionen von Vertretern verschiedener Laufdisziplinen von Tanner anlässlich der Olympischen Spiele 1960 in Rom. *Obere Reihe*: dimensionale Darstellung; *untere Reihe*: proportionale Darstellung (gleiche Rumpflänge); von links nach rechts: 100-m-, 400-m-, 1500-m-, 5000-m-Läufer, Marathonläufer, Hochspringer

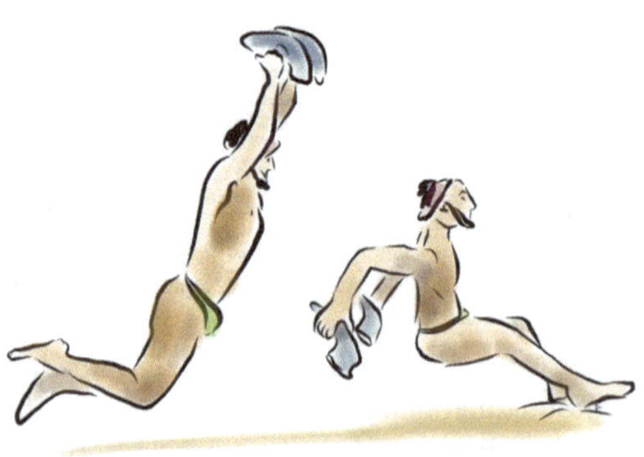

Abb. 4.8 Weitsprung mit 2 Halteren

der einen Seite Mulden für die Finger und auf der anderen Seite für den Daumen auf. Die genaue Sprungtechnik ist nicht bekannt. Der Absprung aus dem Stand ist aber stärker, wenn man die Gewichte nach vorne schwingt. Führt man die Gewichte dann beim Landen nach hinten, so wirken sie als Gegengewicht und verhindern ein Nachvornefallen. Studien und Computersimulationen aus dem Jahr 2002 zeigten, dass durch die Wahl geeigneter Hanteln pro Sprung ca. 17 cm mehr Weite und damit in der Summe ca. 1 m mehr beim Fünfsprung aus dem Stand erreicht werden könnte.

Bei der modernen Sprungtechnik der Neuzeit würden jedoch die Gewichte die Sprungweite reduzieren und den Sportler beim Anlauf behindern.

Weiterführende Literatur

Brandes R, Lang F, Schmidt R (2019) Physiologie des Menschen. Springer, Heidelberg

Duffy K (2004) Reaction times and sprint false starts. https://condellpark.com/kd/reactiontime.htm. Zugegriffen: 20. Juni 2025

Engelhardt M (Hrsg) (2022) Sportverletzungen. Diagnose, Management und Begleitmaßnahmen. Urban & Fischer, München

Fluhrer R, Hampe W (Hrsg) (2023) Biochemie und Molekularbiologie hoch2. Elsevier, München

Heck H (1990) Energiestoffwechsel und medizinische Leistungsdiagnostik. Hofmann, Schorndorf

Hoth S, Neumann K, Mühler R, Walger M (2014) Objektive Audiometrie im Kindesalter. Springer, Heidelberg

Maas G (1974) The physique of athletes. An anthropometric study of 285 top sportsmen from 14 sports in a total of 774 athletes. Leiden University Press, Leiden

de Marées H (2002) Sportphysiologie. Sport und Buch Strauß, Köln

OWAYO-MAGAZIN (2025) Reaktionstraining. https://www.owayo.de/magazin/reaktionstraining-de.htm. Zugegriffen: 20. Juni 2025

Raschka C (2006) Sportanthropologie. Leitfaden der modernen, vergleichenden Sportanthropologie, Sportanthropometrie und trainingsrelevanten Konstitutionsbiologie. Sportverlag Strauß, Köln

Raschka C, Kliem B (2023) Sportmedizin – Fragen und Antworten. 1000 Fakten für die Zusatzbezeichnung. Springer, Heidelberg

Raschka C, Nitsche L (Hrsg) (2016) Praktische Sportmedizin. Thieme, Stuttgart New York

Raschka C, Ruf S (2026) Sport und Ernährung – Wissenschaftlich basierte Empfehlungen, Tipps und Ernährungspläne für die Praxis. Thieme, Stuttgart

Tittel K (2016) Beschreibende und funktionelle Anatomie des Menschen. Kiener, München

Waschke J, Böckers TM, Paulsen F (2025) Sobotta Anatomie – Das Lehrbuch. Urban & Fischer, München

Weineck J (2010) Sportbiologie. Spitta, Balingen

WorldAthletics (2025) 100 Metres – Sprints (World Athletics). https://worldathletics.org/disciplines/sprints/100-metres. Zugegriffen: 19. Juni 2025

Ballsport: Fußballturnier im Stadion

Björn Kliem, Corinna Haupt, Daniela Kugelmann, Christoph Raschka und Christine Wild-Bode

Inhaltsverzeichnis

C. Raschka, C. Wild-Bode (Hrsg.), *Grundlagen der Sportmedizin*,
https://doi.org/10.1007/978-3-662-72761-4_5

Am Samstag trifft sich die Clique zum Turnier aufgrund des 35-jährigen Jubiläums der Unimannschaften, das sogar im Olympiastadion ausgetragen wird. In der Männermannschaft läuft ihr Kommilitone Franz (◘ *Abb. 5.1) auf, ein begnadeter Ballkünstler, der trotz laufenden Medizinstudiums immer noch in der 3. Liga mitspielt.*

Geleitet wird das Spiel von der ehemaligen Bundesligaschiedsrichterin Marta, die ebenfalls in München Medizin studiert. Das Spiel steht jedoch offensichtlich unter einem ungünstigen Stern. Erst verdreht sich Franz sein rechtes Knie und 10 Minuten später knickt Marta an der Kante des Spielfeldrandes um. Beide müssen ausgewechselt werden.

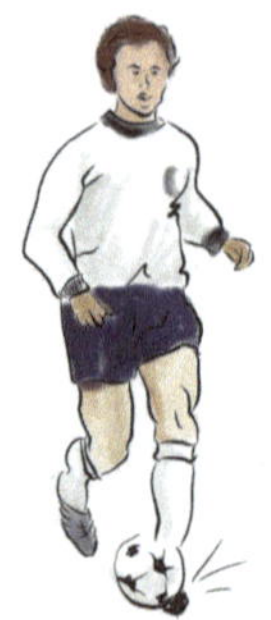

◘ **Abb. 5.1** Franz, ein begnadeter Fußballer

5.1 Typische Verletzungen im Ballsport

„Habt ihr gesehen?", fragt Marc, „Martas Fuß ist ganz schön schnell angeschwollen und ich glaube, er wird bis morgen auch noch ein schönes Farbenspektrum entwickeln. Knie verdreht, Fuß umgeknickt, Ballsport ist ja richtig gefährlich. Das ist kein Wunder, so schnell wie wir immer reagieren müssen und die Positionen wechseln. Da kann leicht mal etwas gezerrt oder überlastet werden."

Bänder- und Sehnenverletzungen, aber auch Muskelzerrungen sind beim Ballsport fast schon an der Tagesordnung. Das Umknicktrauma gehört zu den häufigsten Verletzungen im Bereich des **Sprunggelenks**, das oft als **Supinationstrauma** bezeichnet wird.

5.1.1 Sprunggelenksverletzung – Supinationstrauma (Inversionstrauma)

Das Sprunggelenk besteht aus dem **oberen Sprunggelenk** (OSG), einem **Scharniergelenk** zwischen **Schienbein (Tibia)**, **Wadenbein (Fibula)** und **Sprungbein (Talus)**, das vor allem die Hebe- und Senkbewegungen des Fußes ermöglicht, sowie aus dem **unteren Sprunggelenk** (USG), das aus zwei Teilgelenken zwischen den Fußwurzelknochen besteht und vor allem für die seitlichen Dreh- und Kippbewegungen des Fußes verantwortlich ist (◘ Abb. 5.2). Funktionell kann das Gelenk als atypisches Radgelenk eingeordnet werden, die Bewegungen um die Gelenkachse werden als Inversion und Eversion bezeichnet.

Sprunggelenk

- **Oberes Sprunggelenk (OSG):**
  - Scharniergelenk zwischen Tibia, Fibula und Talus
  - Ermöglicht **Plantarflexion** und **Dorsalextension** (Senken und Heben des Fußes).
- **Unteres Sprunggelenk (USG):**
  - Zwei Teilgelenke zwischen Fußwurzelknochen
  - Verantwortlich für **Inversion** und **Eversion** (seitliche Kippbewegungen)

Inversion und **Eversion** beschreiben Bewegungen um eine Achse, um die eigentlich nur bei unbelastetem Fuß bewegt wird.

Das Umknicktrauma wird klinisch als **Supinationstrauma** (oder auch **Inversionstrauma**) bezeichnet, es beschreibt die Verdrehung des Vorfußes gegenüber dem Rückfuß. (Hier

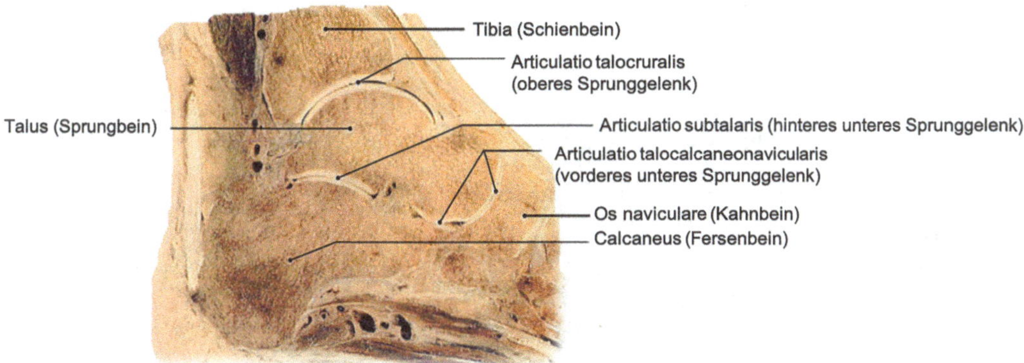

Abb. 5.2 Oberes und unteres Sprunggelenk. (Nach Tillmann 2016, S. 485)

weichen oft anatomische Bezeichnungen vom klinischen Sprachgebrauch ab.) Pronation und Supination sind Kombinationsbewegungen im **unteren Sprunggelenk** und den übrigen Gelenken der Fußwurzel und des Mittelfußes (tarsale bzw. tarso-metatarsale Gelenke). Die **Supination** beschreibt die Hebung des medialen/inneren Fußrandes bei gleichzeitiger Senkung des äußeren, die **Pronation** ist die gegenteilige Bewegung. Die Supination beginnt mit der **Plantarflexion** im oberen Sprunggelenk. Dadurch wird das Sprungbein einwärtsgedreht (**Adduktion**) und geht somit in die **Inversionsbewegung** im **unteren Sprunggelenk** über, die bei Betrachtung des Fußes von dorsal die Bewegung des Rückfußes nach medial (Adduktion) beschreibt.

Eine übermäßige unphysiologische Supinations-/Inversionsbewegung führt dazu, dass die lateralen (außen liegenden) Bänder des Sprunggelenks – insbesondere das vordere **Talofibularband** (Lig. talofibulare anterius) – stark überdehnt werden oder im schlimmsten Fall sogar rupturieren. Die typischen Symptome sind Schmerzen an der Außenseite des Sprunggelenks und, wie wir bei Marta schon gesehen haben, eine rasch auftretende Schwellung, eingeschränkte Beweglichkeit und Belastbarkeit sowie im weiteren Verlauf ein deutlich erkennbarer Bluterguss.

*Die Ersthelfer vor Ort haben Marta schon nach dem **PECH-Prinzip** (Pause, Eis, Compression, Hochlagern) versorgt. Hoffentlich ist kein Band gerissen oder gar ein Fußwurzelknochen angebrochen, nicht dass Marta noch operiert werden muss.*

5.1.2 Kniegelenkverletzung – Kreuzbandriss

*Bei Franz schaut es leider auch nicht gut aus. Es könnte sein, dass sein **Kreuzband** gerissen ist.*

Vor allem das **vordere Kreuzband** (Abb. 5.3) reißt oft bei **abrupten Drehbewegungen**, wie sie bei Sportarten mit schnellen Richtungswechseln vorkommen. Das Knie ist ein komplexes **Drehscharniergelenk** (bikondyläres Gelenk), das durch die Seitenbänder sowie die im Inneren verlaufenden Kreuzbänder stabilisiert wird. Zusätzlich wirken halbmondförmige Faserknorpelscheiben, die **Menisken**, als Puffer und gleichen die inkongruente Form der Gelenkflächen aus.

Merke
Der Innenmeniskus ist bei Verletzungen häufiger betroffen, da er im Gegensatz zum Außenmeniskus fest mit dem Innenband und der Gelenkkapsel verbunden ist.

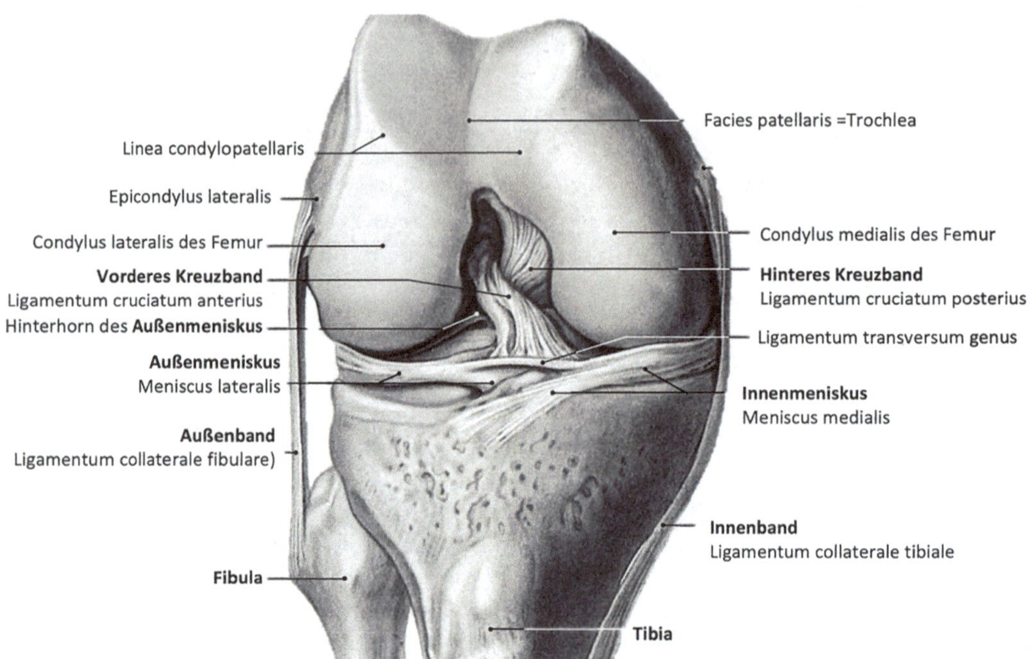

Abb. 5.3 Das rechte Kniegelenk, Ansicht von vorn. (Nach Tillmann 2016, S. 481)

Diese Fixierung macht ihn weniger beweglich und dadurch anfälliger für Einrisse bei Verdrehungen oder Belastungsspitzen.

Hoffentlich ist es bei Franz keine „Unhappy Triad".

Unhappy Triad

Die Unhappy Triad ist eine ungünstige Kombination aus:

- Riss des vorderen Kreuzbands,
- Riss des Innenbands,
- Riss des Innenmeniskus.

Sie entsteht bei einer starken Verdrehung des Knies mit Krafteinwirkung von außen. Sportler kommen meist erst nach 9–12 Monaten Akuttherapie und Rehabilitation (unabhängig davon, ob operativ oder konservativ behandelt) zurück in den Wettkampfsport.

*„Stimmt es eigentlich, dass Frauen mindestens doppelt so häufig Kreuzbandrisse erleiden wie Männer?", fragt Alfredo. „Ja, das stimmt leider. Wir haben anatomisch ein dünneres **Kreuzband** in einem kleineren Interkondylarraum und aufgrund unseres breiteren Beckens auch eher eine valgische Beinstellung. Zudem kann ein **Östrogenmangel** im Rahmen des Zyklus die Bänder anfälliger für Verletzungen machen. Auch aus biomechanischen Gründen ist das Verletzungsrisiko bei Frauen beim Landen nach Sprüngen höher, da wir gestreckter und gleichzeitig meist in einer deutlicheren **Valgusstellung** aufkommen", weiß Joyce.*

*„Armer Franz, aber zum Glück kann man das operieren. Manchmal wird auch die Sehne des **M. semitendinosus** als Ersatz hergenommen", erklärt Marc. „Echt, das geht?", fragt Hagen, „Gehört der M. semitendinosus nicht zu den Hamstrings? Die **Hamstrings** sind doch gerade im Ballsport wichtig und werden hier ja auch öfters verletzt." „Ja, das stimmt,*

aber die Sehne eignet sich hervorragend, sie ist lang und kräftig, lässt sich gut entnehmen und ihr Fehlen beeinträchtigt die Funktion des Beins nicht dauerhaft", erklärt Marc, „Das Beugen des Knies und das Strecken der Hüfte kann durch die anderen Muskeln gut kompensiert werden."

5.1.3 Muskelverletzungen

Beim Ballsport werden nicht nur die **Hamstrings**, sondern auch die **Adduktoren**, die Muskeln an der Innenseite des Oberschenkels, besonders häufig verletzt. Das liegt daran, dass schnelle Richtungswechsel und plötzliche Antritte zu einer starken Belastung dieser Muskelgruppen und so zu Überlastungen oder Zerrungen führen können.

Häufige Muskelverletzungen im Ballsport

- **Hamstrings** (hintere Oberschenkelmuskulatur)
  - Wichtig für Kniebeugung und Hüftstreckung
  - Verletzungsgefährdet bei Sprints, Sprüngen, abrupten Stopps
- **Adduktoren** (Oberschenkelinnenseite)
  - Beansprucht bei Richtungswechseln, Seitbewegungen und Innen(seit)pass
  - Häufige Zerrungen oder Überlastungen

Während der Pause ergibt sich die Gelegenheit, verschiedene medizinische und psychologische Aspekte der Ballspielsportarten zu diskutieren.

5.2 ZNS – Sinnesorgane

Beim Ballsport wie **Fußball**, **Handball** oder auch **Basketball** werden von den SpielerInnen nicht nur motorisch korrekt ausgeführte Bewegungen erwartet. Gute BallsportlerInnen haben vor allem ausgeprägte antizipatorische Fähigkeiten. Unter einer **antizipatorischen Fähigkeit** versteht man die kognitive Leistung einer Person, die auf Basis der aktuellen Wahrnehmung, der gerichteten Aufmerksamkeit und der Erfahrungswerte der Person eine gedankliche „Vorhersage" von Bewegungen der gegnerischen SpielerInnen macht und diese nutzt, um die nächste eigene Bewegung/Handlung zielführend planen und ausführen zu können.

„Verstehe ich das richtig, Franz, du weißt also genau, was der andere gleich macht, und weißt darum, was du selbst als Nächstes machen musst?", will Siegfried wissen. „Ja genau, diese Fähigkeit ist für das Spiel superwichtig!", bekräftigt Franz.

5.2.1 Antizipatorische Fähigkeit

Besonders wichtig sind dabei die **visuellen Informationen** und deren Verarbeitung. Daher muss man sich an dieser Stelle noch einmal mit der Physiologie und der Steuerung der Augen auseinandersetzen.

Prinzipiell kann man sich zuerst einmal überlegen, dass **Augenbewegungen** schneller erfolgen als Bewegungen des ganzen Kopfs. Die Bewegung der Augen führt dazu, dass sich das statische **Gesichtsfeld** erweitert. Vielleicht erinnert sich der eine oder andere an das Praktikum in der Physiologie, wo man mit der Perimetrie das **Gesichtsfeld** bestimmen konnte. Bei **fixiertem Blick** auf einen Punkt untersucht man, ab wann ein Lichtpunkt in dem halbkreisförmigen Schirm vor dem Gesicht wahrgenommen werden kann. Man erreicht dabei horizontal Werte zwischen 180 bis 200 Winkelgrad. Durch die Bewegung der Augen erweitert man die horizontale Erstreckung des Gesichtsfeldes auf bis zu 270°. Man bezeichnet diesen größeren Bereich dann auch als **Blickfeld**.

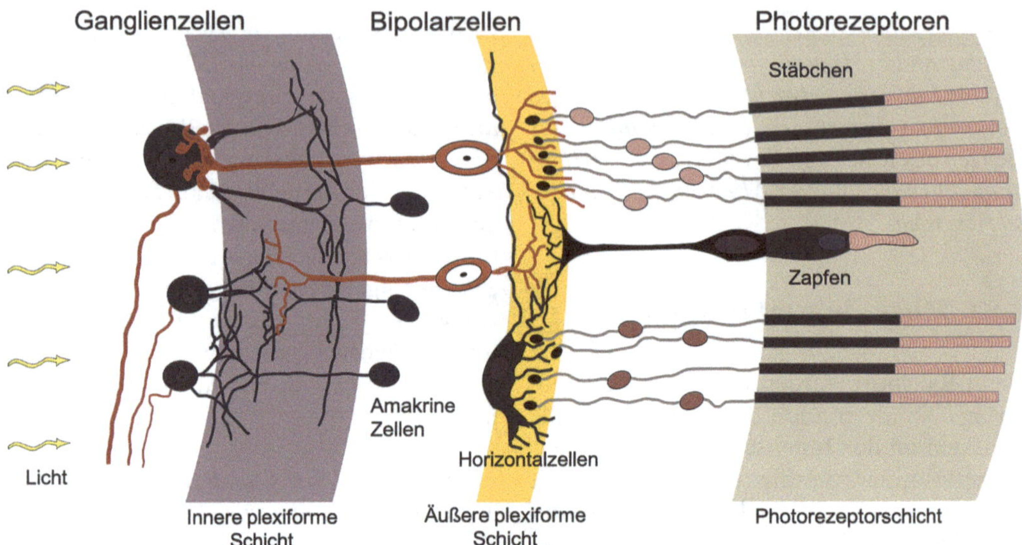

Abb. 5.4 Retinaschichten mit Ganglien-, Bipolar- und Photorezeptorzellen (Stäbchen und Zapfen). Plexiforme Schichten sind synapsenreiche Zellschichten, in denen die Signalverarbeitung zwischen Photorezeptoren, Bipolarzellen, Horizontal*- und Amakrinzellen** stattfindet – sie sind zentrale Schaltstellen der visuellen Informationsweiterleitung. (Nach Ramón y Cajal*** und Anka Friedrich Retina, CC BY-SA 3.0)

* **Horizontalzellen** sind laterale Interneurone der Retina.
** **Amakrinzellen** sind Interneurone der Retina, die in der inneren plexiformen Schicht wirken.
*** **Santiago Ramón y Cajal**: 1852–1934, spanischer Neuroanatom.

Gesichtsfeld vs. Blickfeld

- **Gesichtsfeld**
  - Fixierter Blick
  - Ca. 180–200° horizontal
- **Blickfeld**
  - Mit Augenbewegung
  - Bis zu 270°

An dieser Stelle muss daran erinnert werden, dass wir nur in einem kleinen Bereich unserer **Netzhaut** (Abb. 5.4) eine besonders gute räumliche Auflösung haben und scharf sehen können. Das ist der Bereich der **Fovea centralis**. Hier findet man vorwiegend Zapfen, deren Verschaltung mit den nachfolgenden **Bipolarzellen** und **Ganglienzellen** sehr kleine rezeptive Felder ergeben und somit eine hervorragende **räumliche Auflösung**, also ein scharfes Bild, ermöglichen. Die Peripherie, die eine sehr hohe **Stäbchendichte** aufweist, ist in ihrer Leistung aber auch nicht zu unterschätzen. Die **rezeptiven Felder** sind hier deutlich größer als in der Fovea. Das trägt neben den Eigenschaften, welche die Stäbchen als Sinneszellen mit sich bringen, dazu bei, dass die Peripherie der Retina viel **lichtempfindlicher** ist.

Netzhautareale

- **Fovea centralis**
  - Hauptsächlich **Zapfen**
  - Kleine rezeptive Felder → **hohe räumliche Auflösung**
  - Verantwortlich für scharfes Sehen im Zentrum

- **Periphere Retina**
  - Hauptsächlich **Stäbchen**
  - Größere rezeptive Felder
  - Hohe **Lichtempfindlichkeit**
  - Hohe **zeitliche Auflösung**
  - Wahrnehmung von **Bewegung**
  - **Früherkennung** peripherer Reize (z. B. Mitspieler, Ballflug)

Für Ballsportler ist aber vor allem wichtig, dass die **Peripherie** der Retina eine sehr hohe **zeitliche Auflösung** hat und daher sehr gut bewegte Objekte oder MitspielerInnen detektieren kann. Verarbeitet und weitergegeben wird diese Information durch das sogenannte **magnozelluläre System** (M-System). In der zentralen Verschaltung im Gehirn wird die Information über Bewegung im visuellen Feld über den dorsalen visuellen Pfad verarbeitet. Man bezeichnet ihn auch als „Wo-Pfad“. Hier werden die Informationen vom primären und sekundären visuellen Kortex über den mediotemporalen Kortex (auch visueller Kortex V5 genannt) in den **parietalen Kortex** geleitet. Man weiß, dass die Verarbeitung der Information aus dem **magnozellulären** System über den **dorsalen Pfad** (Abb. 5.5) wichtig ist für das Einleiten von Handlungen/Bewegungen als mögliche Reaktion auf diese Information.

Verschaltung der Bewegungsinformation im Gehirn
- Signale aus **Netzhautperipherie**
- **Magnozelluläres System** (große Ganglienzellen der peripheren Retina)
- **Dorsaler visueller Pfad (Wo-Pfad)**
  - Primär visueller Kortex (V1)
  - Sekundär visueller Kortex (V2)
  - Mediotemporaler Kortex (visueller Kortex V5)
  - Parietaler Kortex
  - Funktion: räumliche Orientierung und Bewegungseinleitung.

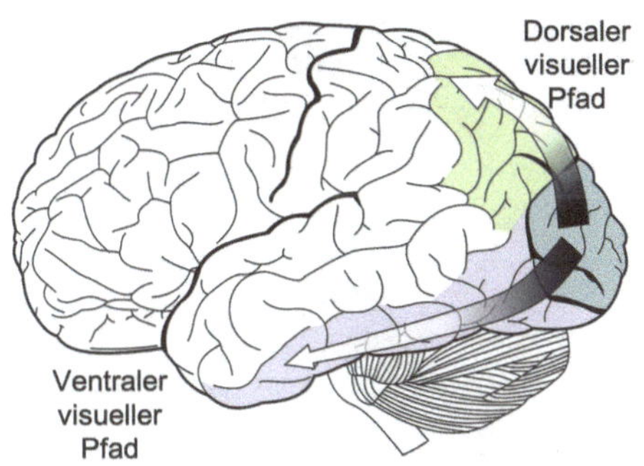

Abb. 5.5 Pfade visueller Verarbeitung im Gehirn. (Nach Selket ventral-dorsal streams, CC BY-SA 3.0)

Das scheint somit eine wichtige Komponente für die **antizipatorische Leistung** zu sein. In Windeseile kann die Information dazu führen, dass die SportlerInnen eine **Augenbewegung** in Richtung einer interessanten Bewegung ausführen und die Situation durch **Fokussierung** genauer in Augenschein nehmen.

Ein Nachteil dieser Vorgehensweise wäre, dass während dieser sogenannten **sakkadischen Augenbewegung**[1], bei der dieser interessante Bereich des Blickfeldes nun in der **Fovea centralis** abgebildet wird, die Weiterleitung visueller Informationen kurzzeitig unterdrückt wird. Aber das direkte Fokussieren auf ein Objekt ist eventuell gar nicht notwendig. Die Information aus der **Peripherie** ist unter Umständen bereits ausreichend, um mit den **Erfahrungswerten** durch jahrelanges Training die Flugbahn des Balles abzuschätzen und die eigene notwendige Bewegung einzuleiten. Es gibt dazu Untersuchungen, die zeigen, dass SportlerInnen während eines Fußballspiels auf die SpielerInnen in Ballbesitz fokussieren, die anderen SpielerInnen aber über das **periphere Sehen** trotzdem im wahrsten Sinne des Wortes im Auge behalten (Abb. 5.6).

1 **Sakkadische Augenbewegungen** sind schnelle, ruckartige Blicksprünge, mit denen das Auge neue Fixationspunkte ansteuert – entscheidend für das Erfassen von Details beim Lesen, Scannen und Orientieren im Raum.

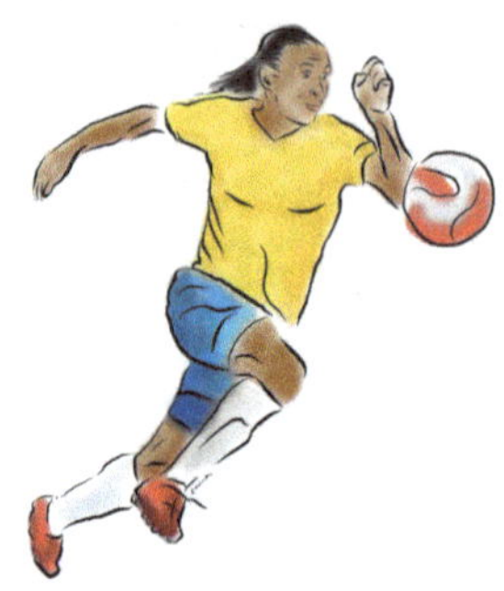

Abb. 5.6 Marta, nicht nur Schiedsrichterin, sondern auch eine geniale Spielerin, die immer auf den Ball fokussiert und gleichzeitig alle Spieler im Blick behält.

Andere Untersuchungen haben gezeigt, dass in einer Eins-zu-eins-Situation im Ballsport die Hüfte der GegnerInnen fixiert wird und das periphere Sehen dann benutzt wird, um die Bewegungsrichtung der GegnerInnen optimal verfolgen zu können.

5.3 Sportpsychologie der Gruppe

Franz und seine Mitstreiter wussten, dass sie heute auf einen schweren Gegner treffen würden. Darum appellierte Franz zu Beginn des Spiels (als er noch topfit war) an den Teamgeist: „Leute, gegen so einen Gegner ist es wichtig, dass wir von Anfang an als eine Einheit auf dem Platz stehen und jeder für jeden kämpft!"

Eine soziale Gruppe, wie z. B. eine Sportmannschaft, definiert sich über drei unabdingbare Faktoren: Den Ausgangspunkt bildet das gemeinsame Ziel; darüber hinaus besteht eine Abhängigkeit der Gruppenmitglieder voneinander bzgl. der Zielerreichung; ebenfalls entscheidend ist, dass diese gegenseitige Abhängigkeit allen Gruppenmitgliedern bewusst ist. Bei nicht gut funktionierenden Mannschaften ist meist Letzteres nicht gut ausgeprägt. Wenn ich aber anerkennen kann, dass ich die Anderen brauche, schätze ich ihren Wert und umgekehrt schätzen die Anderen meinen Wert. Nur so kann ein wirkliches Team entstehen.

Ziele haben in der Regulation von (sportlichen) Handlungen eine hohe Antriebswirksamkeit und gehören daher zu den wichtigsten Motivationsmaßnahmen im Sport. Im Leben im Allgemeinen und im Sport im Speziellen sind Ziele deshalb wichtig, um gute Leistungen zeigen zu können. Von großer Bedeutung ist somit, dass Sportler lernen, sich selbständig Ziele zu setzen. Grundsätzlich unterscheidet man drei Formen der Zielsetzung: Bei der internen Zielsetzung setzt der Sportler seine Ziele eigenständig – in der Reinform unbeeinflusst von außen. Bei der externen Zielsetzung werden die Ziele von außen vorgegeben, z. B. vom Trainer, Sportdirektor, dem Sponsor oder den Medien. Diese Ziele kann der Sportler somit akzeptieren; er könnte sie jedoch auch ablehnen. Kooperative Zielsetzungen kommen zustande, wenn mindestens zwei Sportler interagieren, um gemeinsame Ziele zu finden und zu erreichen; es können aber genauso auch ein Sportler und sein Trainer sein.

Wichtig zu beachten ist hierbei, dass in der Regel die einzelnen Sportler **persönliche Ziele** haben (z. B. in der kommenden Saison bester Torschütze zu werden) und zudem Trainer und Mannschaft gemeinsame **Mannschaftsziele** haben (z. B. Meister werden). Diese Ziele können sich gut ergänzen oder aber auch dazu beitragen, dass eines oder beide Ziele nicht erreicht werden (Spieler ist vor dem Tor zu egoistisch und spielt nicht zu den besser postierten Mitspielern ab). Um rechtzeitig intervenieren zu können, sollte der Trainer daher die persönlichen Ziele seiner Spieler kennen.

Zu unterscheiden ist auch zwischen **Ergebnisziel** und **Fähigkeitsziel**: Der Vorteil von Ergebniszielen (erzielte Tore/Punkte, Zeiten, Platzierungen, …) ist, dass sie gut messbar sind. Somit kann ich Erfolg und Misserfolg gut überprüfen, was im Regelfall motiviert. Allerdings sind sie auch in gewissem Maße abhängig von Gegner, Schiedsrichter, Glück, Pech usw. Fähigkeits- bzw. Handlungsziele (das Zeigen bestimmter technischer Fertigkeiten oder bestimmter taktischer Handlungen) hingegen sind meist schwieriger zu überprüfen. Dennoch sind sie wichtig, da man sich so auch nach einem nicht erreichten quantitativen Ziel (Sieg, Punkte, Platzierung) noch über eine qualitativ gute Leistung (Umsetzen taktischer Vorgaben, gute technische Ausführung usw.) freuen und motivieren kann. Insbesondere im Nachwuchssport sollte zur Unterstützung der psychomotorischen Entwicklung das Augenmerk auf die Fähigkeitsziele gelegt werden.

Weiterhin ist zwischen **kurz-, mittel- und langfristigen Zielen** zu unterscheiden. Kurzfristig kann ich mir für das heutige Training oder den heutigen Wettkampf vornehmen, eine bestimmte Technik zu verbessern bzw. wiederholt zu zeigen oder eine bestimmte Anzahl an Punkten zu erzielen. Die gleichen Ziele kann ich mir auch mittelfristig vornehmen – also z. B. bezüglich der nächsten 4–6 Wochen/Trainingseinheiten/Wettkämpfe. Langfristig könnte mein Ziel sein, in einer bestimmten Liga zu spielen, einen bestimmten Titel gewonnen zu haben oder bestimmte Fertigkeiten auf einem besonders hohen Niveau zu beherrschen. Es wird deutlich, dass es Sinn macht, sich immer wieder **Teilziele** zu setzen. So werden die einzelnen Schritte hin zum „Endziel" sichtbar, man bekommt Rückmeldung über den aktuellen Leistungsstand und kann ggf. die Ziele korrigieren und vor allem ist es motivierend, wenn man immer wieder kleine Erfolge verbuchen kann.

*„Damit wir als eine Einheit auf dem Platz stehen, ist es wichtig, dass jeder seine **Rolle** kennt, oder?", fragt Arnold. „Richtig, Arnold, jeder muss seine Position und seine dazugehörigen Aufgaben kennen – also sowohl seine Rechte als auch seine Pflichten", bestätigt Franz. „Und was ist in diesem Zusammenhang mit **Status** gemeint?", fragt Siegfried. „Na eine bestimmte **Hierarchie** eben, also eine Rangordnung. Einerseits wird diese von der Rolle, die jemand auskleidet, bestimmt, z. B. Trainer, Mannschaftskapitän, Torwart, Steuermann usw., und andererseits natürlich von der Leistung, die jemand zeigt, und seinen sportlichen und menschlichen Qualitäten sowie seiner Erfahrung", wirft Joyce ein.*

*„Ok. Also hat Franz bei uns den höchsten Status!", versteht Siegfried. „Nun ja", meint Franz ein wenig verlegen und ergänzt: „Wichtig sind vor allem gemeinsame Regeln und Normen: Da haben wir über die Spielregeln hinaus unseren Strafenkatalog. Damit wir als Einheit auf dem Platz und außerhalb des Platzes auftreten, ist es wichtig, dass sich alle an diese **formellen Normen** halten. Ich finde aber unsere **informellen Normen** genauso wichtig: Hilfsbereitschaft, Kampfgeist und Fairness!"*

*„Apropos Hilfsbereitschaft: was ist eigentlich mit **sozialer Faulheit** gemeint?", fragt Marc. „Gute Frage. Man hat herausgefunden, dass die durchschnittliche Einzelleistung nachlässt, wenn man einerseits als Sportler die eigene Leistung nicht klar beurteilen kann und oder andererseits diese von außen nicht gut beurteilbar ist. Gute Beispiele dafür sind das Tauziehen oder das Rudern. Aber auch bei uns in den Sportspielen – besonders im Fußball – kann man in der ‚Anonymität des Kollektivs' bewusst untergehen", erklärt Franz. „Aber warum sollte das einer von uns tun?", fragt Alfredo. „Na ja, es gibt z. B. Sportler, die glauben, dass die anderen weniger motiviert sind als sie selbst. Und da sie nicht die Rolle des Trottels übernehmen wollen, strengen sie sich weniger an – sind also ‚faul'. ‚Soziale Faulheit' kann man aber vermeiden. Wie – das erzähl' ich ein anderes Mal", ergänzt Franz.*

Im Rahmen der Bildung einer neuen Mannschaft ist im Laufe der letzten Jahre der Begriff **Teambuilding** populär geworden. Hierbei handelt es sich um einen Prozess, den eine soziale Gruppe durchläuft. Nach Tuckman[2]

2 **Bruce Wayne Tuckman**: 1938–2016, US-amerikanischer Psychologe.

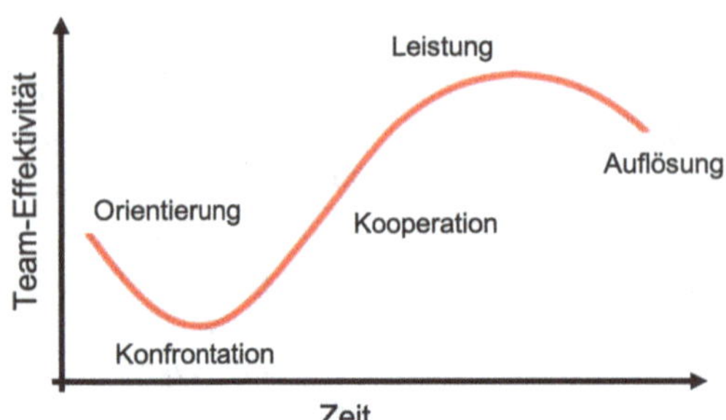

Abb. 5.7 Die verschiedenen Phasen der Teamentwicklung nach Tuckman. (Nach John/Lynn Bruton)

beginnt dieser Prozess mit einer **Orientierungsphase**, in der sich die Mitglieder kennenlernen. Daran schließt sich die Phase der **Konfrontation an**, in der Konflikte auftreten und ausgetragen werden, sodass die Rollen innerhalb der Gruppe verteilt werden können. In der **Kooperationsphase** beginnt die Mannschaft besser miteinander zu arbeiten, da die Hierarchie nun gefestigt sein sollte. In der **Leistungsphase** ist die Mannschaft am effektivsten und zeigt die besten Leistungen. Wenn nach einem Erfolg oder auch einem Misserfolg bzw. am Saisonende einzelne Sportler das Team verlassen, kann es zu einer **Auflösungsphase** kommen (Abb. 5.7).

Um zügig und nachhaltig in die Leistungsphase zu kommen, sind unter anderem folgende Maßnahmen seitens der Verantwortlichen und auch aller anderen Teammitglieder wichtig: Setzen von realistischen und attraktiven Mannschaftszielen, Identifikation mit dem Team, Anerkennung gemeinsamer Normen, Übernahme von Verantwortung für die eigene Leistung, aber auch für das „große Ganze", aufgabenorientierte Kommunikation und Erfüllen der Basisaufgaben. Gemeinsame Werte, sozialer Zusammenhalt und freundschaftliche Beziehungen sind zwar häufig hilfreich – besonders im Amateur- und Freizeitsport, jedoch keine Voraussetzung für Erfolg – insbesondere nicht im Profisport.

Moderne weitere Teambuilding-Maßnahmen, die in den vergangenen Jahren sowohl gerne im Profi- als auch im Amateursport über einfache Mannschaftsabende hinaus durchgeführt wurden, sind gemeinschaftliche Besuche von Schwimmbad, Sauna, Kino oder Freizeitpark. Populär waren in den letzten Jahren besonders Besuche von Klettergärten – häufig auch mit zusätzlicher erlebnispädagogischer Begleitung. Aber auch im Training selbst können Übungs- und Spielformen zum Teambuilding angeboten werden. Diese haben in der Regel die Schwerpunkte Kennenlernen, Kooperation und Kommunikation. Dafür bietet sich besonders ein zu Beginn einer Saison durchgeführtes Trainingslager an.

5.4 Mentaltraining

Nach ein paar Monaten sind die Verletzungen verheilt und die Sportler treten in den Medimeisterschaften für München an. Alfredo ist aufgrund seiner läuferischen Kompetenz ein hervorragender Mittelfeldspieler. Arnold ist mit seiner körperlichen Präsenz ein optimaler Verteidiger. Siegfried ist schon allein aufgrund seiner äußerlichen Ähnlichkeit mit dem bekannten Mittelstürmer des FC Bayern aus England ein prädestinierter Stürmer. Die erste Halbzeit ist trotzdem nicht gut gelaufen.

In der Pause sitzt die Clique mit ihren Mannschaftskameraden zusammen. Die Anspannung aller ist spürbar. „So ein Mist! Wir kriegen keinen Pass an den Mann", sagt Siegfried. Und Marc ergänzt: „Und wir kommen gar nicht in die Zweikämpfe." „Wahnsinn, wie ich diese 100-prozentige Torchance vergebe", sagt Alfredo resignierend. „Ich dachte nur, wenn ich den nicht reinmache, dann werden alle hier lachen." Da greift Franz ein: „Leute, wir spielen gegen eine super Mannschaft, die sind einfach richtig gut. Und trotzdem steht es 0:0."

Auch wenn mentales Training ursprünglich eine Trainingsmethode zur Verbesserung von sportlichen Bewegungsabläufen durch planmäßig wiederholtes und bewusstes Vorstellen bezeichnete, versteht man darunter heute eine Vielzahl psychologischer Methoden zur Verbesserung der sportlichen Leistung. Dazu gehören zum Beispiel Aufmerksamkeits-, Aktivations- und Selbstgesprächstrainings ebenso wie Vorstellungsregulations-, Kompetenzerwartungs- und Emotionsregulationstrainings.

Bei unter 10-jährigen Kindern sind bis zu 60 % aller sprachlichen Äußerungen Selbstgespräche. Aber auch wir Erwachsene führen häufig Selbstgespräche, z. B. beim Autofahren bzgl. des Verhaltens anderer Verkehrsteilnehmer oder auch des eigenen: „Junge, es ist grün! Auf was wartest du?" So finden die meisten Selbstgespräche auch im Sport unbewusst und auch planlos statt – zudem meist noch mit negativer, eher leistungsmindernder Konnotation. Im Rahmen der **Selbstgesprächsregulation** lernen Sportler jedoch, Selbstgespräche planvoll und bewusst zur Leistungssteigerung einzusetzen, z. B. zur Selbstmotivierung: „Beim nächsten 1 gegen 1 Körperschwerpunkt noch weiter runter, dann komm' ich problemlos am Gegner vorbei" (Selbstinstruktion) oder „Klasse Scherbewegung – der Gegner hat ja keine Chance gegen mich" (Selbstbekräftigung).

Selbstgespräche sind aber auch essenziell im Rahmen der **Vorstellungsregulation**: Beim subvokalen Training wird der zu trainierende Bewegungsablauf per Selbstgespräch vorgesagt; beim verdeckten Wahrnehmungstraining beobachtet man sich selbst und lässt die eigene Bewegung „vor dem geistigen Auge" wie einen Film ablaufen; beim ideomotorischen Training versucht man, sich in die Bewegung hineinzuversetzen und die inneren Prozesse nachzuempfinden (im Fußball: Fußstellung, Körperhaltung, Beinbewegungen bei Finten, Druck des Balls am Fuß, …).

Ob ein Sportler eine Handlung einleitet, wie viel Anstrengung er aufwendet und auch, wie lange er die entsprechende Anstrengung aufrechterhält, hängt stark von der positiven oder negativen Erwartung hinsichtlich der Wirksamkeit des eigenen Handelns ab (Selbstwirksamkeit). Wettkampfstabile Sportler zeichnen sich daher dadurch aus, dass sie stark von ihren eigenen Fähigkeiten überzeugt sind, selbst und fremd gestellte Anforderungen realistisch einschätzen können und auch in schwierigen Situationen volle Anstrengungsbereitschaft zeigen.

Diesbezüglich ergeben sich im Wesentlichen zwei Arten von **Kompetenzerwartungstrainings**. Beim Prognosetraining gibt der Sportler vor der Durchführung einer Übungs- oder Spielform eine Prognose seiner eigenen Leistung ab („Von 10 Angriffen im 1:1 gewinne ich 7-mal"). So können Sportler lernen, mit eigenen Erwartungen sowie mit Erfolg und Misserfolg umzugehen. Ein wesentlicher Unterschied zwischen Training und Wettkampf ist die „Nicht-Wiederholbarkeit". Beim Training der Nicht-Wiederholbarkeit erfolgt bei einem Misserfolg eine negative Konsequenz, z. B. die Beendigung der Übungs-/Spielform für den Sportler oder gar die Beendigung des gesamten Trainings (die Spieler einer Mannschaft schießen nacheinander je einen Elfmeter; wer trifft, darf, wenn er wieder an der Reihe ist, erneut schießen, wer nicht trifft, ist raus). Sportler können so lernen, sich selbst realistische Ziele zu setzen und können die Überzeugung aufbauen, dass sie diese selbst gesetzten Ziele aufgrund ihrer eigenen Fähigkeiten und ihrer eigenen Anstrengung auch erreichen können.

*„Es ist noch alles möglich", fährt Franz fort. „Wir nehmen einfach ein paar Veränderungen vor. Der Gegner konnte in der ersten Halbzeit den Ball so gut laufen lassen, weil wir einfach nicht in die Zweikämpfe kamen. Und dann haben wir uns auch noch von den Sprüchen der Zuschauer ablenken lassen. Also werden wir in der zweiten Halbzeit unsere Aufmerksamkeit wieder auf uns legen – jeder auf sich und seine Aufgaben (**Aufmerksamkeitsfokussierung external eng**). Ihre Schwachstelle ist der linke Verteidiger, der zudem Rechtsfuß ist. Deshalb machen wir einen Positionswechsel. Arnold, du wechselst vom rechten Flügel auf den linken Flügel. Du bist dribbelstark und schneller als dein Gegner. Täusch nach innen an, geh*

außen vorbei und flank nach innen. Mach jetzt die Augen zu und schau dir ein paar Mal den ‚Film' an, wie du an ihm vorbeigehst und dann die Flanke schlägst, die Alfredo verwandelt" (Vorstellungsregulation).

*Dann wendet sich Franz an Alfredo: „Und du, Alfredo, du bist unser bester Torschütze! Aber du bist dennoch von dir nicht überzeugt. Deshalb denkst du daran, was die Zuschauer machen könnten, wenn du nicht triffst. Das macht deine Leistung schlechter. Aber du kannst deine Leistung ganz einfach besser machen: Mach dir noch mal bewusst, dass keiner mehr Tore geschossen hat als du! Sag dir also von jetzt an immer wieder: ‚Heute mach ich das entscheidende Ding!' Dann schießt du uns auch zum Sieg (Selbstgesprächsregulation). So, und nun fahren wir alle noch mal runter, bevor wir wieder rausgehen. Setzt euch bequem hin, schließt die Augen und konzentriert euch auf eure Atmung (**Aufmerksamkeitsfokussierung internal eng**). Atmet 10-mal in den Bauch ein und aus und gestaltet dabei eure Ausatmung länger als eure Einatmung (Aktivationsregulation: Entspannung). Und jetzt raus zum Sieg!"*

Zur **Aktivationsregulation** unter Stress ist folgendes Training möglich – sowohl in der Gruppe als auch allein: es wird eine Entspannungsübung durchgeführt, wie sie zum Beispiel in ▸ Kap. 11 (Regeneration, ▸ Abschn. 11.5) beschrieben ist. Nach 5–10 Minuten werden von außen Störreize gesetzt – sei es durch Teile der Mannschaft oder einen Trainer: laute Musik, laute Gespräche, Geräusche von einem Wettkampf, ein Radio-/TV-Kommentar von einem Wettkampf oder das Umhergehen anderer Personen zur Erzeugung des Gefühls des „Sich-beobachtet-Fühlens" oder anderes. Die Störreize werden für 2–3 Minuten gesetzt. Danach finden noch mal weitere 3–5 Minuten ungestörte Entspannung statt.

Im Anschluss an die ersten praktischen Durchführungen wird mit den Sportlern reflektiert, inwieweit sich der Einzelne von den Störeinflüssen hat ablenken lassen, wie effektiv die Entspannung wahrgenommen wurde und was man verbessern kann. Je erfahrener die Sportler bzw. je vertrauter sie mit dieser Übung sind, desto länger werden die Reize gesetzt bzw. können sie intermittierend – also immer mal wieder für ein paar Sekunden – gesetzt werden. Im Verlauf finden keine Gruppenreflexionen mehr statt, sondern Selbstreflexionen.

Ein Beispiel für ein Training der **Emotionsregulation** ist die Ärgerinduzierung. Hierbei werden in einfachen Wettbewerben – z. B. ein 4:4 im Fußball – Ärger induzierende Ungleichbehandlungen durchgeführt. Strittige bzw. falsche Schiedsrichter-Entscheidungen beispielsweise können zu Ärger, Wut und Frust führen. Im Anschluss an die ersten praktischen Durchführungen wird mit den Sportlern reflektiert, inwieweit sich der Einzelne von den Ungleichbehandlungen hat beeinflussen lassen, wie groß das Ärgergefühl war und ob dies die Leistung beeinflusst hat. Danach wird auch darauf eingegangen, welche Reaktionen auf Ärger hilfreich sein könnten. Im Verlauf finden keine Gruppenreflexionen mehr statt, sondern Selbstreflexionen.

Einen Tag nach dem Spiel trifft sich die Clique im englischen Garten, um den knappen, aber am Ende verdienten 1:0 Sieg zu feiern. „Was für eine Leistungssteigerung in der zweiten Halbzeit!" freut sich Arnold. „Gigantisch! Aber wir haben auch die Anweisungen von Franz super umgesetzt", analysiert Joyce. „Richtig! Vor allem aber waren wir mental ganz anders auf dem Platz!" ergänzt Siegfried und fährt, eine selbst mitgebrachte Kühlbox öffnend, fort: „Und deshalb haben wir uns auch unsere Kaltgetränke verdient!" „Der Siegtorschütze darf sich das erste Getränk nehmen, oder?", ruft Alfredo fragend. „Nee, der bekommt aber ab sofort Nicht-Wiederholbarkeits-Training, damit er uns in Zukunft nicht mehr bis zur 85. Minute zittern lässt!", lacht Marc.

5.5 Sport und Psychotherapie

„Gestern im Englischen Garten sprachen wir über Mentaltraining. Ist das eigentlich das Gleiche wie Psychotherapie?“, möchte Marc am nächsten Tag wissen, als sich die Clique in der Innenstadt auf einen grünen Tee trifft. „Na ja, beides sind irgendwie Verfahren zur Lösung psychischer Probleme mit psychologischen Mitteln. Aber Mentaltraining dient in erster Linie der Steigerung der körperlichen als auch der psychischen Leistung, wohingegen Psychotherapie auf die Beeinflussung von körperlichen und psychischen Leidenszuständen ausgerichtet ist“, erklärt Siegfried und Hagen ergänzt: „Sport hat nicht nur positive Effekte auf unsere körperliche, sondern auch auf unsere psychische Gesundheit.“ „Genau. Sport hat einen protektiven Effekt in Bezug auf die Entstehung psychischer Erkrankungen und ist auch wirksam in der Behandlung psychischer Erkrankungen wie Depressionen, Angststörungen oder Schmerzstörungen“, bestätigt Joyce. Und Siegfried glänzt mit Geschichtswissen: „Im 18. Jh. wusste schon Jean Jacques Rousseau[3]: ‚vor allem der Seele wegen ist es nötig, den Körper zu üben‘.“

Mittlerweile konnte dies auch wissenschaftlich untermauert werden. Während Lifestyle-Management, Psychotherapie und Pharmakotherapie die ersten Behandlungsoptionen darstellen, kann auch sportliche Aktivität sowohl depressive Symptome als auch Angstsymptome reduzieren. In aktuellen Übersichtsarbeiten zeigten sich bei Depressionen und auch bei Angststörungen jeweils mittlere bis große Effekte durch Ausdauertraining sowie durch Krafttraining. Bei Angsterkrankungen zeigten sich aber Yoga, Stretching und achtsamkeitsbasierte Verfahren als am effektivsten. Weiterhin konnte eine australische Arbeitsgruppe zeigen, dass bei Angsterkrankungen eine moderate Intensität und bei Depressionen eine hohe Intensität die größten Effekte lieferten; hierbei war bei beiden Entitäten eine Therapiesitzungsdauer von 30–60 Minuten ausreichend.

*„Warum soll denn bei Angst im Gegensatz zur Depression moderates Ausdauertraining schon reichen?“, möchte Alfredo wissen. „Es sieht so aus, als würde bei moderater Intensität die serotonerge 5-HT$_1$B-Rezeptor[4]-Dichte im Hippocampus reduziert, was mit einer Angstreduktion vergesellschaftet ist“, erklärt Siegfried. „**Serotonin**? Hat das nicht auch mit unserem Gedächtnis zu tun?“, fragt Marc weiter. „Stimmt. Serotonin beeinflusst unser Gedächtnis und damit auch unser Lernen. Eine verbesserte Lernfähigkeit ist nämlich auf eine bewegungsinduzierte Hochregulation von postsynaptischen 5-HT$_1$A-Rezeptoren[5] sowie von 5-HT$_2$A-Rezeptoren[6] zurückzuführen“, doziert Hagen. „Puh, das sind mir zu viele Rezeptoren. Ich würde aber mal sagen, dass Eltern ungeschickt sind, wenn sie ihren Kindern ihr geliebtes Fußballtraining verbieten, wenn die Leistungen in der Schule nicht stimmen!“, fasst Alfredo zusammen.*

3 **Jean Jacques Rousseau**: 1712 1778, Genfer Schriftsteller, Philosoph, Pädagoge, Komponist und Naturforscher.

4 Der **5-HT$_1$B-Rezeptor** ist ein Subtyp des Serotoninrezeptors (5-Hydroxytryptamin-Rezeptor), der vor allem im ZNS und in Blutgefäßen vorkommt. Im Gehirn wirkt er als präsynaptischer Autorezeptor hemmend auf die Serotoninfreisetzung.

5 Der **5-HT$_1$A-Rezeptor** ist ein wichtiger Subtyp des Serotoninrezeptorsystems. Seine postsynaptische Aktivierung hat anxiolytische, stimmungsstabilisierende und neuroprotektive Effekte. Er spielt eine zentrale Rolle in der Stressregulation und ist ein pharmakologisches Ziel von Antidepressiva und Anxiolytika.

6 Der **5-HT$_2$A-Rezeptor** ist ein G-Protein-gekoppelter Serotoninrezeptor, der vor allem in der Großhirnrinde, im Thalamus und in subkortikalen Strukturen exprimiert wird. Er ist wesentlich an der Modulation von Wahrnehmung, Kognition und Stimmung beteiligt. Eine Überaktivierung kann halluzinogene Effekte auslösen – daher ist der Rezeptor Zielstruktur klassischer Psychedelika wie LSD oder Psilocybin. Auch atypische Antipsychotika wirken häufig als 5-HT$_2$A-Antagonisten.

Verantwortlich für die positiven Effekte von Bewegung sind verschiedene psychologische, physiologische und psychosoziale Mechanismen. Daraus folgend kommt es zu einer Modulation der Ausschüttung verschiedener Neurotransmitter (Norepinephrin[7], Serotonin, Dopamin) und neurotropher Faktoren (BDNF[8]) sowie deren Bindungsaffinität und der Rezeptordichte. Außerdem kommt es zu einer Ökonomisierung der Aktivitäten der Hypothalamus-Hypophysen-Nebennierenrinden-Achse sowie des Immunsystems.

Aufgrund dieser biochemischen Modifikationen werden die Stressresistenz, die Erholung nach erlebtem Stress sowie auch der Selbstwert und die Selbstwirksamkeit gestärkt. Mit dem Abbau negativer Gefühle kann zudem die Emotionsregulation gefördert werden. Weiterhin können soziale Kontakte aufgebaut, internale Kontrollüberzeugungen gestärkt, das Körperbild verbessert und kognitive Fähigkeiten gefördert werden. Außerdem hat Sport einen stimmungsaufhellenden Effekt und ist nachhaltig, da die Rezidivrate reduziert werden kann – und all das – bei adäquater Durchführung – ohne wesentliche unerwünschte Wirkungen.

Da körperliche Inaktivität weltweit der viertstärkste Risikofaktor für Mortalität ist, kommt der Förderung von Sport und Bewegung somit eine herausragende Rolle zu – insbesondere, weil das Risiko, an einer chronischen körperlichen Krankheit zu leiden, für psychisch Kranke deutlich erhöht ist. Sporttherapie kann somit in Form eines **Augmentationsverfahrens** zusätzlich zur klassischen Psychotherapie eingesetzt werden, um deren Effekte zu verbessern. Bezüglich Depressionen und Angststörungen ist dies sogar ohne inhaltliche Verzahnung nachgewiesen. Darüber hinaus ist auch eine **spezifische sporttherapeutische Intervention** als eigenständige Therapie sinnvoll. Sport bietet zum Beispiel hervorragende Möglichkeiten zur Förderung internaler Kontrollüberzeugungen und zur Modifikation typischer negativer Attributionsschemata **bei Depressionen** durch zügige Verbesserungen von Kraft oder Ausdauer. Des Weiteren kann Sport eine sehr effektive Strategie zur Stimmungsregulation und Reduktion ausgeprägter negativer Emotionen bei Menschen mit **emotional instabiler Persönlichkeitsstörung** sein und somit als Bewältigungsstrategie (Skill) eine wichtige Rolle spielen. Außerdem sprechen auch andere psychische Erkrankungen wie die oben angesprochenen **Angststörungen** meist gut auf sporttherapeutische Interventionen an.

Auffallend positiv ist daher, dass die „number needed to treat“ (NNT) für supervidierte Sporttherapie in einzelnen Studien zwischen 2,8 und 1,6 liegt, während die NNT für Psychotherapie zwischen 2,5 und 3,5 und die NNT für Pharmakotherapie je nach Studie etwa 4,3 beträgt. Daraus folgend kommt eine australische Arbeitsgruppe zu dem Schluss, dass nur wenige Wochen durchgeführte, moderate bis intensive Sporttherapie effektiver sei als Psychotherapie oder Pharmakotherapie. Dies scheint jedoch in der Praxis leider noch nicht weit verbreitet zu sein.

„Wenn also nicht mangelnde mentale Stärke mein Problem ist, sondern Symptome einer psychischen Erkrankung wie z. B. Antriebs- und Freudlosigkeit sowie Konzentrations- und Schlafstörungen bei depressiven Erkrankungen, dann ist der ***Sport-Psychotherapeut*** *für mich der richtige Ansprechpartner“, resümiert*

7 **Norepinephrin** (auch Noradrenalin) ist ein körpereigenes Katecholamin, das sowohl als Hormon als auch als Neurotransmitter wirkt. Es wird im Nebennierenmark und im sympathischen Nervensystem freigesetzt, steigert Herzfrequenz und Blutdruck, fördert die Wachsamkeit und mobilisiert Energiereserven – insbesondere bei Stress oder körperlicher Belastung.

8 **BDNF** (Brain-Derived Neurotrophic Factor) ist ein neurotropher Wachstumsfaktor, der wesentlich zur neuronalen Plastizität, Synapsenbildung und dem Überleben von Nervenzellen beiträgt. Körperliche Aktivität, insbesondere Ausdauertraining, erhöht die BDNF-Spiegel im Gehirn, was mit verbesserten kognitiven Leistungen und neuroprotektiven Effekten assoziiert ist.

*Marc. „Stimmt. Besonders du als Triathlet bist aber zudem auch prädestiniert für sporttypische Erkrankungen wie **Übertrainingssyndrom**, **Sportanorexie** oder **Sportsucht**. Deshalb aufgepasst: Depressive Symptome sind nicht untypisch für ein Übertrainingssyndrom", warnt Joyce. „Oh nein! Wer kennt einen guten Sport-Psychotherapeuten?", lacht Marc verschmitzt und schlürft seinen letzten Schluck grünen Tee.*

5.6 Exkurs: Das Mesoamerikanische Ballspiel

Schon seit der Antike sind Ballspiele der Oberschicht, des Adels und auch des Bürgertums in Europa bekannt, wie bereits von Homer in der Odyssee berichtet wurde.

Eine besondere kultische Bedeutung impliziert dagegen das **Mesoamerikanische Ballspiel** (Abb. 5.8) der präkolumbischen Zeit bei den Azteken, Mayas, Mixteken, Tolteken, Totonaken und Zapoteken. Über 1500 Ballspielplätze wurden in den mesoamerikanischen Ruinenstädten bislang entdeckt. Der größte ist der von Chichén Itzá mit einer Länge von 166 m und einer Breite von 68 m.

Das Ziel des Spiels lag nach aktuellem Forschungsstand in der Aufgabe, einen Ball durch einen im mittleren Abschnitt des zentralen Spielfeldbereichs in einer Höhe von 250 bis 350 cm angebrachten Ring zu befördern oder bestimmte, meistens runde Markiersteine (Sonnensymbole?) zu treffen. Von den seitlichen Schrägen im mittleren Spielfeld sollte der Ball wieder ins Feld zurückspringen können. Sie waren wohl keine Zuschauertribünen.

Ob es sich um ein Spiel zweier gegnerischer Mannschaften handelte oder alle zusammenarbeiteten, um den Ball in der Luft zu halten, ist bis heute nicht geklärt. Bildreliefs aus Chichén Itzá sowie El Tajín deuten darauf hin, dass die Spiele mit Menschenopfern endeten. Ob die gesamte Verlierermannschaft, deren Kapitän oder die Sieger des Spiels der Tod erwartete, ist unklar.

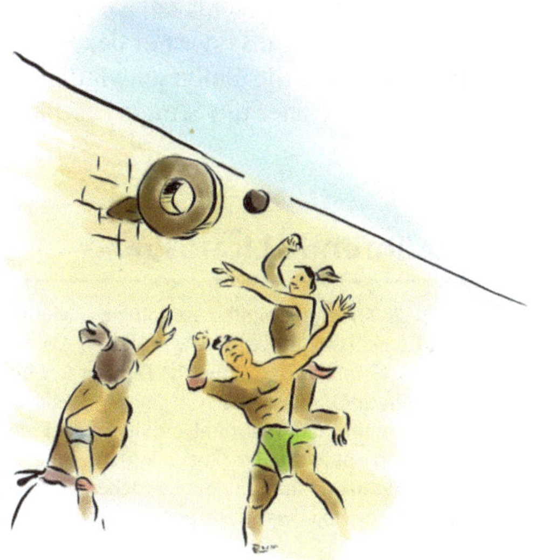

Abb. 5.8 Spielszene des Mesoamerikanischen Ballspiels

Das Gewicht des Spielballs aus Kautschuk entsprach möglicherweise dem eines heutigen **Medizinballs**.

Während der **3000 Jahre**, in denen das Spiel praktiziert wurde, änderten sich wahrscheinlich auch regional unterschiedlich immer wieder die Regeln, was die Zahl der Teilnehmer und auch die Folgen eines verlorenen Spiels betrifft.

Unklar ist die Bedeutung U-förmiger, 15–20 kg schwerer Jochsteine, die um die Hüften der Akteure gelegt und dort verschnürt wurden. Möglicherweise mussten sie nur zu Zeremonien vor dem Spiel, vielleicht aber auch während des gesamten Spiels getragen werden. Darunter trugen die Spieler ein Tuch zwischen den Beinen, manchmal auch ein Jaguarfell, und an den Füßen hohe Sandalen sowie an den Händen eine Art Schutzhandschuh.

Als Variante gilt das auch heutzutage noch gespielte Ulama bzw. Pok-ta-Pok, dessen Name vom Ballgeräusch stammt. Hier darf der Ball mit der Hüfte, den Oberschenkeln, dem Gesäß, den Ellenbogen, den Ober-

und den Unterarmen geschlagen werden, jedoch nicht mit dem Fuß oder mit der Hand. Die Spieler können die Ballgeschwindigkeit auf bis zu 70 Kilometer pro Stunde beschleunigen.

Weiterführende Literatur

Baumann S (2008) Mannschaftspsychologie – Methoden und Techniken. Meyer & Meyer Verlag, Aachen

Chennaoui M, Grimaldi B, Fillion MP, Bonnin A, Drogou C, Fillion G, Guezennec CY (2000) Effects of physical training on functional activity of 5-HT1B receptors in rat central nervous system: role of 5-HT-moduline. Naunyn Schmiedebergs Arch Pharmacol 361(6):600–604. https://doi.org/10.1007/s002100000242

Clausen M, Seifritz E (2022) Psychische Gesundheit und Erkrankungen im Leistungssport. Lehrbuch der Sportpsychiatrie und -psychotherapie, Bd 1. Hogrefe, Bern

Clausen M, Seifritz E (2024) Sport und Bewegung bei psychischen Erkrankungen. Lehrbuch der Sportpsychiatrie und -psychotherapie, Bd 2. Hogrefe, Bern

Cramer D, Jackschath B (1998) Fußballpsychologie. Meyer & Meyer, Aachen

Eberspächer H (2007) Mentales Training. Copress, München

Engelhardt M (Hrsg) (2022) Sportverletzungen. Diagnose, Management und Begleitmaßnahmen. Urban & Fischer, München

Fluhrer R, Hampe W (Hrsg) (2023) Biochemie und Molekularbiologie hoch2. Elsevier, München

Heckhausen H, Roelofsen I (1962) Anfänge und Entwicklung der Leistungsmotivation: (1) im Wetteifer des Kleinkindes. Psychol Forsch 26:313–397

Heckhausen H, Wagner I (1965) Anfänge und Entwicklung der Leistungsmotivation: (2) in der Zielsetzung des Kleinkindes. Psychol Forsch 28:179–245

Heissel A, Heinen D, Brokmeier LL, Skarabis N, Kangas M, Vancampfort D, Stubbs B, Firth J, Ward PB, Rosenbaum S, Hallgren M, Schuch F (2023) Exercise as medicine for depressive symptoms? A systematic review and meta-analysis with meta-regression. Br J Sports Med 57(16):1049–1057. https://doi.org/10.1136/bjsports-2022-106282

Klostermann A, Vater C, Kredel R, Hossner EJ (2019) Perception and action in sports. On the functionality of foveal and peripheral vision. Front Sports Act Living 1:66. https://doi.org/10.3389/fspor.2019.00066

Kormelink H, Seeverens T (1999) Teambuilding. bfp, Leer

Kunath P (2001) Sportpsychologie. Meyer & Meyer, Aachen

Leonhard H, Tillmann BN, Töndury G, Zilles K (Hrsg) (2003) Rauber/Kopsch Anatomie des Menschen. Thieme, Stuttgart

Lin TW, Kuo YM (2013) Exercise benefits brain function: the monoamine connection. Brain Sci 3(1):39–53. https://doi.org/10.3390/brainsci3010039

Linz L (2018) Erfolgreiches Teamcoaching. Meyer & Meyer, Aachen

de Marées H (2002) Sportphysiologie. Sport und Buch Strauß, Köln

Markser V, Bär K (2015) Sport und Bewegungstherapie bei seelischen Erkrankungen. Schattauer, Stuttgart

Markser V, Bär K (2019) Seelische Gesundheit im Leistungssport. Grundlagen und Praxis der Sportpsychotherapie. Schattauer, Stuttgart

Mayer J, Hermann H (2014) Sportpsychologie im Nachwuchsfussball – Mentale Fertigkeiten entwickeln und trainieren. Philippka-Sportverlag, Münster

Mayer J, Hermann H (2015) Mentales Training. Springer, Heidelberg

Pahlavani, HA, (2024) Possible role of exercise therapy on depression: Effector neurotransmitter as key players. Behav Brain Res 459 (9): 114791. https://doi.org/10.1016/j.bbr.2023.114791

Raschka C, Kliem B (2023) Sportmedizin – Fragen und Antworten. 1000 Fakten für die Zusatzbezeichnung. Springer, Heidelberg

Raschka C, Nitsche L (Hrsg) (2016) Praktische Sportmedizin. Thieme, Stuttgart New York

Schuch FB, Vancampfort D, Firth J, Rosenbaum S, Ward PB, Silva ES, Hallgren M, Ponce De Leon A, Dunn AL, Deslandes AC, Fleck MP, Carvalho AF, Stubbs B (2018) Physical activity and incident depression: a meta-analysis of prospective cohort studies. Am J Psychiatry 175(7):631–648. https://doi.org/10.1176/appi.ajp.2018.17111194

Schuch FB, Stubbs B, Meyer J, Heissel A, Zech P, Vancampfort D, Rosenbaum S, Deenik J, Firth J, Ward PB, Carvalho AF, Hiles SA (2019) Physical activity protects from incident anxiety: A meta-analysis of prospective cohort studies. Depress Anxiety 36(9):846–858. https://doi.org/10.1002/da.22915

Singh B, Olds T, Curtis R, Dumuid D, Virgara R, Watson A, Szeto K, O'Connor E, Ferguson T, Eglitis E, Miatke A, Simpson CE, Maher C (2023) Effectiveness of physical activity interventions for improving depression, anxiety and distress: an overview of systematic reviews. Br J Sports Med 57(18):1203–1209. https://doi.org/10.1136/bjsports-2022-106195

Stamatis A, Grandjean P, Morgan G, Padgett RN, Cowden R, Koutakis P (2020) Developing and training mental toughness in sport: a systematic review and meta-analysis of observational studies and pre-test and post-test experiments. Bmj Open

Sport Exerc Med 6(1):e747. https://doi.org/10.1136/bmjsem-2020-000747

Stroebe W, Hewstone M, Stephenson G (1996) Sozialpsychologie. Springer, Heidelberg

Sutoo D, Akiyama K (2003) Regulation of brain function by exercise. Neurobiol Dis 13(1):1–14. https://doi.org/10.1016/s0969-9961(03)00030-5

Tillmann BN (2016) Atlas der Anatomie des Menschen. Springer, Heidelberg

Tittel K (2016) Beschreibende und funktionelle Anatomie des Menschen. Kiener, München

Tuckman BW (1965) Developmental sequence in small groups. Psychol Bull 63:384–399. https://doi.org/10.1037/h0022100

Vater C, Wolfe B, Rosenholtz R (2022) Peripheral vision in real-world tasks: a systematic review. Psychon Bull Rev 29(5):1531–1557. https://doi.org/10.3758/s13423-022-02117-w

Waschke J, Böckers TM, Paulsen F (2025) Sobotta Anatomie – Das Lehrbuch. Urban & Fischer, München

Weineck J (2010) Sportbiologie. Spitta, Balingen

Weiner B (1994) Motivationspsychologie. Beltz, Weinheim

WHO (2010) Global recommendations on physical activity for health. World Health Organization, Geneva

Yantis S (2013) Sensation and Perception. MacMillan Education, London

Schießsport: im Gebirgsschützenhaus

Heike Beck, Daniela Kugelmann, Corinna Haupt, Christoph Raschka und Christine Wild-Bode

Inhaltsverzeichnis

C. Raschka, C. Wild-Bode (Hrsg.), *Grundlagen der Sportmedizin*,
https://doi.org/10.1007/978-3-662-72761-4_6

Zwischen den Jahren treffen sich unsere Medizinstudierenden traditionsgemäß zum Feiern im Schützenhaus der Münchner Gebirgsjäger. Laute Überraschungsrufe löst dabei vor allem der Auftritt ihrer Kommilitonin Diana aus, deren Kontakten als Jägerin sie auch die Nutzung des Schützenhauses verdanken. Darüber hinaus ist sie amtierende bayerische Meisterin im ***Bogenschießen****. Sie erscheint als Comic-Heldin Wonder Woman (*▪ Abb. 6.1*). Vor der eigentlichen Feier versuchen sich aber erst einmal alle an der Disziplin „Laufender Keiler“.*

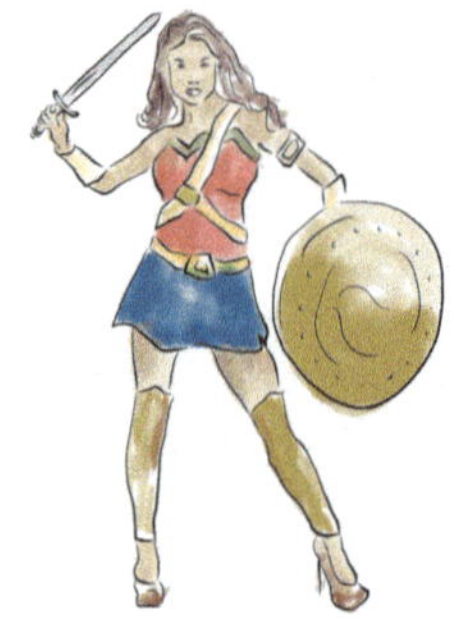

▪ **Abb. 6.1** Diana als Wonder Woman verkleidet

6.1 Sinnesorgane

„Ist das Zielwasser eigentlich immer noch verboten?“, fragt Arnold mit einem gewaltigen Bierhumpen in der Hand. „Nein – und das aus gutem Grund“, weiß Siegfried.

Alkohol als Dopingmittel

Alkohol steht seit 01.01.2018 nicht mehr auf der Dopingliste. Der Mythos, Alkohol könne die Treffsicherheit verbessern, hält sich hartnäckig, ist aber medizinisch längst widerlegt. Alkohol wirkt **dämpfend** auf das **zentrale Nervensystem**. Schon geringe Mengen beeinflussen die **Reaktionszeit** (verlangsamte visuelle Verarbeitung), **Feinmotorik**, **Koordination** (verschlechterte motorische Kontrolle) und das **Urteilsvermögen** (Selbstüberschätzung) sehr negativ.

6.1.1 Dynamisches Sehen

Besonders im Schießsport, etwa beim „Laufenden Keiler“, bei dem ein bewegliches Ziel anvisiert werden muss, sind **schnelles Reaktionsvermögen** und **präzise Zielverfolgung** essenziell.

Merke
Bewegungserkennung, also die visuelle Wahrnehmung der Bewegung, nennt man dynamisches Sehen.

Augenfolgebewegungen (Pursuit Movements) und **Zielverfolgung** sind hier unabdingbar. Zielverfolgung ist die Fähigkeit, die Geschwindigkeit und Richtung eines bewegten Objekts zu antizipieren. Aber wie macht das Auge das?

Die Bilder werden in der **Fovea centralis**, der Stelle des schärfsten Sehens in der Netzhaut, registriert. Diese Information wird dann über den **Sehnerv** im **visuellen Kortex** zusammengeführt. Im primär visuellen Kortex im Okzipitallappen (Hinterhauptslappen) beginnt die Verarbeitung visueller Informationen und es kommt zur ersten **Bewegungserkennung**. Die Analyse von Richtung und Geschwindigkeit wird im medialen temporalen Kortex (Schläfenlappen), die Integration von Bewegung im Raum im Parietallappen (Scheitellappen) weiterverarbeitet.

Damit der Blick dann dem laufenden Keiler folgen kann, steuert das **frontale Augenfeld**, eine Region im Frontallappen (Stirnlappen), die **willkürlichen Augenbewegungen**. Für die räumliche Koordination sorgt eine Region im Schläfenlappen: das **parietale Augenfeld**. Das **Kleinhirn** kalibriert die Blickbewegungen und übernimmt die Feinabstimmung. Die Koordination der Blickverlagerung übernehmen Regionen im

Hirnstamm: der **Nucleus praetectalis**[1] im Mittelhirn und der **Nucleus reticularis tegmenti**[2] im Pons (Brücke).

6.1.2 Kontrastsensitivität und peripheres Sehen

Neben der zentralen Fovea (**Fovea centralis**; ◘ Abb. 6.2) spielt auch das periphere Sehen eine Rolle – etwa für das frühzeitige Erkennen von Bewegungen am Bildrand.

Merke
Stäbchenzellen in der Retina sind für die Hell-Dunkel-Wahrnehmung und Kontrastsensitivität verantwortlich.

Zusätzlich unterstützen parvozelluläre (kleinzellige) Ganglienzellen die Verarbeitung feiner Details und Farbinformationen.

6.1.3 Hand-Auge-Koordination

Das visuelle Signal allein reicht jedoch nicht aus – es muss in eine präzise motorische Reaktion umgesetzt werden. Dabei spielt die Hand-Auge-Koordination eine Schlüsselrolle.

Hand-Auge-Koordination
- Verarbeitung visueller Signale im **Okzipitallappen**
- Weiterleitung zum **motorischen Kortex** (v. a. Gyrus praecentralis)

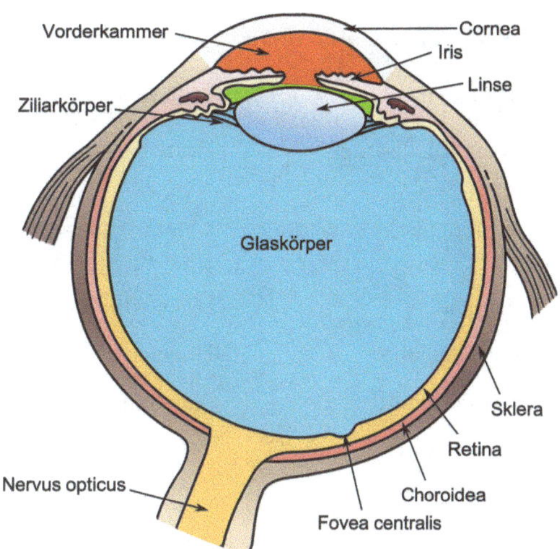

◘ **Abb. 6.2** Querschnitt durch das Auge mit zentraler Fovea. (Nach Holly Fischer, Three internal chambers of the eye, CC BY-SA 3.0)

- **Basalganglien** und **Kleinhirn** übernehmen Bewegungsplanung und Feinkontrolle
- **Brodmann**[3]**-Areal 7** im **Parietallappen** integriert visuelle Information mit motorischer Handlung

6.2 Doping mit Betablockern

Diana berichtet, dass der Schießsport in ihrer Familie eine lange Tradition hat. Ihr Vater leide allerdings seit einigen Jahren unter Bluthochdruck und bekäme daher ***Betablocker****, woraufhin er seine Wettkampfkarriere beendet habe: „Die WADA*[4] *ist da super streng, man bekommt keine Ausnahmegenehmigung für* ***Betablocker****." „Bei Altersschützen, die nicht international aktiv sind und keinem Testpool angehören, soll es bei medizinischer Indikation aber Ausnahmeregelungen geben", wirft*

1 Der **Nucleus praetectalis** ist ein Kerngebiet im Mittelhirn (Mesencephalon), das eine zentrale Rolle bei der Steuerung der Pupillenreaktion spielt. Er vermittelt u. a. den afferenten Schenkel des Lichtreflexes und projiziert zu den Edinger-Westphal-Kernen – die parasympathischen Oculomotoriuskerne – beider Seiten, wodurch die Pupillenverengung (Miosis) bei Lichteinfall ausgelöst wird.

2 Der **Nucleus reticularis tegmenti pontis** ist Teil der Formatio reticularis. Er spielt eine Rolle bei der Koordination von Blickbewegungen, insbesondere über Verbindungen zum Kleinhirn.

3 **Korbinian Brodmann**: 1868–1918, deutscher Neurologe und Psychiater. Er teilte den Neocortex nach zellarchitektonischen Gesichtspunkten in Rindenfelder ein: die Brodmann-Areale.

4 **WADA:** World Anti Doping Agency.

Tab. 6.1 Vergleich β_1- vs. β_2-Rezeptoren

Merkmal	β_1-Rezeptor	β_2-Rezeptor
Hauptlokalisation	Herz, Niere	Glatte Muskulatur Bronchien, Gefäße
Wirkung bei Aktivierung	↑ Herzfrequenz, ↑ Auswurfleistung, ↑ Renin-Angiotensin, ↑ Blutdruck	Bronchodilatation, Vasodilatation
Adrenalin	Hohe Affinität	Hohe Affinität
Noradrenalin	Hohe Affinität	Geringe Affinität
Hauptvermittler	Adrenalin und Noradrenalin	V. a. Adrenalin
Betablocker	Ja (z. B. kardioselektive β_1-Blocker)	Nein oder nur schwach
Medikamente	β_1-Blocker: Metoprolol, Bisoprolol	β_2-Agonist: Salbutamol (Asthmamedikament)

Hagen ein. „Das stimmt wohl", meint Diana, „aber er fühlt sich einfach nicht wohl, wenn er einen Wettkampfvorteil hat." „Merkt er denn tatsächlich, dass er besser trifft?", möchte Hagen wissen. „Definitiv, vor allem das ***Zittern****, dass man sonst so in den Händen spürt, ist deutlich reduziert."*

Merke

Betablocker gelten im Schießsport (Bogenschießen, Gewehr, Pistole) und auch in anderen Präzisionssportarten wie Golf, Billard und Darts als Dopingmittel.

„Interessant", meint Arnold, „aber könnt ihr nochmal kurz erklären, was genau Betablocker machen?"

Erstmal ist wichtig, dass es verschiedene **β-Rezeptoren** im Körper gibt. So findet man **β_1-Rezeptoren** vor allem am Herzen und an der Niere, während **β_2-Rezeptoren** vorwiegend in den glatten Muskelzellen der Blutgefäße und der Bronchien zu finden sind. An all diese Rezeptoren binden die **Katecholamine** Adrenalin und Noradrenalin, allerdings mit unterschiedlichen Affinitäten (Tab. 6.1).

Während Noradrenalin eine vielfach höhere Affinität für β_1-Rezeptoren besitzt, bindet Adrenalin an die beiden Rezeptortypen mit etwa gleicher Affinität. Konkret bedeutet das, dass beide Katecholamine gemeinsam über β_1-Rezeptoren am Herz eine Erhöhung der **Herzfrequenz**, eine Steigerung der **Auswurfleistung** sowie eine Verkürzung der Überleitungszeit im **AV-Knoten** bewirken. Gleichzeitig wird das Renin-Angiotensin-System verstärkt aktiviert, sodass es zu einer Volumenretention im Körper kommt und der Blutdruck angehoben wird. Über die **β_2-Rezeptoren** vermittelt vor allem **Adrenalin** eine Erweiterung der Bronchien sowie eine Vasodilatation.

Wenn wir heute von **Betablockern** reden, dann sind das in der Regel Arzneimittel, die vor allem an **β_1-Rezeptoren** binden. Daher nennt man sie oft auch **kardioselektiv**.

Betablocker

Betablocker blockieren die **β_1-Rezeptoren** und hemmen damit kompetitiv die Bindung von Adrenalin und Noradrenalin. Man setzt sie u. a. zur medikamentösen Therapie von Bluthochdruck ein.

Der Vorteil im **Präzisionssport** liegt darin, dass die typischen „Nervositätssymptome" im Wettkampf aufgehoben werden. Wenn manche Athleten beispielsweise mit schweißnassen Händen und dem Zittern von Händen und Körper im Wettkampf zu kämpfen haben, sind **Betablocker** hier effizient wirksam. Daher werden diese Medikamente auch von **Musikern** und **Schauspielern** genutzt, um ihr **Lampenfieber** zu bekämpfen. Gerade für den Schießsport spielt aber auch die **niedrige Herzfrequenz** eine Rolle, denn nur so schaffen es die Sportschützen, ihren Schuss z. B. zwischen zwei Herzschlägen zu platzieren.

6.3 Speerschleuder

Die **Speerschleuder,** ein Gerät zum Abwurf von Speeren, verlängert den Wurfarm, weswegen die mit ihr beschleunigten Speere mit über 150 km/h signifikant höhere Geschwindigkeiten als von Hand geworfene Speere erreichen können (▪ Abb. 6.3). Sie wurde vor allem gegen Ende der Altsteinzeit (Magdalénien[5]) in Europa, besonders in Südwest-Frankreich, verwendet, um spezielle Speere abzuschleudern. Die verwendeten Speere weisen am hinteren Ende eine muldenförmige Aushöhlung auf, in welche der Haken der Schleuder formschlüssig eingreift.

Vom Werfer werden Speer und Schleuder zunächst parallel in horizontaler Lage gehalten. Am Ende der Wurfbewegung besteht ein rechter Winkel zwischen Schleuder und Speer. Sobald der Schleuderhaken die Speermulde verlässt, kann der Speer ungehindert wegfliegen.

Es gibt Hinweise auf ihre Verwendung bereits während des Solutréens[6] oder sogar des Gravettiens[7], etwa 5000 Jahre zuvor. Aus historischer Zeit sind Speerschleudern unter dem Namen **Atlatl** von den **Azteken** bekannt. Die von den australischen **Aborigines** verwendete Speerschleuder heißt **Woomera.** Sie ist weltweit, aber auch in Mikronesien, Neu-Guinea, bei den Eskimos und den Inka belegt.

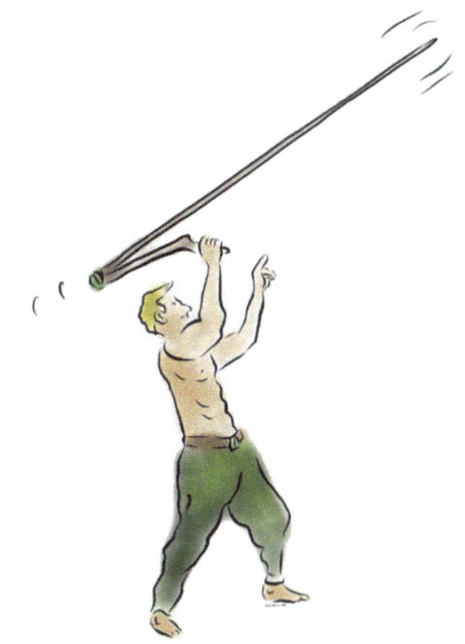

▪ **Abb. 6.3** Werfer mit Speerschleuder

Die künstliche Verlängerung des Wurfarms mithilfe der Speerschleuder induziert eine höhere Beschleunigung mit konsekutiv größerer Wurfweite (über 140 m) und besserer Durchschlagskraft. Typische Jagddistanzen liegen aber meist unter 30 m. Das Aufkommen von Pfeil und Bogen mit noch größeren Reichweiten verdrängte später die Verwendung von Speerschleudern.

5 **Magdalénien**: oberes Jungpaläolithikum, ca. 18.000–12.000 v. Chr.

6 **Solutréen:** mittleres Jungpaläolithikum, ca. 21.000–15.000 v. Chr.

7 **Gravettien**: jüngere Altsteinzeit, ca. 32.000–24.000 v. Chr.

Weiterführende Literatur

Brandes R, Lang F, Schmidt R (2019) Physiologie des Menschen. Springer, Heidelberg

Engelhardt M (Hrsg) (2022) Sportverletzungen. Diagnose, Management und Begleitmaßnahmen. Urban & Fischer, München

Fluhrer R, Hampe W (Hrsg) (2023) Biochemie und Molekularbiologie hoch2. Elsevier, München

Joisten C (Hrsg) (2023) Repetitorium Sportmedizin. Springer, Berlin

de Marées H (2002) Sportphysiologie. Sport und Buch Strauß, Köln

Raschka C (2006) Sportanthropologie. Leitfaden der modernen, vergleichenden Sportanthropologie, Sportanthropometrie und trainingsrelevanten Konstitutionsbiologie. Sportverlag Strauß, Köln

Raschka C, Kliem B (2023) Sportmedizin – Fragen und Antworten. 1000 Fakten für die Zusatzbezeichnung. Springer, Heidelberg

Raschka C, Nitsche L (Hrsg) (2016) Praktische Sportmedizin. Thieme, Stuttgart New York

Schiller S, Raschka C (2024) Entwicklungsgeschichte der Menschen. Eine kurze Einführung in die Paläoanthropologie. Planet Poster Editions, Göttingen

Weineck J (2010) Sportbiologie. Spitta, Balingen

Kampfsport: Session im Fernsehstudio

Christoph Raschka, Christine Wild-Bode, Daniela Kugelmann, Heike Beck und Corinna Haupt

Inhaltsverzeichnis

C. Raschka, C. Wild-Bode (Hrsg.), *Grundlagen der Sportmedizin*,
https://doi.org/10.1007/978-3-662-72761-4_7

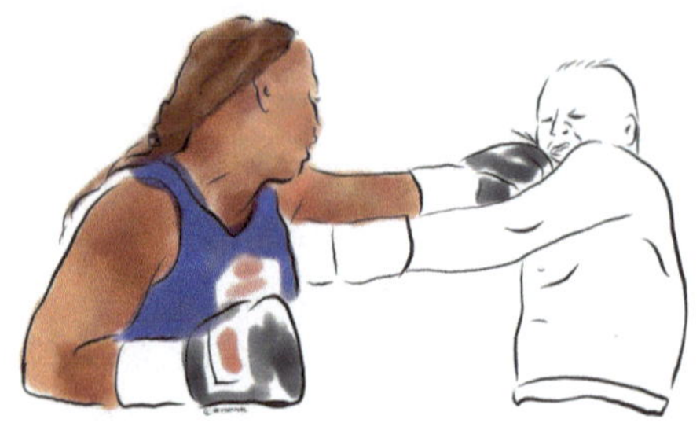

Abb. 7.1 Regina hat eine harte Linke

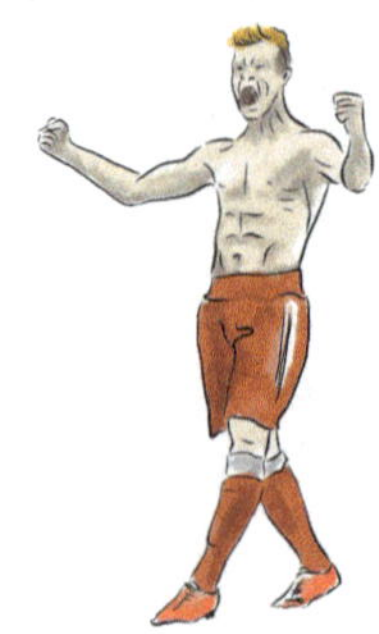

Abb. 7.2 Alfons mit einer typischen provokanten Geste als bavarischer Hulk

Am Neujahrstag begleiten die Sportler ihre kampfsporterprobten Freunde Chuck, Bruce und Regina zu öffentlichen Fernsehaufnahmen in die Nordoststadtstudios, wo die ***Boxerin Regina*** (Abb. 7.1) *eine Fernsehmoderatorin doubeln soll, welche sich gleich gegen zwei betrunkene Intendanten zur Wehr setzen soll, die jeweils von Chuck und Bruce, den früheren Taekwondo- bzw. Wing-Tsun-Kämpfern, dargestellt werden. Die Gruppe staunt über die perfekte Choreographie des Kampfes, den Regina trotz massiver durch Schminke erzeugter Gesichtsverletzungen für sich entscheiden darf. Zu den Zuschauern gesellt sich auch noch Kommilitone Alfons, der sich aufgrund seines Freizeitengagements in der Wrestling-Szene einen Namen als der bavarische Hulk gemacht hat* (Abb. 7.2).

7.1 Koordination im Kampfsport – neuroanatomische und neurophysiologische Grundlagen

Die komplexen Bewegungsabläufe im Kampfsport, etwa präzise Tritte, schnelle Schlagkombinationen oder defensive Reaktionen, erfordern eine hochentwickelte **Koordinationsleistung** (Abb. 7.3).

Koordination wird durch das Zusammenspiel mehrerer neuroanatomischer Strukturen ermöglicht, dabei kommt der **Propriozeption**, also der Eigenwahrnehmung von Muskelspannung, Gelenkstellung

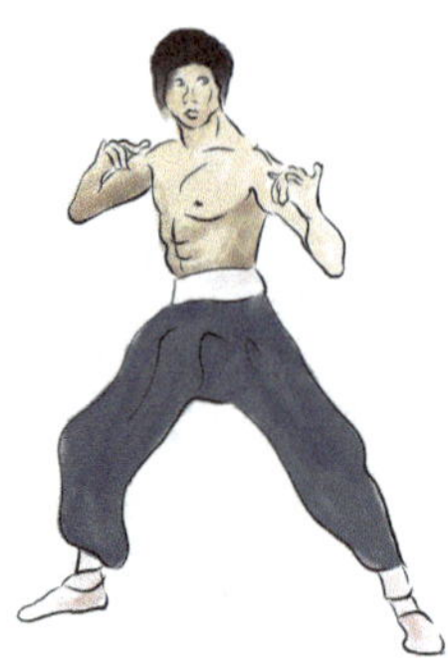

Abb. 7.3 Bruce ist Taekwondo- und Wing-Tsun-Kämpfer: er hat die Koordination komplexer Bewegungsabläufe perfektioniert

und Bewegung, eine zentrale Rolle zu. **Sensorische Informationen** aus Muskelspindeln, Golgi-Sehnenorganen, Gelenkrezeptoren und der Haut werden über **afferente Bahnen** des Rückenmarks ans Gehirn weitergeleitet. Dabei unterscheidet man:

Bewusste Propriozeption
- Über die **Hinterstrangbahnen** des Rückenmarks
- Sensibler **Thalamus**
- **Großhirnrinde**: Gyrus postcentralis im Parietallappen

Unbewusste Propriozeption
- Über die **Tractus spinocerebellaris anterior et posterior** (Kleinhirnseitenstränge) im Rückenmark
- **Kleinhirnrinde**

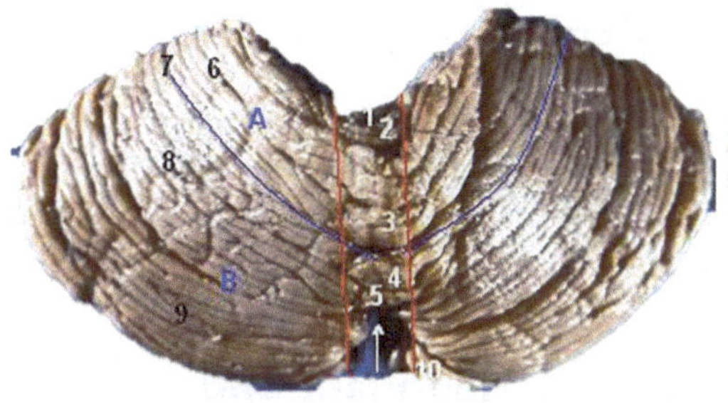

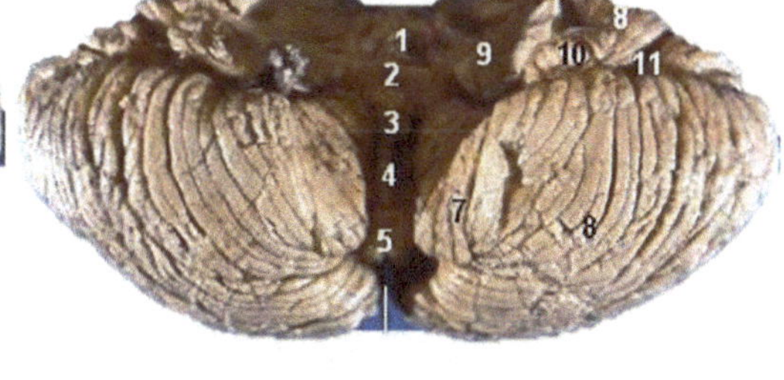

Abb. 7.4 Das Kleinhirn von oben (*links*) und unten (*rechts*). Die Hemisphären (A – Lobus anterior, B – Lobus posterior) sind Teil des pontocerebellären Systems. Der Vermis (lat. Wurm) (mit roten Strichen abgegrenzt (1–5)) und die paravermale Zone (etwa 1 cm links und rechts des Vermis) sind Teil des Spinocerebellums. Der Lobus flocculonodularis in der Tiefe (9, 10) ist Teil des evolutionär ältesten Vestibulocerebellums. (Nach John A Beal, Human cerebellum anterior and posterior view, CC BY-SA 2.5)

Das Kleinhirn übernimmt dabei die Rolle eines zentralen Prozessors für **Koordination**, **Gleichgewicht**, **Muskeltonus** und motorisches Lernen. Es erhält und vergleicht kontinuierlich die geplanten Bewegungsprogramme (aus dem motorischen Kortex) mit der tatsächlichen Ausführung. Abweichungen werden in Echtzeit durch **korrektive Signale** an motorische Zentren (z. B. den Nucleus ruber[1], die Formatio reticularis[2] und den Thalamus[3]) kompensiert.

Besonders aktiv ist dabei die **Kleinhirnrinde** mit ihren drei funktionellen Anteilen: das **vestibulocerebelläre System** koordiniert Gleichgewicht und Blickstabilisierung (wichtig z. B. beim Ausweichen oder bei schnellen Rotationen), das **spinocerebelläre System** kontrolliert die Haltung und grobmotorische Bewegungen, während das **pontocerebelläre System** feinmotorische Abstimmungen und antizipatorische Bewegungen steuert. Diese präzise Abstimmung ist essenziell, wenn Kampfsportler z. B. auf eine Finte blitzschnell reagieren oder einen Tritt im richtigen Moment abbremsen (Abb. 7.4).

Auch die **Basalganglien** wirken regulierend auf den Bewegungsablauf, indem sie Bewegungsinitiation, Bewegungssequenzierung und die motorische Impulskontrolle beeinflussen – Funktionen, die im Kampfsport zur Kontrolle über aggressive Reaktionen oder zur Ausführung komplexer Kombinationsfolgen beitragen. Die Basalganglien stehen in enger Verbindung mit der **motorischen Rinde** (v. a. Area 4 und 6 nach Brodmann[4]), dem **prämotorischen Kortex** und dem supplementär-motorischen Areal, welche für die Planung und Programmierung der Bewegung zuständig sind. Die efferente Steuerung erfolgt über die **Pyramidenbahn** (Tractus corticospinalis) sowie extrapyramidale

1 Der **Nucleus ruber** („roter Kern") ist ein paariger Kern im Mittelhirn, der Teil des extrapyramidalen motorischen Systems ist. Er spielt eine wichtige Rolle bei der Kontrolle des Muskeltonus und der Koordination grobmotorischer Bewegungen, insbesondere über den Tractus rubrospinalis. Er erhält Afferenzen vom Kleinhirn und projiziert u. a. ins Rückenmark und zur Formatio reticularis.

2 Die **Formatio reticularis** ist ein weit verzweigtes Netzwerk aus Nervenzellansammlungen im Hirnstamm (Medulla oblongata, Pons und Mittelhirn), das an der Regulation von Bewusstsein, Muskeltonus, Schmerzmodulation und motorischer Koordination beteiligt ist. Über retikulospinale Bahnen beeinflusst sie die Halte- und Stützmotorik und wirkt eng mit Kleinhirn, Basalganglien und motorischem Kortex zusammen.

3 Der **Thalamus** ist ein paariges Kerngebiet im Zwischenhirn (Diencephalon), das als zentrales Umschaltzentrum sensorischer und motorischer Informationen fungiert. Er filtert und leitet nahezu alle Sinneseindrücke (außer Geruch) zur Großhirnrinde weiter und spielt zudem eine wichtige Rolle bei der Bewegungskoordination, der Aufmerksamkeit und der Bewusstseinsregulation.

4 **Korbinian Brodmann**: 1868–1918, deutscher Neuroanatom und Psychiater.

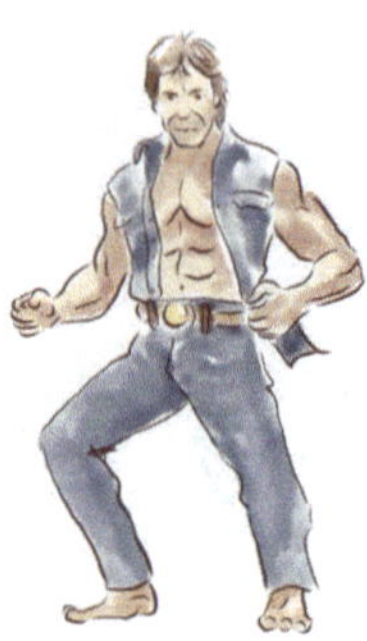

Abb. 7.5 Chuck ist knallhart – beim Kampf und bei der Gewichtskontrolle

7

Systeme wie den Tractus reticulospinalis, die eine schnelle, fein abgestimmte Aktivierung der α-Motoneurone im Vorderhorn des Rückenmarks ermöglichen. Die Interaktion zwischen zentralen und peripheren Steuerzentren erlaubt so sowohl gezielte Schlagbewegungen als auch reflektorisch-korrektive Stabilisationsreaktionen.

Insgesamt zeigt sich: Kampfsportliche Koordination ist kein rein peripher-motorischer Prozess, sondern das Ergebnis eines hochintegrierten, zentralnervösen Netzwerks, das sensorische Rückmeldung, motorische Programmierung und adaptives Lernen vereint. Dies erklärt auch, warum Koordination durch spezifisches Techniktraining deutlich verbessert werden kann – neuroplastische Veränderungen in Kleinhirn, Kortex und Basalganglien ermöglichen eine zunehmend ökonomische und präzise Bewegungssteuerung.

*„Wie hältst du eigentlich dein exaktes Kampfgewicht?", will Siegfried von Chuck im Anschluss wissen. „Wenig Kohlenhydrate, wenig Fette, aber viel Protein!", lacht Chuck, „Meinen Sixpack sieht man auch nur so gut, weil ich sehr wenig Körperfett habe (*Abb. 7.5*)."*

7.2 Gewicht, Abnahme, Doping

Neben kurzfristigen Dehydratationsmaßnahmen setzen viele Kampfsportler auf gezielte Ernährungsstrategien, um ein niedriges Körpergewicht zu halten oder gezielt zu reduzieren. Dabei ist es wichtig, Fettmasse abzubauen, Magermasse zu erhalten und gleichzeitig die Leistungsfähigkeit zu bewahren.

7.2.1 Kalorienbilanz und Makronährstoffverteilung

Das Körpergewicht wird langfristig über die **Kalorienbilanz** reguliert: Eine negative Energiebilanz sorgt für die Mobilisierung von Energiespeichern aus den Fettdepots. Ein moderates Kaloriendefizit (ca. 300–500 kcal/Tag) führt zu Fettabbau, ohne die Muskelmasse stark zu gefährden.

7.2.2 Glykogenreduktion zur schnellen Gewichtsreduktion

Glykogen wird v. a. in Leber und Muskulatur gespeichert. Bei starker Reduktion der Kohlenhydratzufuhr (Low-Carb[5]-Diät, ketogene Diät[6]) kommt es zum **Glykogenabbau** und so zu einer Reduktion der intrazellulären Wasserbindung. Das führt zu schnellem

5 Die **Low-Carb-Ernährung** ist ein Ernährungskonzept, bei dem der Anteil an Kohlenhydraten deutlich reduziert und durch Fette und/oder Proteine ersetzt wird. Ziel ist es, den Blutzuckerspiegel stabil zu halten, die Insulinausschüttung zu senken und vermehrt Fette als Energiequelle zu nutzen. Sie wird u. a. zur Gewichtsreduktion und bei metabolischem Syndrom angewendet.

6 Die **ketogene Diät** ist eine sehr kohlenhydratarme, fettreiche Ernährungsform, bei welcher der Körper in den Zustand der Ketose übergeht. Dabei nutzt er anstelle von Glukose vermehrt Ketonkörper aus der Fettverbrennung als Energiequelle. Ursprünglich zur Behandlung therapieresistenter Epilepsie entwickelt, wird sie heute auch zur Gewichtsreduktion und bei bestimmten Stoffwechselerkrankungen eingesetzt.

Tab. 7.1 Makronährstoffe in der Kampfsporternährung mit Gewichtskontrolle

Makronährstoff	Funktion	Für Kampfsportler zur Gewichtskontrolle
Kohlenhydrate	Schnell verfügbare Energie (Glykolyse)	Reduktion kann Glykogenspeicher und Wasserbindung senken (1 g Glykogen bindet 3–4 g Wasser) → niedrigeres Gewicht
Fette	Energielieferant im aeroben Bereich	Wenig, wenn Fettabbau gewünscht
Proteine	Substrat für Muskelaufbau und Muskelerhalt	Erhöhte Zufuhr (1,2–2 g/kg/Tag), um Muskelabbau zu vermeiden

Gewichtsverlust. Außerdem sorgt der niedrigere Blutzuckerspiegel für eine vermehrte **Lipolyse** und **Ketonkörperbildung.**

Diese Strategien eignen sich kurzfristig, können jedoch bei Leistungssportlern die Leistungsfähigkeit im anaeroben Bereich einschränken (Tab. 7.1).

*„Ist das dann eigentlich eine **ketogene Ernährung**?", fragt Siegfried weiter. „Nein, das habe ich mal ausprobiert, aber bei so wenig Kohlenhydraten fehlt mir die Power bei den Tritten", antwortet Chuck.*

7.2.3 Ketogene Diät

Die **ketogene Diät** (< 50 g Kohlenhydrate/Tag) führt zur verstärkten **Fettsäureoxidation** (β-Oxidation) in Leber und Muskel. Das Endprodukt der β-Oxidation ist **Acetyl-CoA**, gleichzeitig entsteht bei den vielen Oxidationen viel NADH. Eine hohe NADH-Konzentration hemmt aber den Citratzyklus, sodass Acetyl-CoA sich anstaut und in der Leber zu **Ketonkörpern** umgewandelt wird.

Ketonkörper:

- **Acetoacetat** (instabile β-Ketocarbonsäure)
- **β-Hydroxybutyrat** (stabile Transportform = reduziertes Acetoacetat)
- **Aceton** entsteht spontan aus Acetoacetat (spontane Decarboxylierung).
- Aceton wird abgeatmet: säuerlich-fruchtiger **Atemgeruch**
- **Alternative Energielieferanten** für Gehirn und Muskulatur

Bei niedriger Insulinsekretion und erhöhtem Glukagonspiegel wird die **Lipolyse** stimuliert. Die Fettsäuren werden in den Mitochondrien zu Ketonen verarbeitet.

Merke

Ketogene Ernährung ist für explosive, anaerobe Leistungen weniger geeignet (z. B. Würfe, Tritte, kurze Runden in Kampfsportarten).

„Was bei mir ganz gut funktioniert, ist intermittierendes Fasten", erklärt Chuck. „Außerdem soll das ja angeblich zur Langlebigkeit beitragen."

7.2.4 Intermittierendes Fasten

Intervallfasten umfasst verschiedene Formen, darunter das 16:8-[7] und 5:2-Schema[8] sowie das Alternate-Day-Fasting[9]. Allen Ansätzen gemeinsam ist die Unterstützung einer negativen Energiebilanz durch zeitlich begrenzte Essfenster. Darüber hinaus kann Intervallfasten die **Insulinsensitivität** verbessern sowie zelluläre Prozesse wie **AMPK**-Aktivierung[10] und **Autophagie**[11] stimulieren. Bei niedrigem Insulinspiegel kommt es zudem zu einer verstärkten Mobilisierung von Fettreserven, vermittelt durch eine aktivierte Lipolyse über die **hormonsensitive Lipase (HSL)**.

Regina ergänzt: „Wichtig ist auch, genug ***Protein*** *zu sich zu nehmen, damit man keine Muskelmasse verliert. Als Leistungssportler braucht man da schon mehr als normal. Übertreiben muss man aber auch nicht. Aber die Proteinshakes, auf die alle schwören, finde ich überflüssig. Da ist so viel Zucker drin, lieber mal einen Quark oder Hüttenkäse extra, finde ich viel besser."*

7 Das **16:8-Fasten** ist eine Form des intermittierenden Fastens, bei der innerhalb eines täglichen Zeitfensters von 8 Stunden gegessen wird, während für die verbleibenden 16 Stunden gefastet wird.

8 Beim **5:2-Fasten** handelt es sich um eine intermittierende Fastenmethode, bei der an fünf Tagen pro Woche normal gegessen wird, während an zwei nicht aufeinanderfolgenden Tagen die Kalorienzufuhr stark reduziert wird (typischerweise auf ca. 500–600 kcal pro Tag).

9 **Alternate-Day-Fasting (ADF)** ist eine Form des intermittierenden Fastens, bei der sich Tage mit normaler Nahrungsaufnahme und Fastentage (mit stark reduzierter oder keiner Kalorienzufuhr) abwechseln.

10 Die **AMP-aktivierte Proteinkinase** (AMPK) ist ein zentraler zellulärer Energiesensor, der bei niedrigem Energiezustand (z. B. durch Fasten oder körperliche Aktivität) aktiviert wird. Sie fördert katabole Prozesse wie die Fettsäureoxidation und hemmt gleichzeitig anabole Prozesse wie die Lipogenese und Proteinsynthese, um das Energieniveau der Zelle zu stabilisieren.

11 **Autophagie** (von griechisch „auto" = selbst und „phagein" = essen) bezeichnet einen zellulären Reinigungsprozess, bei dem beschädigte Zellbestandteile oder überflüssige Organellen in Lysosomen abgebaut und recycelt werden. Dieser Mechanismus wird insbesondere durch Nährstoffmangel, Fasten oder körperliche Belastung aktiviert und trägt zur Zellgesundheit, Stressresistenz und möglicherweise zur Langlebigkeit bei.

7.2.5 Proteinreiche Diäten und Muskelmasse-Erhalt

Ein häufiger Fehler beim Abnehmen ist der Verlust **fettfreier Masse, insbesondere von Muskelgewebe**. Eine ausreichende Proteinzufuhr kann dem entgegenwirken, da sie die **Muskelproteinsynthese** über den mTOR-Signalweg[12] stimuliert. Zudem fördern Proteine die **Sättigung** durch ihren Einfluss auf die Regulation von Ghrelin und Leptin. Darüber hinaus erhöhen sie die **Thermogenese**, also den Energieverbrauch bei der Verdauung (diet-induced thermogenesis).

Merke

Besonders wichtig in kalorienreduzierten Phasen: 1,2–2 g Protein/kg Körpergewicht/Tag.

Bruce klinkt sich ein: „Also ich mache das so: Mit Intervallfasten halte ich mein Gewicht ganz gut, bin aber nicht super streng. Kurz vor dem Wettkampf werden dann noch mal Kohlenhydrate und Fette krass reduziert, bis ich mein Kampfgewicht habe – das ist dann Disziplin pur."

Die Kombination aus moderatem Energiedefizit, erhöhter Proteinzufuhr und ggf. zyklischer Kohlenhydratrestriktion erlaubt eine kontrollierte Gewichtsregulation ohne signifikanten Leistungsverlust.

12 **mTOR** (mechanistic Target of Rapamycin [= ein Antibiotikum und Immunsuppressivum]) ist ein zentraler zellulärer Signalweg, der Wachstum, Proteinsynthese und Zellteilung reguliert. Er steht in einem funktionellen Gegensatz zur AMPK. Eine chronisch erhöhte mTOR-Aktivität wird mit Alterungsprozessen und bestimmten Krankheiten assoziiert.

„Viele greifen leider in dieser Phase auch zu Diuretika, um kurzfristig Gewicht zu verlieren. Das ist gesundheitlich sehr riskant, aber manche Kampfsportler greifen auch zu noch krasseren Mitteln. Anabolika wie im Kraftsport (s. ► Kap. 2) *werden genutzt, außerdem Schmerzmittel, das würde ich aber alles nie machen", erklärt Regina.*

7.2.6 Doping im Kampfsport

Doping im Kampfsport ist ein sensibles Thema, da hier nicht nur Leistungssteigerung, sondern auch Sicherheit und Fairness im Vordergrund stehen. Neben klassischen Substanzen wie **Anabolika** zur Erhöhung der Muskelkraft (s. ► Kap. 2, Kraftsport) kommen besonders häufig **Stimulanzien** (z. B. Amphetamine; s. ► Kap. 3, Ausdauersport) zum Einsatz, um Aufmerksamkeit, Reaktionsschnelligkeit und Aggressivität zu steigern. Auch **Diuretika** werden missbräuchlich verwendet, um kurzfristig Gewicht zu verlieren und in niedrigere Gewichtsklassen zu „rutschen" – was gesundheitlich riskant ist.

Diuretika (altgriech. „di-uretikós" = den Urin befördernd)

- Ausscheidung von Wasser und Elektrolyten gefördert
- **Rückresorption von Natrium** im Nierentubulus gehemmt
- Erhöhtes Harnvolumen (Diurese)
- Reduziertes **Blutvolumen**
- Senkung des Blutdrucks
- Nebenwirkungen: gravierende Störungen des Elektrolyt- und Flüssigkeitshaushalts (Muskelkrämpfe, Herzrhythmusstörungen oder Kreislaufversagen)

Schmerzmittel wie Tramadol oder nichtsteroidale Antirheumatika (NSAR) dienen teilweise zur Unterdrückung von Verletzungssymptomen, können jedoch schwerwiegende Nebenwirkungen verursachen. Die Dopingkontrollen durch nationale und internationale Organisationen wie NADA[13] und WADA[14] zielen daher nicht nur auf Chancengleichheit, sondern auch auf den Schutz der AthletInnen.

*Hagen will noch etwas wissen: „Könnt ihr eigentlich auch Bretter zerschlagen, wie die Kampfsportler das im Film machen?" „Mein **Taekwondo-Lehrer** konnte das, das geht aber erst nach jahrelangem Training – die Knochen, Kapseln und das Bindegewebe der Hand bauen sich dann so um, dass nicht die Hand bricht, sondern das Brett ...", erinnert sich Bruce.*

7.3 „Konditionierung" für den Bruchtest

In der Kampfkunst steht der Begriff des **Bruchtests** für das Zerschlagen von massiven Gegenständen (meistens Bretter aus Fichtenholz mit den Maßen 30 × 30 cm und einer Stärke von 1,8 cm). Er wird primär mit Hand, Ellenbogen und Fuß, aber auch mit anderen Körperteilen ausgeführt. Im Vergleich zu Brettern brechen die ebenfalls verwendeten Porenbetonplatten früher und erfordern einen geringeren Kraftaufwand. Vor dem Schluss der Epiphysenfugen sollten Heranwachsende keine Bruchtests durchführen müssen.

Um auch härteres Material wie Backsteine oder Steine zerbrechen zu können, müssen über einen sportartspezifischen Konditionierungsprozess die Hände darauf vor-

13 Die **Nationale Anti Doping Agentur Deutschland (NADA)** ist die unabhängige Organisation zur Dopingprävention und -kontrolle in Deutschland. Sie koordiniert Testverfahren, Bildungsprogramme und Regelwerke im Einklang mit dem Welt-Anti-Doping-Code der WADA.

14 Die **World Anti-Doping Agency (WADA)** ist die weltweit zuständige Organisation für die Bekämpfung von Doping im Sport. Sie wurde 1999 gegründet, legt den internationalen Anti-Doping-Code fest und koordiniert weltweit Kontrollen, Forschung sowie Präventionsmaßnahmen zur Sicherung fairer sportlicher Wettbewerbe.

bereitet werden. Die Übungen bestehen aus repetitivem **Schlagtraining** (10–20 Wiederholungen) in eine Pfanne, die zunächst mit Sand oder getrockneten Erbsen gefüllt wird. Vor und nach dem Schlagtraining werden die Hände meist mit einem chinesischen Einreibemittel versorgt (z. B. „Dit Da Jow"), was die Narbenbildung reduzieren soll. Es folgen isometrische Übungen für die Unterarme. Im Laufe der Jahre wird das Schlagmaterial gegen festere Substanzen ausgetauscht (z. B. Mischung aus Erbsen und kleinen Steinchen u. s. w.).

Die klinische Untersuchung eines asymptomatischen 40 jährigen Taekwondo-Weltmeisters erbrachte als auffälligsten klinischen Befund eine komplette **Abflachung der Hand-Knöchel-Silhouette** bei komplettem Faustschluss, sodass keine prominenten Punkte des Handskeletts beim Aufschlag der Faust auf Holz oder andere Materialien traumatisiert werden konnten. Kernspintomographisch fällt eine Verdichtung und vermehrte Gewebeansammlung dorsalseitig zwischen den Mittelhandknochen-Köpfchen der Finger auf. Diese ist im Sinne einer Vernarbung mit Einschluss kleinerer Ossifikationen nach multiplen Mikrotraumata sowie einer Kapselverdickung der Grundgelenke zu deuten. Diese Narbenbildung, bedingt durch dauerhaft repetitive Druckexposition, stellt einen protektiven endogenen **Traumapräventionsmechanismus** dar.

Weiterführende Literatur

Brandes R, Lang F, Schmidt R (2019) Physiologie des Menschen. Springer, Heidelberg

Engelhardt M (Hrsg) (2022) Sportverletzungen. Diagnose, Management und Begleitmaßnahmen. Urban & Fischer, München

Fluhrer R, Hampe W (Hrsg) (2023) Biochemie und Molekularbiologie hoch2. Elsevier, München

Fritzsche J, Raschka C (2018) Managerboxen. Gesundes Kampfsporttraining in der Praxis. Springer, Berlin

de Marées H (2002) Sportphysiologie. Sport und Buch Strauß, Köln

Pecht VS, Raschka C (2005) Droht dieser Faust bald das Knock-out? [Deformation of the fist due to Taekwondo training]. MMW Fortschr Med 147(42):48–49

Raschka C, Kliem B (2023) Sportmedizin – Fragen und Antworten. 1000 Fakten für die Zusatzbezeichnung. Springer, Heidelberg

Raschka C, Nitsche L (Hrsg) (2016) Praktische Sportmedizin. Thieme, Stuttgart New York

Raschka C, Ruf S (2026) Sport und Ernährung – Wissenschaftlich basierte Empfehlungen, Tipps und Ernährungspläne für die Praxis. Thieme, Stuttgart

Tittel K (2016) Beschreibende und funktionelle Anatomie des Menschen. Kiener, München

Trepel M (2022) Neuroanatomie Struktur und Funktion. Elsevier, München

Weineck J (2010) Sportbiologie. Spitta, Balingen

Tanzsport: in der Tanzsportschule

Corinna Haupt, Daniela Kugelmann, Christoph Raschka und Christine Wild-Bode

Inhaltsverzeichnis

C. Raschka, C. Wild-Bode (Hrsg.), *Grundlagen der Sportmedizin*,
https://doi.org/10.1007/978-3-662-72761-4_8

Motiviert von der beeindruckenden Choreographie der Kampfsportler, entschließen sich unsere Medizinstudenten zum Besuch der ***Tanzsportschule*** *„Augsburger Tanzbären" von Jorge und Motsi, bei denen schon am ersten Termin verschiedene Tänze der Richtungen Standard und Latein auf dem Programm stehen* (Abb. 8.1).

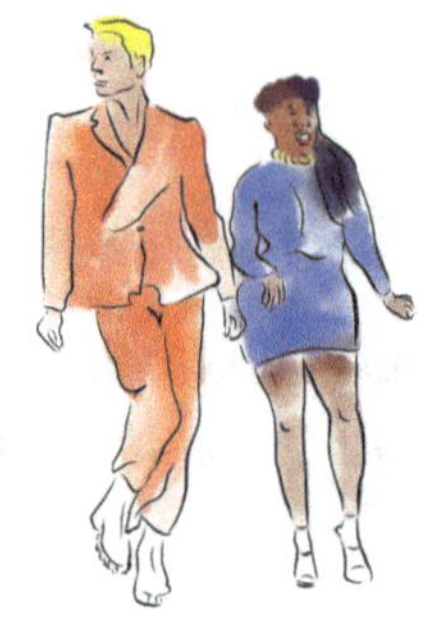

Abb. 8.1 Jorge und Motsi

8.1 Koordination und Gedächtnis: Neurophysiologie und Neuroanatomie

8

Marc sagt: „Ich bin immer wieder erstaunt, wie koordiniert die Bewegungen der Tanzpaare ablaufen und wie viele verschiedene Tanzschritte und Figuren sie sich ***merken*** *können. Ich habe nach dem dritten Schritt immer schon wieder vergessen, was als Erstes zu tun war."*

Ja, die Gedächtnisleistung, die beim Tanz gefordert wird, ist wirklich groß. Aber was heißt eigentlich **Gedächtnis**?

Merke
Das Gedächtnis beinhaltet Prozesse im Zentralnervensystem, die Wissen kodieren, aufbewahren und wieder abrufbar machen.

Hier ist vor allem der **Hippocampus**[1] (Abb. 8.2) für die Überführung vom Kurz- ins Langzeitgedächtnis wichtig, aber auch der **Neokortex** und das **Kleinhirn** sind an den Gedächtnisprozessen beteiligt.

Zeitlich gesehen kann man das Gedächtnis in ein **Ultrakurzzeitgedächtnis**, ein **Kurzzeitgedächtnis** (auch Arbeitsgedächtnis genannt) und in ein **Langzeitgedächtnis** unterteilen.

Das Ultrakurzzeitgedächtnis hat eine extrem große Speicherkapazität. Es wird auch sensorisches Gedächtnis genannt, weil es die vielen Reize, die z. B. aus der Umwelt kontinuierlich auf den Menschen einwirken, für einen sehr kurzen Zeitraum (weniger als eine Sekunde) speichern kann. Dieses sensorische Gedächtnis wird z. B. im visuellen System über Areale im primär **visuellen Kortex**, der im **Okzipitallappen** liegt, organisiert, während das **echoische**[2] **Gedächtnis** akustische Informationen verarbeitet und primär mit dem Temporallappen assoziiert ist.

Aus all diesen Informationen werden dann einige extrahiert und in das **Kurzzeitgedächtnis** überführt. Die Speicherkapazität ist hier viel geringer, daher wird vorher selektiert, was hier bearbeitet werden soll. Die Speicherdauer beträgt Sekunden bis Minuten. Das **Arbeitsgedächtnis** ist besonders mit dem **präfrontalen Kortex** verknüpft, der eine zentrale Rolle bei der bewussten Informationsverarbeitung, Aufmerksamkeit und der Planung von Handlungen spielt.

Wenn sie dann nicht in das **Langzeitgedächtnis** überführt wird, ist die Information unter Umständen für immer verloren. Die einmalige Überführung ins Langzeitgedächtnis ist aber meist nicht ausreichend.

1 Der **Hippocampus** ist eine zentrale Struktur des medialen Temporallappens und spielt eine entscheidende Rolle bei der Konsolidierung von Informationen aus dem Kurzzeit- in das Langzeitgedächtnis.

2 Das **echoische Gedächtnis** ist die kurzfristige Speicherung auditiver Informationen – also dessen, was wir hören. Es hält akustische Reize für einen sehr kurzen Zeitraum (ca. 2–4 Sekunden) im Gedächtnis, selbst wenn der Reiz schon verklungen ist.

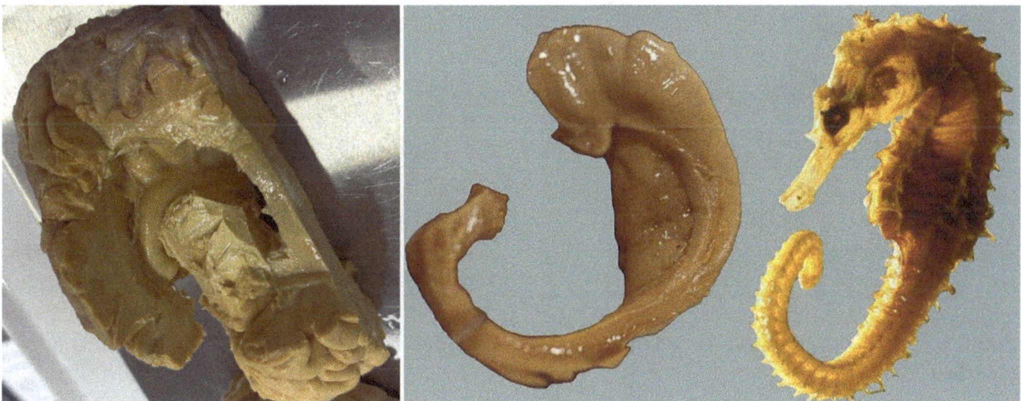

Abb. 8.2 Der Hippocampus liegt in der Tiefe des medialen Temporallappens (*links*) und erinnert in der Form an das namensgebende Seepferdchen (*rechts*). (Foto rechts mit freundlicher Genehmigung von Professor Laszlo Seress)

Es muss eine sogenannte **Konsolidierung** stattfinden.

Konsolidierung

Man ruft dazu bereits vorhandene Gedächtnisinhalte ab, arbeitet damit und legt sie erneut im Langzeitgedächtnis ab. Man kann diesen Vorgang auch als Üben bezeichnen, sowohl in Bezug auf die TänzerInnen, als auch im Zusammenhang mit dem **Lernen** von z. B. einer Sprache oder einem neuen Sachverhalt im Studium. Diese Konsolidierungsprozesse finden auch im Schlaf statt und sind eng mit der Aktivität des **Hippocampus** verbunden. Für den Tanz und die korrekte Ausführung der Bewegungen ist es notwendig, dass die Inhalte stabil im Langzeitgedächtnis abgelegt sind. Dafür ist also viel Übungszeit erforderlich.

In Bezug auf die memorierten Inhalte kann man Gedächtnis aber auch nach den Kategorien implizit und explizit unterteilen.

Das **implizite Gedächtnis**, auch als **prozedurales Gedächtnis** bekannt, umfasst Gedächtnisinhalte, deren ausgelöste Verhalten man als Gewohnheiten oder unbewusste/unterbewusste Handlungen bezeichnen kann. Dazu gehören z. B. das Fahrradfahren und das Gehen. Wenn man geht, denken wir in den meisten Fällen nicht darüber nach, sondern tun es einfach. Gehirnbereiche, die an dieser Gedächtnisleistung beteiligt sind, sind u. a. die Basalganglien, das Kleinhirn, aber auch die Amygdala und verschiedene Bereiche des Neokortex. Auch die **Habituation**[3] oder die **Sensitisierung**[4] auf externe Reize werden zu dieser Form des Gedächtnisses gezählt. Dies erklärt, warum auch verschiedenste Reflexwege an der Generierung des impliziten Gedächtnisses beteiligt sind.

Das **explizite Gedächtnis** hingegen (auch **deklaratives Gedächtnis** genannt) kann weiterhin unterteilt werden in ein **episodisches**

3 Die **Habituation** beschreibt die allmähliche **Abschwächung** einer Reaktion auf einen wiederholt dargebotenen, irrelevanten Reiz – ohne bewusstes Erinnern oder Nachdenken. Ein klassisches Beispiel ist das Ausblenden von Straßenlärm oder tickenden Uhren im Alltag.

4 **Sensitisierung**: Im Gegensatz zur Habituation führt die wiederholte Darbietung eines (meist intensiven oder schädlichen) Reizes zu einer **Verstärkung** der Reaktion auf diesen oder ähnliche Reize. Ein Beispiel ist die gesteigerte Schmerzempfindlichkeit nach wiederholter Reizung einer empfindlichen Stelle.

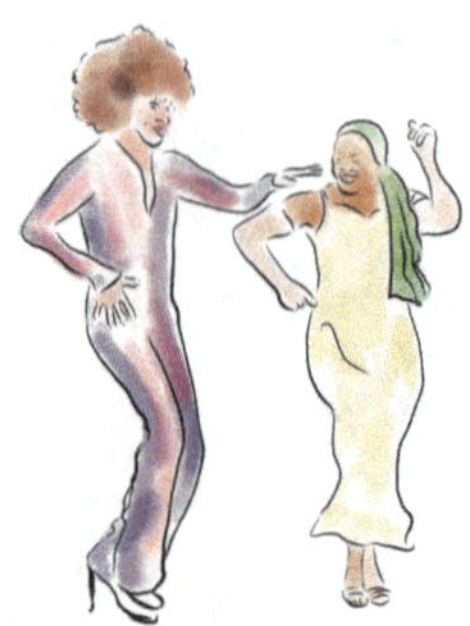

Abb. 8.3 Motsi und Roberto bei den lateinamerikanischen Tänzen

Gedächtnis, wozu persönliche Erfahrungen und die eigenen biographischen Erinnerungen gehören, und ein **semantisches** Gedächtnis. Hierzu zählt z. B. das Erlernen neuer Wörter und neuer Konzepte. An der Generierung langzeitiger expliziter Gedächtnisinhalte sind der mediale Temporallappen inklusive des **Hippocampus**, aber auch der Frontallappen beteiligt. Es gibt viele Hinweise darauf, dass an der vorhin schon angesprochenen **Konsolidierung** von Gedächtnisinhalten der mediale Temporallappen, also auch der Hippocampus, beteiligt ist. Auf zellulärer Ebene kann man im **Hippocampus** eine Verstärkung der synaptischen Verbindungen sowohl funktionell als auch strukturell und auf molekularer Ebene beobachten. Es gibt viele Untersuchungen, die Hinweise darauf geben, dass diese Veränderungen, die auch als **Langzeitpotenzierung** bezeichnet werden, das zelluläre Korrelat für die Generierung einer Erinnerung sind.

Nach Beendigung der Standardtanzstunde übernimmt nun Roberto den Part von Jorge (Abb. 8.3).

8.2 Gleichgewicht

Die sportliche Leistung, die man hier beobachten kann, hat aber auch mit einem ausgeprägten Gleichgewichtssinn zu tun. Hieran sind mehrere Sinnessysteme beteiligt. Es fließen Informationen aus dem visuellen System, dem Tastsinn, der **Propriozeption**[5] und dem **vestibulären System** zusammen. Sie helfen uns dabei, die Lage unseres Körpers im Raum und die Stellung der Gelenke und Muskulatur zu erfassen. Nur so weiß man, wo man sich in Bezug auf die Umwelt bzw. im Ablauf der Bewegung gerade befindet. Über die **Propriozeption** und das visuelle System wurde bereits gesprochen. Daher soll an dieser Stelle das **vestibuläre System** etwas genauer betrachtet werden. Es unterteilt sich anatomisch in die flüssigkeitsgefüllten **Bogengänge** und die **Makulaorgane**. Auf jeder Kopfseite befinden sich drei in alle Raumebenen orthogonal ausgerichtete Bogengänge (Abb. 8.4), die jeweils einen gallertigen Bereich enthalten, den man als **Cupula** bezeichnet.

In diesen Cupulae befinden sich **Haarsinneszellen.** Bewegt man den Kopf oder wird unser Kopf bewegt, bleibt die Flüssigkeit in den Bogengängen kurz „stehen". Genauer gesagt, folgt die Flüssigkeit der Bewegung des knöchernen Kopfs durch die Trägheit etwas verzögert. Für diesen kurzen Zeitraum werden die Cupulae verformt und die **Stereozilien** der Haarsinneszellen ausgelenkt. Diese Auslenkung spannt oder entspannt, je nach Auslenkungsrichtung, die **Tiplinks**, die die Stereozilien miteinander verbinden. In deren Verankerungsbereich innerhalb der Zellmembran befinden sich viele mechanosensible **Ionenkanäle**, die für Kalium durchlässig sind. Werden die Tiplinks gespannt, erhöht sich die Öffnungswahrscheinlichkeit dieser Ionenkanäle und Kalium strömt in die Sinneszelle ein. Das Sensorpotenzial entsteht und es wird eine größere Menge des Transmitters **Glutamat** freigesetzt. Im nachgeschalteten Neuron des Ganglion vestibuli

5 **Propriozeption** bezeichnet die Fähigkeit des Körpers, die Lage, Stellung und Bewegung der eigenen Gliedmaßen im Raum wahrzunehmen – auch ohne visuelle Kontrolle. Diese „Tiefensensibilität" basiert auf Informationen aus Muskelspindeln, Sehnenorganen und Gelenkrezeptoren und ist essenziell für Koordination, Gleichgewicht und Bewegungssteuerung.

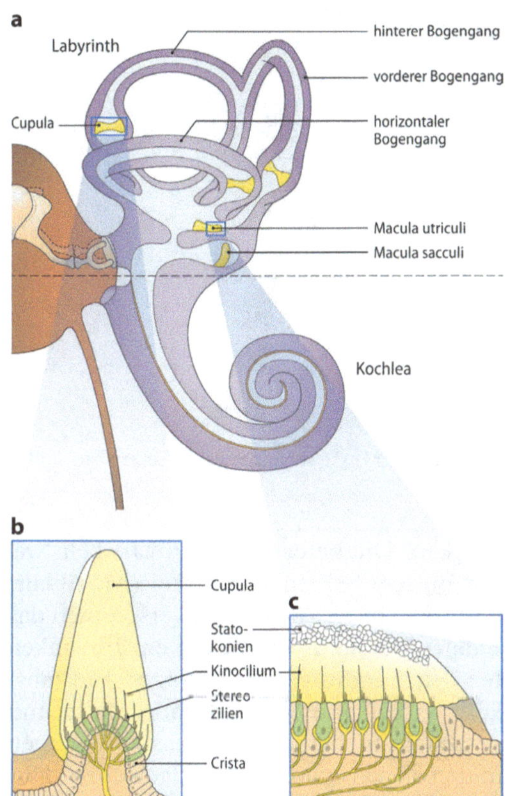

Abb. 8.4 **a** Das Labyrinth des Innenohrs im Schema mit **b** der Cupula der Bogengangsorgane und **c** der Otolithenmembran der Makulaorgane. Des Weiteren dargestellt: Endolymphe (*hell*) und Perilymphe (*dunkel*) des Labyrinths und der Kochlea. Die gestrichelte Linie zeigt die Trennung zwischen dem vestibulären Labyrinth und dem Bereich der Kochlea. (Brandes 2019, S. 714)

werden nun viele **Aktionspotenziale** erzeugt und über den Nervus vestibularis an die **Vestibulariskerne** geleitet. Im komplementären Bogengang auf der gegenüberliegenden Kopfseite werden die Stereozilien in die Gegenrichtung ausgelenkt, die Tiplinks sind also entspannt, die Öffnungswahrscheinlichkeit der Kaliumkanäle ist gering und somit wird wenig Glutamat freigesetzt. Die nachgeschalteten Neurone generieren entsprechend sehr wenige Aktionspotenziale. Die Aktivitäten der beiden Seiten werden verglichen und somit wird errechnet, in welche Richtung die Bewegung erfolgte.

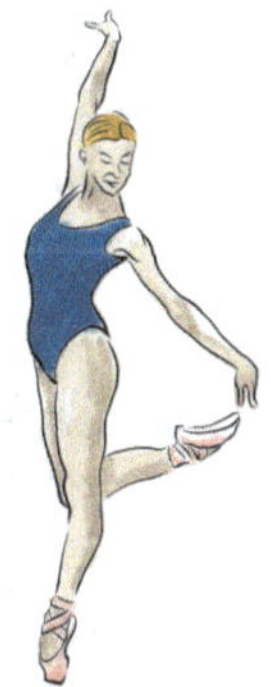

Abb. 8.5 Anna tanzt Ballett

Bei den **Makulaorganen** handelt es sich auch um gallertige Strukturen mit Sinneszellen. Allerdings sind in deren gallertige Schicht sogenannte **Otolithen** („Ohrsteinchen") aus Mukopolysacchariden eingelagert. Diese sorgen für eine höhere Dichte der Makulaorgane im Vergleich zur sie umgebenden Flüssigkeit. In Bezug auf lineare Beschleunigungen des Kopfs, also z. B. bei einer Vorwärtsbewegung, während man geht, einer Fahrt im Fahrstuhl oder der Erdbeschleunigung, die auf den Körper wirkt, verhalten sich die Makulaorgane wie ein Buch auf dem Rücksitz in einem Auto. Wenn man bremst, rutscht das Buch nach vorn und fällt wahrscheinlich sogar vom Sitz. Wenn man beschleunigt, rutscht es in Richtung Kofferraum. Ähnlich verhält sich die Otholithenmembran: Sie verschiebt sich relativ zur Sinneszelle und lenkt dabei die in ihr eingebetteten Stereozilien aus. Je nach Orientierung der einzelnen Haarsinneszellen innerhalb des Makulaorgans – diese sind in unterschiedlichen Richtungen ausgerichtet – werden die Tiplinks dabei entweder gespannt oder entspannt. Auf zellulärer Ebene geschieht nun dasselbe wie bei den Haarsinneszellen in den Cupulae. Die Information des vestibulären Systems über die Lage des Kopfs bzw. die erfolgte Bewegung des Kopfs wird mit den Informationen, die das Auge liefert (daher sind **Augenbewegungen** an die Kopfbewegungen gekoppelt), und mit den Informationen aus der Muskulatur und der Haut integriert. Es ist also auch in Bezug auf diese Informationsverarbeitung eine Höchstleistung, was Jorge, Motsi, Roberto und Balletttänzerinnen wie Anna (Abb. 8.5) absolvieren.

8.3 Muskelgruppen – Anatomie

Vor allem für das Halten des Gleichgewichts beim Tanzen sind das propriozeptive System und die Bewegungskoordination durch das Kleinhirn von großer Bedeutung, um ein sehr komplexes Zusammenspiel von verschiedenen Muskelgruppen zu ermöglichen. Die **Rumpfmuskulatur**, vor allem die tiefe (autochthone) Rückenmuskulatur im Zusammenspiel mit der Bauchmuskulatur, sorgt für Stabilität von Wirbelsäule und Becken. Bei der Hüft- und Beinmuskulatur sind vor allem der **M. gluteus medius und maximus**, die ventrale und dorsale Oberschenkelmuskulatur (**M. quadriceps femoris, ischiokrurale Muskulatur**) und der stärkste Hüftbeuger, der **M. iliopsoas,** wesentlich, um die Bewegungen präzise ausführen zu können und auch um das Körpergewicht zu kontrollieren und gezielt verlagern zu können. Aber auch die Unterschenkel- und Fußmuskulatur spielen gerade bei Drehungen, Hebungen oder schnellen Schrittfolgen eine wichtige Rolle. Die vordere Unterschenkelmuskulatur hebt den Fuß bei schnellen Schrittfolgen oder Sprüngen an, während die Muskeln der Wade (M. triceps surae/dreiköpfiger Wadenmuskel) für das kraftvolle Abdrücken vom Boden und die Stabilisierung im Zehenstand sorgt. Die seitlichen Muskeln, insbesondere die **Fibularisgruppe** (M. fibularis[6] longus und brevis/langer und kurzer Wadenbeinmuskel) sichern das **Sprunggelenk** bei Gewichtsverlagerungen und Drehungen gegen das Umknicken. Die tiefer liegenden Muskeln wie der hintere Schienbeinmuskel (**M. tibialis posterior**) unterstützen und verspannen das **Fußgewölbe** und verhindern ein Einsinken bei den Landungen. Die kurzen Fußmuskeln wirken wie eine federnde Platte und sorgen so für feine Ausgleichsbewegungen in den Zehen- und Mittelfußgelenken. Nur durch das harmonische Zusammenspiel dieser Strukturen ist die dynamische Balance im Tanz möglich (Abb. 8.6).

6 1994 wurde die anatomische Nomenklatur geändert um 'Peroneus' durch 'Fibularis' zu ersetzen. In Orthopädie und Physiotherapie werden beide Begriffe noch synonym verwendet.

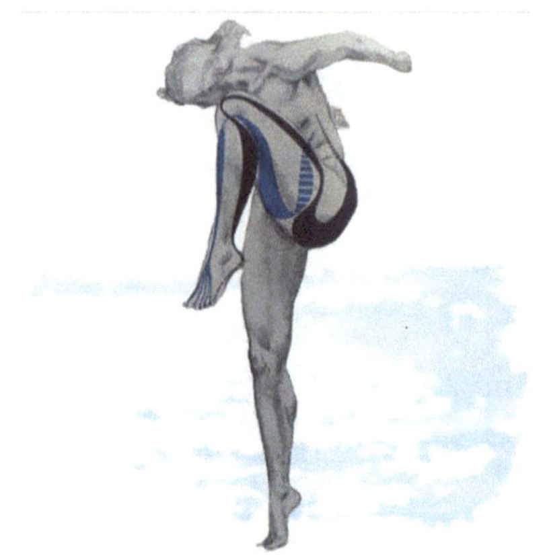

Abb. 8.6 Muskelschlingen beim Tanzen

*Als nächstes ist **Capoeira** angesagt und hier tanzen die Kampfsportler Chuck und Bruce spontan mit, weil sie die Bewegungen aus dem Kampfsport kennen.*

8.4 Capoeira

Capoeira ist ein brasilianischer Kampftanz bzw. eine Kampfkunst, deren Ursprung auf den afrikanischen NíGolo („Zebratanz") zurückgeführt wird. Sie wurde während der Kolonialzeit in Brasilien im 16. Jhdt. von Sklaven aus Afrika praktiziert und weiterentwickelt. Sie vereint Kampf, Musik, Akrobatik und Kultur in einem spektakulären Spiel. Sie tarnte sich als Tanz, um sich gegen die damaligen Unterdrücker wehren zu können. Sie besteht aus Angriffs- und Verteidigungsbewegungen.

Im Unterschied zu anderen Kampfkünsten ist der Teilnehmer wegen der Ginga, der Grundbewegung, permanent in Aktion. Hierbei bleiben die Knie immer etwas angewinkelt. Beide Füße verharren niemals gleichzeitig vorne parallel, sondern ein Fuß wird immer hinten abgestellt und verharrt dort kurz im Stand. Dabei wechseln die Beine sich ständig im Takt ab. Zugleich werden beide Unterarme abwechselnd schützend vor das Gesicht gehalten.

Die Kampftechniken zeichnen sich durch eine hohe Flexibilität aus: Drehtritte, eingesprungene Tritte sowie Akrobatik. Die Musik folgt einem Endlosrhythmus in verschiedenen Variationen. Die Kämpfe finden in einer Roda (portugiesisch: „Kreis, Runde“) statt, einem Kreis von Capoeiristas und Musikern.

Weiterführende Literatur

Brandes R, Lang F, Schmidt R (2019) Physiologie des Menschen. Springer, Heidelberg

Donner S (2013) Tango für den Kopf. https://www.dasgehirn.info/handeln/motorik/tango-fuer-den-kopf. Zugegriffen: 20. Juni 2025

Engelhardt M (Hrsg) (2022) Sportverletzungen. Diagnose, Management und Begleitmaßnahmen. Urban & Fischer, München

Kandel E, Koester JD, Mack SH, Siegelbaum SA (2021) Principles of Neural Science. McGraw-Hill, New York

de Marées H (2002) Sportphysiologie. Sport und Buch Strauß, Köln

Raschka C, Kliem B (2023) Sportmedizin – Fragen und Antworten. 1000 Fakten für die Zusatzbezeichnung. Springer, Heidelberg

Raschka C, Nitsche L (Hrsg) (2016) Praktische Sportmedizin. Thieme, Stuttgart New York

Tittel K (2016) Beschreibende und funktionelle Anatomie des Menschen. Kiener, München

Waschke J, Böckers TM, Paulsen F (2025) Sobotta Anatomie – Das Lehrbuch. Urban & Fischer, München

Weineck J (2010) Sportbiologie. Spitta, Balingen

Tauchen: in der Tauchschule

Monika Pruenster, Corinna Haupt, Christoph Raschka und Christine Wild-Bode

Inhaltsverzeichnis

C. Raschka, C. Wild-Bode (Hrsg.), *Grundlagen der Sportmedizin*,
https://doi.org/10.1007/978-3-662-72761-4_9

Rechtzeitig vor den Frühjahrssemesterferien, in denen ein Teil der Gruppe in Hurghada (Ägypten) tauchen möchte, haben die verkehrten Nibelungen mit Alfredo und dem PJ-Studenten Michael bei ihren ehemaligen Klassenkameraden Nepomuk und Arielle (Abb. 9.1) *in der Aquaman-Tauchschule einen „Open Water Diver"-Kurs belegt. Die beiden hatten sich nach ihrem Sportstudium und der parallelen Tauchlehrerausbildung in München selbständig gemacht. Den Namen verdankt die Tauchschule der Ähnlichkeit Nepomuks zu dem erfolgreichen Superhelden-Filmdarsteller. Nach der Begrüßung beginnt Nepomuk auch gleich mit dem theoretischen Teil der Ausbildung.*

9.1 Die Physik des Wassers

„Wenn wir die Physiologie des Tauchens verstehen wollen, müssen wir uns zuerst mit der Physik des Wassers beschäftigen – insbesondere mit den Druckverhältnissen unter Wasser, der Löslichkeit von Gasen und deren Auswirkungen auf den menschlichen Körper", erklärt Arielle. Sie sieht schon die „Begeisterung" in den Augen der Zuhörer. „Oje", stöhnt Alfredo, „Physik war noch nie meine Stärke."

„Das dachte ich auch immer, aber ich verspreche euch: Es ist viel weniger kompliziert, als es klingt", beruhigt Arielle ihn.

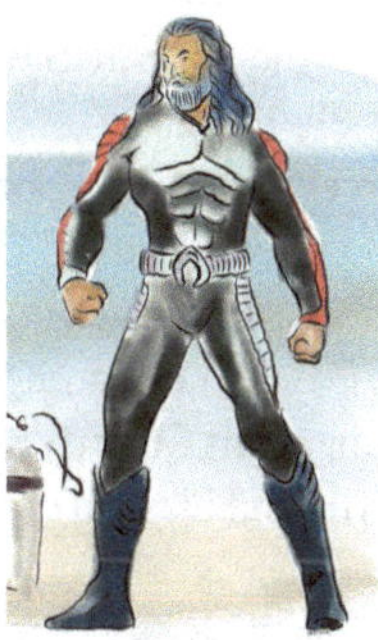

Abb. 9.1 Nepomuk sieht aus wie Aquaman.

9.1.1 Druck unter Wasser

Sobald wir uns unter Wasser begeben, sind wir einem steigenden Druck ausgesetzt. Dieser setzt sich aus zwei Komponenten zusammen.

- Der **atmosphärische Druck p_a** an der Wasseroberfläche: Auf Meereshöhe beträgt dieser ca. 1013 hPa oder **1 bar.**
- Der **hydrostatische Druck p_h**: Dieser entsteht durch das Gewicht der **Wassersäule** über einem bestimmten Punkt.

Berechnung des hydrostatischen Drucks

Der hydrostatische Druck berechnet sich aus

- der **Dichte** des Wassers ρ (ca. 1000 kg/m^3 für Süßwasser, ca. 1025 kg/m^3 für Meerwasser),
- der **Erdbeschleunigung g** (≈ 9,81 m/s^2) und
- der **Tiefe h** (in m).

Der **Gesamtdruck** unter Wasser kann mit der Formel berechnet werden:

Merke

$P_{gesamt} = p_a + p_h = p_a + \rho * g * h$

Beispiel

In **10 m Wassertiefe** beträgt der zusätzliche Druck durch die **Wassersäule (p_h)**

$\mathbf{p_h = \rho * g * h}$

$p_h = 1000\,kg/m^3 * 9{,}81\,m/s^2 * 10\,m$

$p_h = 98.100\,N/m^2 = 98.100\,Pascal$

$= 0{,}981\,bar =$ **ca. 1 bar**

Zusammen mit dem **atmosphärischen Druck (pa)** ergibt sich dadurch:

$\mathbf{P_{gesamt} = p_a + p_h = 1\,bar + 1\,bar = 2\,bar}$

Also ergibt sich ein Gesamtdruck von 2 bar in 10 Metern Tiefe.

Merke

Der Druck steigt unter Wasser alle 10 m um ca. 1 bar an.

„Der von außen wirkende Druck der Wassersäule hat direkte Auswirkungen auf unseren Körper", erklärt Arielle.

Durch den Umgebungsdruck wird ein Teil des Blutvolumens aus den oberflächlichen Venen in den Thoraxraum verschoben und führt so zu verstärktem Harndrang, der sogenannten **Taucherdiurese**. Das vermehrte Blutvolumen im Thorax füllt das Herz stärker, sodass Dehnungsrezeptoren, vor allem im Bereich der Herzvorhöfe, aktiviert werden. Diese Rezeptoren senden über den Nervus vagus Signale an den Hypothalamus. Als Reaktion darauf wird die Freisetzung des **antidiuretischen Hormons (ADH)** aus der Neurohypophyse gehemmt. Normalerweise sorgt ADH über den Einbau von Wasserkanälen (Aquaporinen) im Sammelrohr der Niere für eine Wasserretention (Antidiurese). Wird die ADH-Freisetzung nun beim Tauchen blockiert, so fehlen die Wasserkanäle im Sammelrohr und es kommt zum verstärkten Harndrang. Dieser Effekt wird beim Tauchen im kalten Wasser zusätzlich verstärkt. Zum Schutz des Körpers vor Wärmeverlusten konstringieren Haut- und periphere Gefäße verstärkt und steigern damit die Blutverlagerung in Richtung Brustraum – und damit den Harndrang (**Kältediurese**).

9

*Nepomuk blickt in die Runde: „Habt ihr schon mal etwas vom **Tauchreflex** gehört?" Alfredo nickt: „Hat das nicht irgendwas mit Babyschwimmen zu tun?" „Ganz genau", bestätigt Arielle.*

Der **Tauchreflex** ist ein angeborener Schutzmechanismus, der bei Neugeborenen besonders stark ausgeprägt ist, aber auch beim Erwachsenen in abgeschwächter Form erhalten bleibt. Kommt das Gesicht, insbesondere die Region um Mund und Nase, mit kaltem Wasser in Berührung, wird der **Nervus trigeminus**, der sensorisch große Teile des Gesichts innerviert, stimuliert. Über diesen Hirnnerv werden die Signale an das Gehirn weitergeleitet, wodurch eine koordinierte vegetative Reaktion ausgelöst wird. Bei Neugeborenen führt dies zu einem reflexartigen Verschluss der Atemwege, um ein Eindringen von Wasser in die Lunge zu verhindern. Gleichzeitig kommt es zur Atemanhalte-Reaktion, einer Bradykardie sowie zu einer peripheren Vasokonstriktion. Diese Umstellungen werden auch als **Immersionsreaktion** bezeichnet und ermöglichen eine gezielte Umverteilung des Blutes zu den lebenswichtigen Organen – insbesondere Herz und Gehirn – und tragen so zur kurzfristigen Aufrechterhaltung lebenswichtiger Funktionen unter Wasser bei.

9.2 Apnoetauchen – Eine unglaubliche Herausforderung für den Körper

Der PJ-Student Michael (■ Abb. 9.2) *ist passionierter Schwimmer und erzählt, dass er 50 m Streckentauchen kann: „Aber das ist nichts gegen die Weltrekorde beim Pool-Streckentauchen, da wurden schon 250 m erreicht. Am irrsten finde ich aber die Apnoetaucher, die in große Tiefen abtauchen. Keine Ahnung, wie die es schaffen, den großen Druck auszuhalten."*

Weltrekorde beim Apnoetauchen (Stand 2025)

- Pool Zeittauchen: 9:02 min (Damen), 11:35 min (Herren)
- Pool Freitauchen mit Sauerstoffvoratmung: 29:03 min
- Pool Streckentauchen ohne Flossen: 213 m (Damen), 250 m (Herren)
- Tieftauchen nur mit Flossen: 109 m (Damen), 121 m (Herren)
- Tieftauchen mit Schlitten und Heberballon: 160 m (Damen), 214 m (Herren)

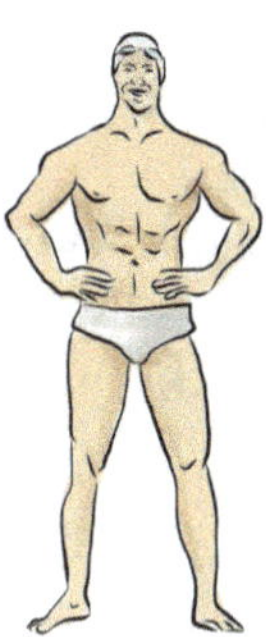

Abb. 9.2 Der PJ-Student Michael, ein passionierter Schwimmer

Beim **Apnoetauchen/Freitauchen**, also dem Tauchen ohne künstliche Sauerstoffzufuhr, nur mit ABC-Ausrüstung (Schnorchel, Maske, Flossen), sind Tauchtiefe und -dauer durch die physiologischen Grenzen des Körpers stark eingeschränkt. Der steigende Umgebungsdruck und die begrenzte Verfügbarkeit des Sauerstoffs ohne kontinuierliches Atmen spielen dabei eine entscheidende Rolle.

Nach dem **Gesetz von Boyle**[1]**-Mariotte**[2] ($p * V = \text{konstant}$) werden alle luftgefüllten Räume des Körpers bei konstanter Temperatur durch den steigenden Druck komprimiert – dazu gehören die Lunge, das Mittelohr und die Nasennebenhöhlen. In 10 m Tiefe (2 bar) sinkt das Lungenvolumen auf 50 %, in 50 m Tiefe (6 bar) beträgt das Volumen nur noch etwa 16 % des Ausgangsvolumens (Tab. 9.1). Diese Kompression kann bei ungeübten Apnoetauchern zu einem **Lungensqueeze** (Lungenquetschung mit Einblutungen) führen.

„Ok, jetzt habe ich verstanden, warum der Druck eine Limitation der Tauchtiefe darstellt, aber wie kann es dann sein, dass Apnoetaucher über 100 m tief tauchen können?“, fragt Alfredo.

1 **Robert Boyle:** 1626–1691, irischer Naturforscher.

2 **Edme Mariotte:** 1620–1684, französischer Physiker.

Tab. 9.1 Volumen- und Druckänderung unter Wasser. (Nach Rusoke-Dierich 2017)

Tiefe (m)	Volumenänderung (l)	Druck (bar)
0,0	10,0	1,0
10,0	5,0	2,0
20,0	3,3	3,0
30,0	2,5	4,0
40,0	2,0	5,0
50,0	1,6	6,0
60,0	1,4	7,0
70,0	1,25	8,0
80,0	1,1	9,0

Erfahrene Apnoetaucher haben spezifische physiologische Anpassungen entwickelt: Ihr Rippenkäfig ist flexibler und kann sich ohne Verletzungen zusammenziehen, ihr Zwerchfell ist elastischer und widerstandsfähiger gegen Kompression. Zudem nutzen sie den oben bereits beschriebenen **Bloodshift**, die Blutumverlagerung aus den Extremitäten in den Brustraum, um den Druck auf die Lunge zu kompensieren. Diese Mechanismen schützen die Lunge vor einer Überdehnung oder einem Kollaps.

„Ich habe mal gehört, dass Schnorchel über 30 cm nicht mehr funktionieren, aber bei Indiana Jones hat das doch auch geklappt?“, will Alfredo wissen. Nepomuk klärt ihn auf „Das ist totaler Hollywood-Fake und in Wirklichkeit lebensgefährlich – ich habe da eine Doku geschaut!“

Indiana Jones und der lange Schnorchel – warum das nur in Hollywood möglich ist

Unsere **Atemmuskulatur** kann Luft nur gegen einen Überdruck von bis zu 0,112 bar einatmen. Das entspricht einer Tiefe von ca. 1,1 Metern. Bei Versuchen mit einer Schnorchellänge von über 1 Meter reichte die Kraft der Atemmuskulatur nicht für eine ausreichende Atmung und die Versuchspersonen mussten aufgrund von Sauerstoffmangel die Notleine betätigen. Zusätzlich vergrößert sich bei einem großen Schnorchel das **Totraumvolumen**, sodass sich hier die ausgeatmete Luft sammelt. Dadurch kommt es zur vermehrten Einatmung von CO_2 aus der Ausatemluft.

Potenziell tödlich ist die **Druckdifferenz**: Das Einatmen gegen den Wasserdruck erzeugt einen relativen Unterdruck im Thorax. Es kommt zu einem beginnenden **Barotrauma** der Lunge. In der Tauchpraxis ist dies bei Helmtauchern als sogenanntes **inneres Blaukommen** bekannt. Wenn der Helmtaucher plötzlich abstürzt, also seine Tiefe zu rasch vergrößert, ohne dass der Luftdruck im Helm entsprechend schnell angepasst werden kann, entsteht eine starke Sogwirkung durch den Unterdruck im Helm. Hals und oberer Brustkorb des Tauchers werden in den Helm gesogen, schwellen an und werden blau: das **äußere Blaukommen**. Das **innere Blaukommen** bezeichnet den Effekt des Unterdrucks auf die Lunge. Sie reagiert durch Flüssigkeitsaustritt auf den Unterdruck – es kommt zum Lungenödem. Wird der Taucher nicht schnell in normale Druckverhältnisse gebracht, endet das **Barotrauma** meist tödlich.

Michael ist ungeduldig: „Wann bekommen wir die Taucherbrillen?" „Mit Taucherbrillen kämst du hier nicht weit oder würdest Bindehautblutungen riskieren – du meinst die Tauchermasken!", klärt Nepomuk ihn auf.

Unterschied Taucherbrille und Tauchermaske:
Umgangssprachlich wird „Taucherbrille" oft für beides verwendet, korrekt ist jedoch: Eine Schwimm- oder Taucherbrille bedeckt nur die Augen und ist nicht zum Abtauchen geeignet, da kein Druckausgleich möglich ist. Eine Tauchermaske hingegen umschließt Augen und Nase und erlaubt durch Ausatmen einen Druckausgleich – sie ist somit essenziell für sicheres Tauchen. Bei der Taucherbrille kann der Unterdruck bei tiefem Tauchen nicht ausgeglichen werden und es entsteht eine starke Sogwirkung auf die empfindlichen Strukturen des Auges: Blutungen in Bindehaut und Lidern können die Folge sein.

Nepomuk teilt die Tauchermasken aus: „Wisst ihr eigentlich, warum man unter Wasser ohne Maske nicht scharf sieht? Könnt ihr euch noch daran erinnern, wie unser Auge aufgebaut ist?" (▸ Kap. 6).

9.3 Sehen, Hören und Druckausgleich unter Wasser

9.3.1 Sehen unter Wasser

Merke
Das Auge ist ein Linsenapparat und sowohl die Hornhaut als auch die Linse selbst tragen zur Brechkraft und somit zur Gesamtsehkraft bei.

Das menschliche Auge ist auf das Sehen an Land spezialisiert. Wichtig für den Beitrag der **Hornhaut** zur Gesamtbrechkraft ist, dass sich auf der äußeren Seite der Hornhaut die Luft befindet und auf der inneren Seite das **Kammerwasser**, das eine deutlich

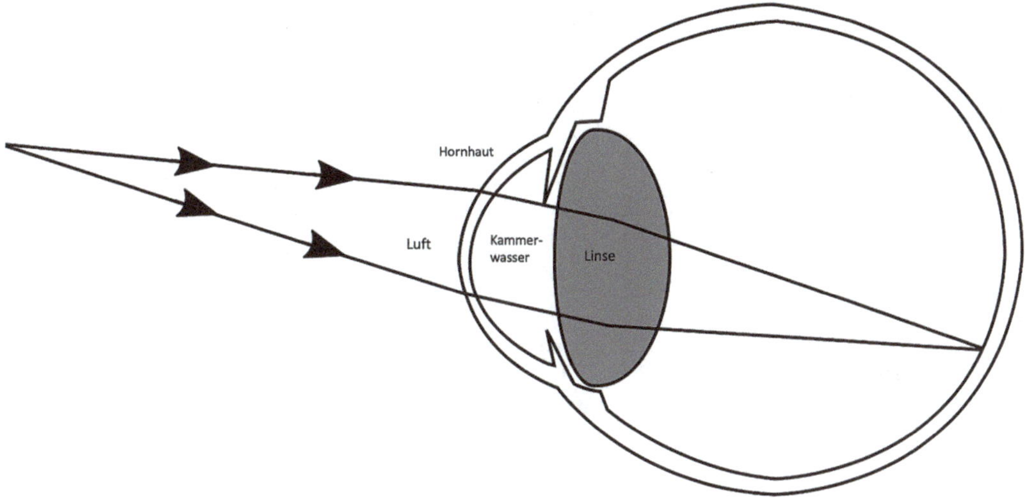

Abb. 9.3 Das Auge ist ein Linsenapparat und zum Sehen an Land spezialisiert. (Nach Gmeyer, Emmetropia, CC BY-SA 1.0)

höhere Brechkraft für Licht hat als die Luft (Abb. 9.3).

Wenn unter Wasser die Augen geöffnet werden, befindet sich auf beiden Seiten der Hornhaut Flüssigkeit (das Wasser im See/ Meer hat einen ähnlichen **Brechungsindex** wie das Kammerwasser).

Merke

Unter Wasser findet praktisch keine Lichtbrechung an der Hornhaut statt und somit ist die Wirkung der Hornhaut als Linse innerhalb des Linsensystems aufgehoben.

Es bleibt nur noch die eigentliche **Linse** zur Lichtbrechung. Der Linsenapparat ist funktionell gestört. Das ist prinzipiell gleichzusetzen mit einer sogenannten **Weitsichtigkeit** (auch Hyperopie genannt), d. h. das scharfe Bild würde erst hinter der Retina entstehen. Das Auge ist für den Strahlengang unter diesen Bedingungen sozusagen zu kurz. Wenn man eine Tauchermaske aufsetzt, umgeht man das, weil die Hornhaut wieder Luft vor sich hat.

„Ich greife immer leicht daneben, wenn ich unter Wasser etwas anfassen will, woran liegt das eigentlich?", will Marc wissen.

Durch das Aufsetzen der Tauchermaske wird ein neues Problem generiert. Zum einen ist das **Gesichtsfeld** deutlich eingeschränkt durch die seitliche Begrenzung der Maske. Zum anderen sieht man die Dinge größer. Beim Übertritt des Lichts aus dem Material der Sichtscheibe der Tauchermaske in den Luftraum vor dem Gesicht werden die Lichtstrahlen so gebrochen, dass das entstehende Bild ca. 33 % größer erscheint.

Wenn man Fische in einem Aquarium beobachtet, entsteht der gleiche Effekt. Das bedeutet aber eben auch, dass **Abstände** und **Größen** von Gegenständen unter Wasser nicht so gut eingeschätzt werden können und somit auch die Koordination der Bewegungen, wenn man z. B. eine Muschelschale aufheben will, deutlich schlechter abläuft als an Land. Je öfter man taucht, umso besser wird man aber bei der Einschätzung von Entfernungen und Größen unter Wasser (Abb. 9.4).

„Und warum werden Fotos unter Wasser immer blaustichig?" Marc dokumentiert seine

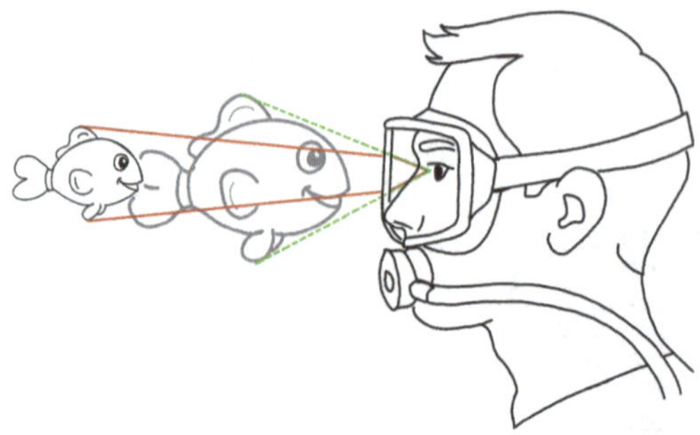

Abb. 9.4 Unter Wasser erscheinen Gegenstände um etwa ein Drittel größer. (Nach Ulf Konrad, Tauchen-Optik)

Abenteuer immer mit spektakulären Fotos und will das Optimum rausholen.

9

Unter Wasser entstehen ein paar Schwierigkeiten bezüglich des **Farbsehens**. Wasser absorbiert Licht. Je tiefer man taucht, umso weniger Licht steht zur Verfügung. Da das Wasser nicht komplett klar ist, kommt es zu einer starken Streuung von Licht, wenn es auf die gelösten Teilchen trifft. Somit verschwimmen die Konturen von Dingen und der Kontrast wird geringer. Licht unterschiedlicher **Wellenlänge** wird vom Wasser unterschiedlich stark absorbiert. Am stärksten sind die Rottöne betroffen. Je tiefer man taucht, umso weniger Rotanteile sind im Licht und die Blautöne überwiegen. Das erklärt, warum Unterwasserfotos, für die als Lichtquelle keine Lampe verwendet wird, immer blauer werden, je tiefer man kommt.

„Das Schönste am Tauchen ist die Stille unter Wasser, man lässt den Lärm der Welt einfach hinter sich." Arielle gerät ins Schwärmen, als sie den beiden Tauchschülern mehr zu Schallwellen unter Wasser erklärt.

9.3.2 Hören unter Wasser

Wie oben besprochen, kann sich Licht nicht besonders gut in Wasser ausbreiten, weil es stark absorbiert und gestreut wird. Mit **Schallwellen** verhält sich das genau anders.

> **Merke**
> Das dichtere Medium Wasser im Vergleich zur Luft führt dazu, dass sich Schall ca. 4,5-mal schneller ausbreitet als in Luft.

Die Geschwindigkeit der Ausbreitung von Schall im Wasser variiert etwas in Abhängigkeit vom Salzgehalt des Wasser. Schall kann auch über viel größere Entfernungen in Wasser geleitet werden. Die höhere Anzahl von Teilchen in Wasser im Vergleich zum gleichen Volumen von Luft, also die sich daraus ergebende höhere Dichte, sorgt dafür. Allerdings bedeutet das nicht, dass man unter Wasser besser hören kann als an Land. Wiederum liegt dies daran, dass das Gehör auf das Hören von **Luftschall** spezialisiert ist.

Man nimmt unter Wasser den Schall über den gesamten Kopf mit all seinen Geweben, die auch Wasser enthalten, auf. Über unsere Haut, Muskeln, Schädelknochen etc. wird der Schall direkt an das Innenohr geleitet. Man benutzt also das **Mittelohr**, das über einen **Verstärkungsmechanismus** verfügt, um den Luftschall optimal ans Innenohr zu übertragen, unter Wasser nicht. Somit ist die Erregung der Sinneszellen im Innenohr weniger stark und somit sind auch die an das Gehirn übertragenen Signale geringer.

An Land kann man durch den Vergleich von Schallintensitäten zwischen dem rechten und dem linken Ohr oder der zeitlichen Verzögerung zwischen beiden Ohren eine Schallquelle im Raum recht gut einordnen. Zum Richtungshören berechnet unser Gehirn die Zeitunterschiede, in denen ein Geräusch auf die Ohren trifft. Da unter Wasser die Schallgeschwindigkeit höher ist, sind die Zeitunterschiede zwischen den Ohren viel geringer. Außerdem dient der gesamte Kopf zur Schallaufnahme. Deshalb kann man die Richtung der Schallquelle schlecht einschätzen und das **Richtungshören** ist aufgehoben.

Wichtig ist auch noch, dass man unter Wasser keinen Schall hören kann, der von einer Schallquelle an Land als Luftschall generiert wird. Dies liegt daran, dass die **Luftschallwellen**, wenn sie auf die Wasseroberfläche auf-

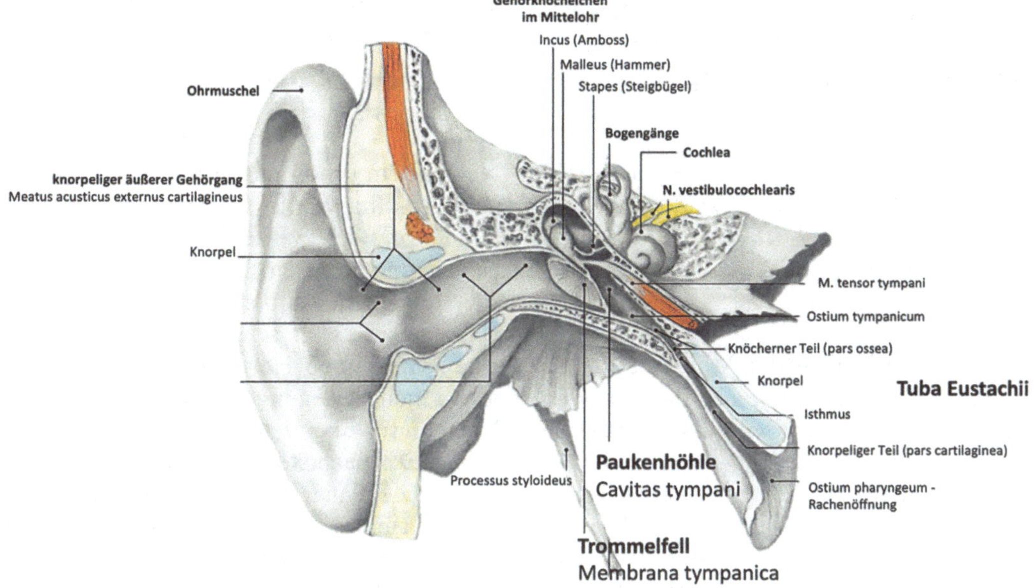

Abb. 9.5 Die Tuba Eustachii ist wichtig für den Druckausgleich im Mittelohr. (Nach Tillmann 2016, S. 93)

treffen, fast vollständig reflektiert werden. Mit Schall, der im Wasser generiert wird, verhält sich das genauso. Auch hier wirkt die Wasseroberfläche, also der Übergang in das Medium Luft, als eine Art Spiegel und führt zur Reflexion. Somit kann man an Land die Geräusche der Wasserwelt nicht hören.

9.3.3 Druckausgleich im Mittelohr

Wenn man von unserem Gehörgang und Kopf spricht, muss man sich auch mit dem Problem der darin befindlichen luftgefüllten Räume auseinandersetzen. Hier wird das **Gesetz von Boyle-Mariotte** (p * V = konstant) wieder relevant, das schon beim Lungensqueeze unerfahrener Apnoe-Taucher (s. ▶ Abschn. 9.2) besprochen wurde. Beim Tauchen kommt es zu einem ähnlichen Problem wie während eines Flugs, nur in umgekehrter Reihenfolge. Unter Wasser erhöht sich der Druck immer mehr, je tiefer man hinabsteigt. Dieser Druck wirkt auf die Gewebe, aber auch auf die luftgefüllten Räume im Körper. Das Mittelohr und die Nasennebenhöhlen sind mit Luft gefüllt. Da Gase recht gut komprimiert werden können, d. h. zusammengedrückt werden, wenn man den Druck erhöht, passiert dies auch mit der Luft im Mittelohr. Der erhöhte Wasserdruck wirkt auf das Trommelfell, und durch die Kompression der Luft im Mittelohr wölbt sich das **Trommelfell** nach innen. Dies wird mit zunehmender Tiefe stärker, verursacht Schmerzen und kann dazu führen, dass das Trommelfell reißt (**Barotrauma** des Trommelfells). So weit muss es aber nicht kommen. Das Mittelohr ist mit dem Rachenraum über die **Tuba auditiva Eustachii**[3] (Abb. 9.5) verbunden.

Über diese Verbindung gibt es die Möglichkeit, einen Druckausgleich im **Mittelohr** zu machen. Mit zwei Fingern wird die Nase zugehalten, der Mund ist durch das Mundstück des Beatmungsgeräts ja bereits geschlossen, dann wird kräftig ausgeatmet. So wird dafür gesorgt, dass der Druck im Nasen-Rachenraum steigt, die Tuba passiv

3 **Bartolomeo Eustachi**: ca. 1500–1574, italienischer Arzt und Anatom.

geöffnet wird, mehr Luft in das Mittelohr und die Nasennebenhöhlen gelangt und der stärkere Druck von außen ausgeglichen wird.

Merke

Nie tauchen, wenn die Schleimhäute angeschwollen sind! Ein blockierter Druckausgleich (z. B. durch eine Erkältung oder Allergie) kann ein schmerzhaftes Barotrauma verursachen.

Besonders zwischen der Wasseroberfläche und 5 m Tiefe verändert sich das Luftvolumen in den Ohren prozentual am stärksten, weshalb dort der Druckausgleich besonders häufig erforderlich ist. Natürlich muss während des Vorgangs des Auftauchens der Druck im Mittelohr auch wieder verringert werden. Das passiert meist automatisch, weil man z. B. beim Schlucken die Tuba ein wenig öffnet und so die „überschüssige" Luft aus dem Mittelohr entweichen kann. Falls es doch nicht von allein geschieht, sollte man versuchen, bewusst etwas Speichel zu schlucken oder auch den Ober- und Unterkiefer gegeneinander zu bewegen, soweit das mit dem Mundstück möglich ist.

„Und was ist mit der Luft in der Tauchermaske?", möchte Alfredo wissen. Arielle erklärt: „Die Maske enthält ebenfalls Luft, die beim Abtauchen komprimiert wird. Deshalb muss der Taucher leicht durch die Nase in die Maske ausatmen, damit sie sich nicht ans Gesicht saugt. Das ist ebenfalls ein Druckausgleich – für den Maskeninnenraum. Das ist auch der Unterschied zur Schwimmbrille, mit der kein Druckausgleich möglich ist und mit der wir daher auch nicht tauchen sollen."

„Ich habe schon mal vom ***Shallow Water Blackout*** *bei Apnoe-Tauchern gehört. Kurz vor dem Auftauchen verlieren sie das Bewusstsein und können sogar sterben, wenn es keiner merkt – wie kommt das eigentlich?" Alfredo und Marc hatten zusammen eine Doku über das Apnoe-Tauchen geschaut … Arielle erklärt es ihnen.*

9.4 Gefahren beim Auftauchen – Sauerstoffmangel und Bewusstlosigkeit

Neben dem erhöhten Druck unter Wasser (s. ► Abschn. 9.2) ist die Verfügbarkeit des Sauerstoffs der zweite limitierende Faktor beim Apnoetauchen. Erfahrene Apnoetaucher nutzen den ihnen zur Verfügung stehenden Sauerstoff sehr effizient, indem sie einen langsamen Herzschlag haben, keine hektischen Bewegungen ausführen und ihre Muskulatur überwiegend anaerob arbeiten lassen. Der **Sauerstoffpartialdruck (pO_2)** gibt an, wie viel Sauerstoff dem Körper zur Verfügung steht, und berechnet sich aus dem Gesamtdruck und dem prozentualen Anteil des Sauerstoffs im Gasgemisch, der bei Luft 21 % beträgt. Beim Abtauchen steigt der pO_2 (aufgrund des höheren Umgebungsdrucks) in den Alveolen und im Gewebe, sodass sich der Taucher ausreichend mit Sauerstoff versorgt fühlt. Beim Auftauchen geschieht das Gegenteil, da der Druck abnimmt und sich der pO_2 im Blut und Gewebe rapide verringert. Sinkt der pO_2 unter einen kritischen Wert, kann es zu einem **Bewusstseinsverlust** kommen – dem **Shallow Water Blackout**, einer besonders tückischen Gefahr, da er für Unerfahrene ohne vorherige Warnsignale auftritt. Während Freitaucher sich in der Tiefe noch wohlfühlen, kann ihnen beim Auftauchen plötzlich der Sauerstoff ausgehen, oft so schnell, dass Betroffene nicht einmal merken, dass sie bewusstlos werden.

Merke

Der schnelle Druckabfall beim Auftauchen birgt die größte Gefahr – der Sauerstoff kann unerwartet knapp werden, und ein Blackout tritt oft ohne Vorwarnung ein.

Marc beschäftigt sich meist weniger mit den Risiken einer Sportart, sondert fokussiert auf Leistungs-Optimierung, auch er hat noch Fragen zur Doku: „Einige Apnoetaucher haben vor dem Tauchgang ganz schnell und tief geatmet. Warum hilft das, länger unter Wasser zu bleiben?", wirft Marc ein. Arielle nickt. „Ja, genau, sie ***hyperventilieren*** *– und obwohl es hilft, ist es eigentlich ziemlich gefährlich", erklärt sie.*

9.5 Hyperventilation – Warum sie gefährlich sein kann

Die Atemregulation erfolgt über Sensoren im Körper, die die Zusammensetzung der Atemgase im arteriellen Blut überwachen. **Zentrale Chemosensoren** in der Medulla oblongata registrieren vor allem Veränderungen des pCO_2, während die **peripheren Chemosensoren** in den Glomuskörperchen (Glomera carotica und aortica) auf Schwankungen von pO_2, pCO_2 und pH-Wert reagieren. Der wichtigste Atemantrieb beim Menschen ist ein Anstieg des arteriellen pCO_2. Hyperventilation – das übermäßig schnelle und tiefe Atmen – wird oft eingesetzt, um beim Tauchen (auch Streckentauchen) den Atemantrieb hinauszuzögern und somit länger die Luft anhalten zu können. Dabei wird übermäßig viel Kohlenstoffdioxid (CO_2) abgeatmet, während sich der Sauerstoffgehalt des arteriellen Blutes kaum verändert. Durch das künstliche Absenken des pCO_2 nach Hyperventilation verspürt der Taucher deutlich später das Bedürfnis zu atmen, obwohl der Sauerstoffgehalt im Blut unter Umständen bereits auf ein gefährlich niedriges Niveau gefallen ist. Diese Diskrepanz kann fatale Folgen haben: Ohne vorheriges Warnsignal kann es unter Wasser zu einer plötzlichen Bewusstlosigkeit kommen. Dieses Phänomen ist auch unter dem Stichwort „Schwimmbad-Blackout" bekannt.

Merke
Hyperventilation vor dem Tauchen führt nicht zu mehr Sauerstoffaufnahme, sondern nur zu einem verzögerten Atemantrieb – das Risiko eines Blackouts steigt erheblich.

„Jetzt wird es aber Zeit, dass wir uns so langsam auch mit dem Flaschentauchen beschäftigen." Nepomuk erklärt Gefahren und Risiken des Flaschentauchens, bevor es dann endlich losgehen kann.

9.6 Tauchen mit Pressluft

Eine wichtige Regel beim Flaschentauchen, die auf den physikalischen Gegebenheiten beruht, die schon besprochen wurden, lautet:

Merke
Haltet beim Auftauchen niemals die Luft an!

Wurde unter Wasser geatmet und dann aufgetaucht, wird die Lunge durch den Druckabfall übervoll und das Lungengewebe kann reißen, wenn nicht ausgeatmet wird (Barotrauma).

„Deshalb atmen wir immer weiter aus, selbst wenn der Atemregler mal aus dem Mund rutscht – wir atmen aus, wenn wir hochsteigen", erklärt Nepomuk ernst.

Endlich ist es so weit: Nepomuk, Arielle und die beiden Tauchschüler sitzen im Neoprenanzug auf dem Boot – aufgeregt und bereit für ihren ersten Tauchgang. Wisst ihr eigentlich, warum wir alle ***Neoprenanzüge*** *tragen und nicht einfach mit Badehose oder Bikini tauchen gehen?*

Der Grund dafür liegt in der **Thermoregulation**. Für die Stoffwechselvorgänge unseres Körpers ist es wichtig, die Körperkerntemperatur in einem gewissen Rahmen um die 37 °C konstant zu halten. Unser Körper gibt über verschiedene Mechanismen ständig Wärme an die Umgebung ab. An Land wird vor allem Wärme an die Luft abgegeben. Befindet man sich im Wasser, wird Wärme an das umgebende Wasser abgegeben.

Merke
Wasser hat eine viel höhere Wärmeleitfähigkeit als Luft.

Somit besteht bei längeren Aufenthalten im Wasser die Gefahr, dass mehr Wärme abgegeben wird, als der Körper produzieren kann und somit die Körperkerntemperatur sinkt. Dies bezeichnet man als **Hypothermie**. Je nachdem, wie ausgeprägt die Hypothermie ist, kann dies lebensbedrohlich sein. Die Wärmeabgabe erfolgt vor allem über **Konvektion**[4]. Bei **fließenden Gewässern** ist das noch ausgeprägter als in einem See. Um sich bei längeren Aufenthalten im Wasser vor der Hypothermie zu schützen, gibt es spezielle Taucheranzüge. Dies können entweder **Neoprenanzüge** sein oder auch **Trockentauchanzüge**.

9

Neopren- oder Trockenanzug?

Neoprenanzug

Neopren oder Chloropren-Kautschuk hat sehr gute isolierende Eigenschaften. Es ist ein aufgeschäumter Kunststoff mit vielen kleinen darin eingeschlossenen Gasbläschen. Je dicker das Neopren, umso besser isoliert der Anzug, aber umso steifer ist er, was die Bewegungsfreiheit einschränkt. Beim Neopren ist besonders wichtig, dass der Anzug perfekt passt, da zwischen Neopren und unserer Hautoberfläche Wasser eindringt. Je weniger Wasser zwischen Hautoberfläche und Anzug zirkuliert, umso weniger Wärme wird abgegeben.

Trockenanzug

Trockenanzüge bestehen aus wasserdichtem Material, das überall wasserdicht abschließt. Hier ist die Haut an keiner Stelle in Kontakt mit dem Wasser. So ein Anzug ist an den Füßen geschlossen und man trägt meist auch Handschuhe und einen Helm. Der Anzug wird mit einem Gas (meist Luft) gefüllt, das als zusätzlicher Isolator dient. Man kann z. B. Skiunterwäsche darunter tragen und ist bestens auch für sehr kalte Gewässer und sehr lange Tauchzeiten gerüstet. Diese kommen vor allem bei Berufstauchern zum Einsatz.

Zusätzlich zu den Tauchanzügen braucht man **Tarierwesten** und **Atemregler.**

Die Tarierwesten und Atemregler sind an den Pressluftflaschen befestigt, die Tauchschüler sitzen gespannt am Rand des Bootes. Nepomuk schaut sie an und fragt: „Was macht ihr, wenn ihr in der Tiefe immer schneller sinkt?" Marc überlegt nicht lange und antwortet stolz: „Mehr Luft in die Tarierweste lassen."

Merke
Unter Druck wird das Gas in der Weste komprimiert, der Auftrieb nimmt ab. Durch Hinzufügen von Luft stellen wir den Auftrieb wieder her.

Nepomuk nickt zustimmend: „Beim Aufsteigen passiert das Gegenteil – das Gas dehnt sich aus, der Auftrieb steigt. Wer nicht rechtzeitig Luft ablässt, schießt unkontrolliert nach oben. Deshalb ist ständiges Tarieren essenziell."

Nach einem letzten Check nicken sich alle zu, einer nach dem anderen lässt sich vom Boot ins Wasser fallen. Dann das Handzeichen: Abtauchen! Langsam verschwinden sie in der Tiefe, während die Welt über ihnen kleiner wird. Nach 20 min auf 20 m und einem 3-minütigen Dekompressionsstopp auf 5 m sind alle wieder gesund und glücklich auf dem Boot zurück. Sie lassen das Erlebte nochmal Revue passieren.

4 **Konvektion** bezeichnet die Wärmeübertragung durch bewegte Flüssigkeiten oder Gase, also z. B. durch Luft oder Wasserströmungen.

9.7 Atemgasverbrauch, Löslichkeit von Gasen, Nullzeit und Dekompressionsstopp

*„Beim Blick auf mein Finimeter (Druckmesser für den Flaschendruck) habe ich gemerkt, dass mein Atemgasvorrat in 20 m Tiefe viel schneller schrumpft", stellt Alfredo fest. Nepomuk nickt erklärend: „**Je tiefer du tauchst, desto mehr Luft verbrauchst du pro Atemzug.**"*

9.7.1 Atemgasverbrauch

Das liegt daran, dass der Atemregler die Pressluft auf Umgebungsdruck bringt. In 20 m Tiefe herrschen etwa 3 bar – das bedeutet, dass jede Lungenfüllung drei Mal so viele Luftmoleküle enthält wie an der Oberfläche. Der Flaschendruck sinkt entsprechend schneller. Deshalb reicht selbst die Pressluftflasche in größerer Tiefe nicht so lange.

*„Wir planen unsere Tauchzeit entsprechend kürzer oder nehmen größere Flaschen mit." „Habt ihr auch alle eure **Nullzeit** im Auge behalten?", fragt Arielle.*

9.7.2 Nullzeit

Die **Nullzeit** ist die maximale Zeit, die man in einer bestimmten Tiefe verbringen kann, ohne Dekompressionsstopps einlegen zu müssen. Das **Henry[5]-Gesetz** beschreibt, wie sich Gase in Flüssigkeiten lösen.

Merke
Die Menge eines Gases, die sich in einer Flüssigkeit löst, ist proportional zum Partialdruck des Gases über der Flüssigkeit.

Beim Tauchen bedeutet das, dass durch den **höheren Partialdruck** von Stickstoff (N_2) unter Wasser mehr Stickstoff im Gewebe gelöst wird.

*Alfredo hat vom Risiko der **Dekompressionskrankheit** gehört – auch bekannt als Taucherkrankheit. „Was passiert nochmal, wenn man keinen Deko-Stopp einlegt und zu schnell hochkommt?", will er genauer wissen.*

9.7.3 Dekompressionskrankheit (Caisson[6]-Krankheit)

Nepomuk vergleicht es mit einer Sprudelflasche: „Stell dir vor, dein Körper ist wie eine Cola, in der viel Kohlensäure gelöst ist. Wenn du die Flasche langsam öffnest, entweicht das Gas kontrolliert in kleinen Bläschen. Öffnest du sie ruckartig, schießt der Druck heraus und es bilden sich schlagartig große Blasen."

Genauso passiert es im Körper: Wenn man zu schnell auftaucht, kann der Stickstoff nicht vollständig über die Lunge abgeatmet werden und bildet stattdessen Blasen in Blut und Gewebe. Diese Blasen können Blutgefäße verstopfen – man spricht dann von Embolien, und das führt zur **Dekompressionskrankheit**. Symptome wie Gelenkschmerzen, Lähmungen oder schwerwiegendere Komplikationen können auftreten, wenn ein Taucher davon betroffen ist. Die einzige Rettung kann dann eine **Dekompres-**

5 **William Henry**: 1774–1836, englischer Mediziner und Chemiker.

6 Die Caisson-Krankheit (auch Dekompressionskrankheit) wurde erstmals im 19. Jahrhundert bei Arbeitern beobachtet, die in Caissons – unter Überdruck stehenden Arbeitskammern unter Wasser – beim Tief- und Brückenbau eingesetzt wurden, etwa beim Bau der Fundamente für Brücken in Frankreich oder den USA. Bei zu schnellem Verlassen des Überdruckbereichs bildeten sich Stickstoffblasen im Körper, was zu Gelenkschmerzen, Lähmungen oder sogar zum Tod führen konnte. Diese Beobachtungen legten die Grundlage für spätere Sicherheitsstandards beim Tauchen und Arbeiten unter Überdruck.

sionskammer (Überdruckkammer) sein, von denen es in Deutschland nur etwa 30 gibt.

„Deshalb tauchen wir immer kontrolliert und langsam auf und machen oft zusätzlich einen Sicherheitsstopp bei etwa 5 m Tiefe, selbst wenn es laut Tabelle nicht zwingend nötig wäre", betont Nepomuk.

Merke
Ein zu schnelles Auftauchen kann zur Bildung von Stickstoffblasen im Gewebe führen und die gefährliche Dekompressionskrankheit auslösen.

*Alfredo entspannt sich bei dem Gedanken, dass sie alles richtig gemacht haben. Dann fällt ihm doch noch etwas ein: „In 20 m Tiefe war ich kurz benommen und euphorisch – ist das der **Tiefenrausch** gewesen?" „Ja genau, noch tiefer und das kann eine Stickstoffnarkose werden", erklärt Arielle.*

9

9.8 Stickstoffnarkose (Tiefenrausch) und Sauerstoffvergiftung

Stickstoff wirkt aufgrund des höheren Partialdrucks ab etwa **20 m Tiefe** auf das Nervensystem – ähnlich wie **Alkohol.** Das kann die Wahrnehmung verändern und Reaktionen verlangsamen. Man merkt oft nicht, wie beeinträchtigt man ist – wie ein Betrunkener, der sich noch fit fühlt. Deshalb ist bei tieferen Tauchgängen besondere Vorsicht geboten und man taucht immer zu zweit. Glücklicherweise ist die **Stickstoffnarkose** reversibel. Sobald man etwas höher steigt und der Stickstoffpartialdruck sinkt, verschwindet das Gefühl sofort wieder.

Nach einer kurzen Pause fragt Alfredo weiter: „Wenn Stickstoff das Problem ist, könnte man dann nicht einfach einen höheren Sauerstoffanteil nehmen?"

Mehr Sauerstoff eliminiert zwar den Tiefenrausch, kann aber ebenso giftig wirken. Hohe Sauerstoffpartialdrücke können zu Krämpfen und Bewusstlosigkeit führen, zu einer **Sauerstoffvergiftung**, welche unter Wasser tödlich enden kann. Für Gasgemische mit erhöhtem Sauerstoffanteil (**Nitrox**) braucht man daher eine spezielle Ausbildung und sie sind nur bis zu einer gewissen Tiefe sicher einsetzbar.

Nitrox (Enriched Air Nitrox – EAN)
ist ein Atemgasgemisch, das einen höheren Sauerstoffanteil und entsprechend weniger Stickstoff enthält als normale Pressluft. Die beiden gängigsten Mischungen sind EAN32 (32 % Sauerstoff) und EAN36 (36 % Sauerstoff).

Der reduzierte Stickstoffanteil führt dazu, dass sich im Körper beim Tauchen weniger Stickstoff ansammelt. Das hat mehrere Vorteile:

- Längere **Nullzeiten**: Tauchgänge können ohne Dekompressionsstopps länger dauern.
- Weniger **Dekompressionsrisiko**, insbesondere bei wiederholten Tauchgängen am selben Tag.
- Weniger Müdigkeit: Viele Taucher berichten, dass sie sich nach dem Tauchen mit Nitrox weniger erschöpft fühlen.

Allerdings ist Nitrox nur bis zu einer bestimmten Tiefe sicher einsetzbar. Mit steigendem **Sauerstoffpartialdruck** wächst die Gefahr einer **Sauerstoffvergiftung** (toxischer Effekt auf das zentrale Nervensystem mit sofort tödlichem Krampfanfall ohne Vorboten). Daher sind für das Tauchen mit Nitrox eine spezielle Ausbildung und Zertifizierung erforderlich. Nur wer gelernt hat, mit den besonderen Eigenschaften und Risiken dieses Gasgemischs umzugehen, darf es sicher verwenden.

Berufstaucher und technische Taucher verwenden für sehr große Tiefen noch mal ganz spezielle Gasgemische – etwa mit Helium statt Stickstoff.

Marc und Alfredo sind zufrieden. „Physik kann so viel Spaß machen. Nun wissen wir, wie alles zusammenhängt: Physik und Physiologie beeinflussen jeden Moment unter Wasser. Jetzt habe ich aber einen Mordshunger – gibt es eigentlich besondere Ernährungsempfehlungen für Taucher?"

9.9 Ernährung

Hier ist Arielle in ihrem Element: „Oh da gibt es viel zu sagen, aber noch wichtiger als die Ernährung ist es, ausreichend zu trinken, das reduziert das Risiko für die Dekompressionskrankheit."

Flüssigkeitszufuhr

Bei der Flüssigkeitszufuhr empfiehlt sich, etwa 1–2 Stunden vor dem Tauchgang eine **moderate Menge Wasser** oder isotone Getränke zu trinken – am besten etwa 0,7 l, das entspricht ungefähr 30 % des Tagesbedarfs. Dadurch bleibt das Blut **dünnflüssig**, und es können sich weniger Stickstoffblasen bilden, was das Risiko für die **Dekompressionskrankheit** senkt. Zu viel trinken kann kontraproduktiv sein, und spezielle Getränke wie Glycerinlösungen zeigen keinen zusätzlichen Nutzen.

*„Wenn man viel taucht, sind **Antioxidanzien** ganz wichtig, um den **oxidativen Stress** auf die Gefäße durch die hohen **Sauerstoffpartialdrücke** zu minimieren. Darum esse ich ganz viel Beeren (*Abb. 9.6*)."*

„Was war noch mal oxidativer Stress, das hat doch was mit Sauerstoffradikalen zu tun?", fragt Marc.

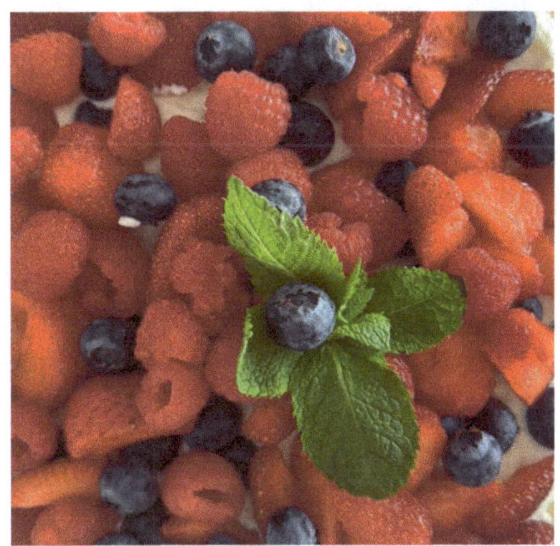

Abb. 9.6 Arielle schwört auf Beeren: die enthaltenen Antioxidanzien sollen dem oxidativen Stress beim Tauchen entgegenwirken

9.9.1 Sauerstoffradikale und Antioxidanzien

> **Merke**
> Sauerstoffradikale, auch als **reaktive Sauerstoffspezies** (**ROS = „***reactive oxygen species*") bezeichnet, entstehen natürlicherweise im Zellstoffwechsel.

Superoxid-Anionen entstehen in der Atmungskette im **Mitochondrium.**

Dabei wird ein Sauerstoffmolekül mit einem zusätzlichen ungepaarten Elektron gebildet. Ungepaarte Elektronen sind hochreaktiv, daher nennt man die Verbindungen **Sauerstoffradikale**. Das Sauerstoffmolekül mit dem extra (super) Elektron hat eine negative Ladung, man nennt es: **Superoxid-Anion** **($O_2\bullet^-$).**

Dieses kann durch die **Superoxiddismutase (SOD)** mit zwei Protonen weiter zu **Wasserstoffperoxid (H_2O_2)** umgesetzt werden:

$$2O_2^{\bullet-} + 2H^+ \rightarrow H_2O_2 + O_2$$

Wasserstoffperoxid selbst ist kein Radikal, aber membrangängig und kann über die **Fenton**[7]**-Reaktion** mit zweiwertigem Eisen (Fe^{2+}) hochreaktive **Hydroxylradikale (OH•)** bilden:

$$Fe^{2+} + H_2O_2 \rightarrow Fe^{3+} + OH^- + OH^\bullet$$

Diese **Hydroxylradikale** gelten als besonders gefährlich. Sie führen zu unkontrollierten Oxidationsreaktionen (= **oxidativer Stress**). Hierunter versteht man:

- Proteinmodifikation,
- Lipidperoxidation und
- DNA-Mutationen.

Oxidativer Stress fördert Entzündungen und frühzeitige Alterung. Bei Tauchern können insbesondere Gefäßschäden entstehen. Außerdem wird durch oxidativen Stress das Risiko für neurodegenerative Erkrankungen und Krebsentstehung erhöht.

9

Zum Schutz vor diesen Radikalen verfügt die Zelle über ein Netzwerk aus **enzymatischen** und **nicht-enzymatischen Antioxidanzien**. Wichtige Enzyme sind neben der bereits erwähnten Superoxiddismutase auch die **Katalase,** die Wasserstoffperoxid zu Wasser und Sauerstoff entgiftet**.**

$$2H_2O_2 \rightarrow 2H_2O + O_2$$

Die **Glutathionperoxidase** entgiftet ebenfalls Wasserstoffperoxid, und zwar mithilfe von **reduziertem Glutathion (GSH)**. Glutathion ist ein Tripeptid mit einer -SH (Thiol)-Gruppe. Zwei -SH-Gruppen können zu einer Disulfidbrücke (GSSG) oxidiert werden, Wasserstoffperoxid wird dabei zu Wasser reduziert.

$$2GSH + H_2O_2 \rightarrow GSSG + 2H_2O$$

Zusätzlich wirken **nicht-enzymatische Antioxidanzien** wie **Vitamin C (Ascorbinsäure)**, **Vitamin E (α-Tocopherol)** und **Coenzym Q_{10}** als Radikalfänger, indem sie Elektronen abgeben und so reaktive Moleküle neutralisieren. Ein ausgewogenes Verhältnis zwischen ROS-Produktion und antioxidativer Kapazität ist entscheidend für die **zelluläre Homöostase**. Ein Übermaß an ROS, die z. B. beim Tauchen durch hohe Sauerstoffpartialdrücke entstehen, sollte also mit erhöhter Zufuhr von Antioxidanzien ausgeglichen werden, um **oxidativen Stress** zu vermeiden, der z. B. zu Gefäßschäden führen kann.

„Ok, also viele Beeren, Nüsse und andere Antioxidanzien – aber was muss ich bei der Ernährung vor dem Tauchen noch beachten?“, will Marc wissen. Arielle erklärt: „Nicht zu schwere Kost, Kohlenhydrate sind wichtig, da man unter Wasser viel Energie braucht. Tabu sind zu scharfe, zu fettige oder zu blähende Nahrungsmittel, das kann beim Tauchen sehr unangenehm werden.“

Vor dem Tauchen sollte man deshalb Folgendes zu sich nehmen:

- Leicht verdauliche, **kohlenhydrat**betonte Kost.
- Komplexe Kohlenhydrate (Vollkorngetreide, Haferflocken, Brot, Nudeln, Reis), da diese anhaltende Energie liefern.
- **Protein** (z. B. Joghurt, Hüttenkäse, Ei oder mageres Geflügel), da Proteine den Blutzucker stabilisieren und mäßig sättigen, ohne zu beschweren. Ein geeignetes Frühstück vor einem Tauchtag kann z. B. Joghurt mit Haferflocken und Früchten oder Vollkornbrot mit etwas magerem Aufstrich sein.
- Auch etwas gesundes **Fett** in Maßen ist okay, z. B. liefern ein Löffel Olivenöl oder ein paar Nüsse Energie und enthalten **antioxidative Nährstoffe** (Vitamin E, Omega-3-Fettsäuren), die dem Körper helfen, mit dem vermehrten oxidativen Stress beim Tauchen umzugehen (◻ Abb. 9.7).

7 **Henry John Horstman Fenton:** 1854–1929, britischer Chemiker.

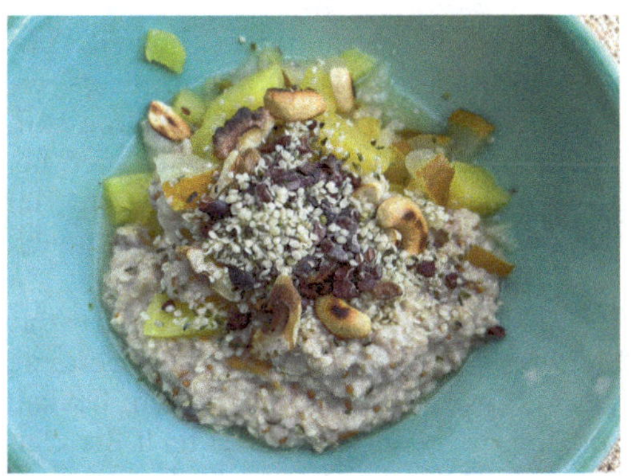

Abb. 9.7 Vor dem Tauchen ist leichte Kost wie z. B. Haferflocken mit Milch und Nüssen sowie etwas Obst gut geeignet.

Was vermeiden?

- Schwer verdauliche, fettige Speisen
- Scharfe, stark gewürzte Speisen (Abb. 9.8)
- Blähende Lebensmittel (z. B. Bohnen, Kohl) und kohlensäurehaltige Getränke, die durch intraabdominale Druckerhöhung evtl. Einfluss auf periphere Druckgradienten haben und das Risiko der Dekompressionskrankheit erhöhen können

Merke

Alkohol ist vor dem Tauchen tabu – er verschlechtert Reaktionsvermögen und Urteilsfähigkeit und entzieht dem Körper Flüssigkeit, was das Dekompressionsrisiko erhöht.

Nach einem wunderbaren Abendessen sitzen die Freunde noch lange beisammen und Nepomuk erzählt von berühmten Tauchern und Tauchabenteuern. Schließlich kommt er zu seinem Lieblingsthema, den ***Wassertieren****.*

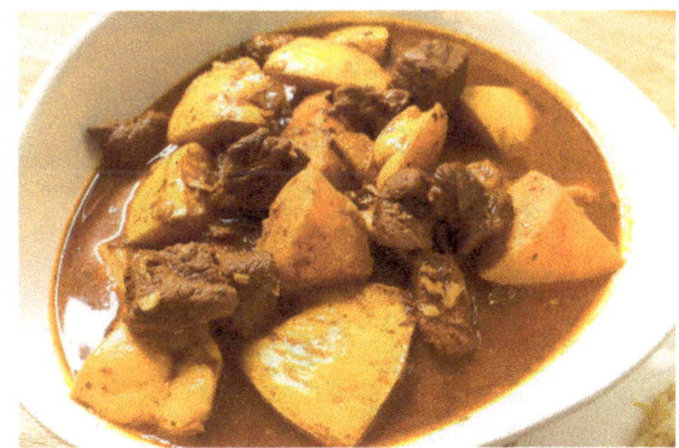

Abb. 9.8 Schwere, fettige und scharf gewürzte Speisen sollten vor dem Tauchen vermieden werden.

9.10 Wassertiere

9.10.1 Das Rätsel der schnorchelnden Sauropoden

Die gigantischen **Sauropoden** (Obertrias bis Kreidezeit) gehören zur Gruppe der Echsenbeckendinosaurier (Saurischia). Typisch für diese größten landbewohnenden Tiere der Erdgeschichte sind ein tonnenförmiger Rumpf auf 4 massigen Beinen, ein langer Hals und Schwanz sowie ein unproportional kleiner Kopf. Ihre Größe reichte von 6 m Länge bei dem deutschen Europasaurus bis zu über 30 m Länge und vermutlich über 70 t Gewicht beim südamerikanischen Argentinosaurus.

Früher stellte man sich vor, dass die Sauropoden aufgrund ihres hohen geschätzten Körpergewichts (Diplodocus ca. 15 t bei 27 m Länge, Brontosaurus ca. 30 t, Apatosaurus ca. 30 bis 35 t, Brachiosaurus ca. 28 bis 44 t bei 23 m Länge und 13 m Höhe) vor allem im tiefen Wasser stehend lebten, um intervallartig den Kopf zum Atmen herauszustrecken (Abb. 9.9).

Ein Paradigmenwechsel resultierte aus tauchphysiologischen Erkenntnissen. Einige der langhalsigen Sauropoden hätten nämlich mit gestrecktem Hals eine Höhe von 12 m zum Atmen erreichen können, wenn

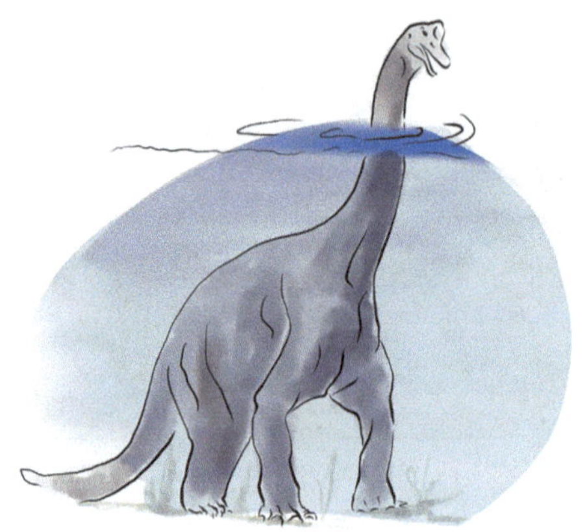

Abb. 9.9 Brachiosaurus – überholte Vorstellung von aquatischer Lebensweise

sie auf dem Grund eines Sees standen und ihren biegsamen Hals als Schnorchel nutzten. Die Lungen des Diplodocus hätten sich dann aber in 8 m Tiefe befunden und auch bei dem größeren Brachiosaurus hätten sie sich trotz seiner längeren Vorderbeine etwa gleich tief befunden. Für die Respiration hätte dann aber die **Atemmuskulatur** eine Kraft von geschätzt mehreren Tonnen aufbringen müssen.

Auch ein **Unterdruckbarotrauma** der Lunge (**inneres Blaukommen**, **Lungenödem**) wäre aufgrund des gewaltigen Druckunterschieds zwischen Lunge und Wasseroberfläche wohl unausweichlich gewesen. Heute geht man davon aus, dass der lange Hals vor allem Vorteile beim Erreichen hochgelegener Blätter bringt. Darstellungen in heutigen Hollywoodfilmen weisen den Sauropoden daher eine Lebensweise im Mesozoikum zu, wie sie heutigen Elefanten oder Giraffen entsprechen dürfte.

9.10.2 Rätsel der Wale

Zunächst muss die fehlerhafte Darstellung in einer Reihe älterer tauchmedizinischer und sportphysiologischer Lehrbücher korrigiert werden, in denen leider explizit dargestellt wird, dass Bartenwale kein Sternum besäßen, was aufgrund der größeren Thoraxkompressibilität komplikationslos ertragene größere Tauchtiefen erklären soll. Vielmehr bleibt vom Brustbein aber bei allen Walen mindestens der vorderste Teil (Manubrium) zum Schutz des weit nach vorn verlagerten Herzens erhalten.

Bei den Bartenwalen artikuliert das Sternum nur mit der 1. Rippe. Der gesamte Thorax ist aber außerordentlich flexibel konzipiert. Im Schultergürtel fehlt die Clavicula. Wale sind zudem in der Lage, bei jedem Atemzug 80 bis 90 % des Luftvolumens der Lunge auszutauschen (Landsäuger nur 10–15 %). In den Körpergeweben speichern Wale ca. 82 % der Sauerstoffvorräte (Landsäuger etwa ¼), im Blut ca. 9 % (Landsäuger 41 %) und in der Lunge ca. 9 % (Landsäuger 34 %). Außerdem besitzen Wale eine zwei- bis dreimal größere relative Blutmenge als Landsäuger (120 bis 180 ml/kg) pro kg Körpergewicht. Pottwale können so bis zu 2000 m (nach einigen anekdotenartigen Berichten sogar 3000 m) tief tauchen und 60 bis 90 min unter Wasser bleiben.

Arterien mit verstärkter muskulöser Wand bilden Wundernetze (Retia mirabilia), die polsterartig viele Körperräume ausfüllen, welche zur Blutdruckregulation und auch zur Prävention der Taucherkrankheiten beitragen sollen. Das Tieftauchen erleichtern soll das im großen, bugartigen Vorderkopf befindliche „Spermacetiorgan", das bis zu vier Tonnen einer weißlichen Substanz enthält, die man früher einmal für Sperma hielt (daher in der englischen Sprache die Bezeichnung: „sperm whale"). Konsistenz und Volumen dieser wachsartigen Substanz kann der Wal zum Tarieren beispielsweise durch Abkühlen mit Wasser über seinen Nasengang beeinflussen.

9.10.3 Die Wasseraffen-Theorie

Hierunter versteht man einige spekulative Außenseiterhypothesen, denen zufolge der Homo sapiens im Verlauf der Menschwer-

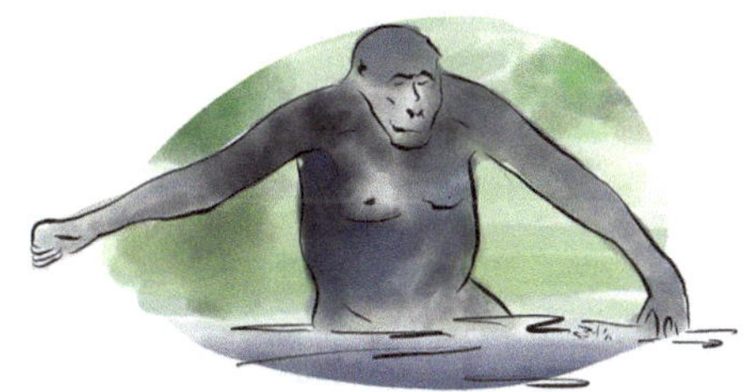

Abb. 9.10 Watendes Gorillaweibchen beim Durchqueren eines Gewässers. Dieses Verhalten ist auch bei Orang-Utans, Schimpansen und Bonobos beobachtet worden

dung über längere Zeitspannen an/in Gewässern und Uferregionen im Sinne einer partiell „amphibischen Phase“ gelebt hätte, was sich aber in Fachkreisen nicht durchsetzen konnte (Abb. 9.10).

Merkmale, die diese Theorie stützen sollen, sind u. a. der aufrechte Gang, die verlängerten hinteren Gliedmaßen, die besondere Struktur der menschlichen Haut mit wärmeisolierend wirkendem Subkutanfett, der im Vergleich zu anderen Landsäugern relativ hohe prozentuale Fettanteil, die nach unten offene Nase, der Tauchreflex, der Stimmritzenkrampf als Schließreflex des Kehlkopfs, relativ große Füße, rudimentär erhaltene Schwimmhäute, die bei einigen Menschen vollständiger im Sinne eines Atavismus vorkommen können, ein stromlinienförmiges Muster der Körperbehaarung, die Reduktion der Körperbehaarung, aber auch der relativ verkümmerte Geruchssinn des Menschen und die Salinität von Tränenflüssigkeit und Schweiß sowie die Gehörgangsexostosen fossiler Neanderthaler, die einen regelmäßigen Aufenthalt in kühlerem Wasser signalisieren sollen.

Weiterführende Literatur

Brandes R, Lang F, Schmidt R (2019) Physiologie des Menschen. Springer, Heidelberg

Brenner RJ, Balan KA, Andersen MPL, Dugrenot E, Vrijdag XCE, Van Waart H, Tillmans F (2024) A review of nutritional recommendations for scuba divers. J Int Soc Sports Nutr 21(1):2402386. https://doi.org/10.1080/15502783.2024.2402386

Ehm O, Hahn M, Wenzel J (1999) Der neue Ehm. Tauchen noch sicherer: Tauchmedizin für Sporttaucher, Berufstaucher und Ärzte. Müller Rüschlikon Verlag, Chur

Engelhardt M (Hrsg) (2022) Sportverletzungen. Diagnose, Management und Begleitmaßnahmen. Urban & Fischer, München

Fluhrer R, Hampe W (Hrsg) (2023) Biochemie und Molekularbiologie hoch2. Elsevier, München

de Marées H (2002) Sportphysiologie. Sport und Buch Strauß, Köln

Raschka C, Kliem B (2023) Sportmedizin – Fragen und Antworten. 1000 Fakten für die Zusatzbezeichnung. Springer, Heidelberg

Raschka C, Nitsche L (Hrsg) (2016) Praktische Sportmedizin. Thieme, Stuttgart New York

Raschka C, Ruf S (2026) Sport und Ernährung – Wissenschaftlich basierte Empfehlungen, Tipps und Ernährungspläne für die Praxis. Thieme, Stuttgart

Rusoke-Dierich O (2017) Tauchmedizin: Grundlagen, Sicherheit, Technik, Notfälle und Reisemedizin für Tauchmediziner, Berufstaucher und Tauchlehrer. Springer, Berlin Heidelberg New York Tokyo

Tillmann BN (2016) Atlas der Anatomie des Menschen. Springer, Heidelberg

Weineck J (2010) Sportbiologie. Spitta, Balingen

Westheide W, Rieger G (Hrsg) (2015) Spezielle Zoologie. Teil 2: Wirbel- oder Schädeltiere. Springer-Spektrum Verlag, Berlin, Heidelberg

Bergsport: Vortrag im Kinosaal

Monika Pruenster, Corinna Haupt, Christoph Raschka und Christine Wild-Bode

Inhaltsverzeichnis

C. Raschka, C. Wild-Bode (Hrsg.), *Grundlagen der Sportmedizin*,
https://doi.org/10.1007/978-3-662-72761-4_10

Der andere, eher „wasserscheue" Teil unserer Studentenclique um Chuck, Bruce, Regina und Joyce hatte sich zu einem Vortrag der berühmten Kletterzwillinge Reinhold (▫ Abb. 10.1*) und Alison in den Valentin Film GmbH Filmstudios eingefunden, der im Anschluss an ihren spannenden Dokumentarfilm über ihre jüngste* ***K2-Besteigung*** *gehalten wurde. Wegen ihrer Arbeit als Stuntleute für andere Projekte hatten sie sogar Freikarten erhalten.*

Im Anschluss an den Film betreten Reinhold und Alison unter Applaus die Bühne. Sie wechseln sich unterhaltsam mit ihren Erklärungen ab und berichten von der intensiven wochenlangen Vorbereitung auf die Besteigung. In der ersten Reihe sitzt Professor Dr. Simon, ein international renommierter ***Höhenmediziner,*** *der für die Beantwortung von medizinischen Fragen eingeladen wurde.*

10

10.1 Physik in großen Höhen

„Wer von euch war schon einmal auf einem 4000er oder sogar noch höher?", wirft Prof. Simon in die Runde. Joyce hebt die Hand. „Ich war vor zwei Jahren in Nepal und habe die Annapurna-Umrundung gemacht. Dabei sind wir über den Thorung La auf 5416 Meter gekommen. Ich erinnere mich noch genau an den Schnee und die ***Kälte*** *…"*

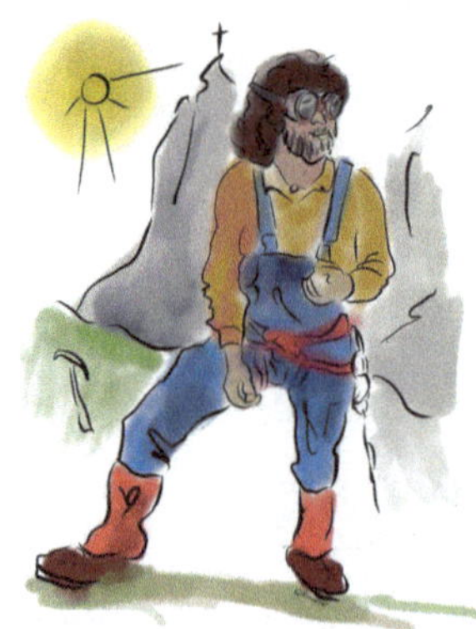

▫ **Abb. 10.1** Reinhold in seinem Element

Merke

Mit zunehmender Höhe nimmt die Lufttemperatur um 1 °C pro 100 Höhenmeter ab.

In der Nähe von Massenerhebungen (Gebirge) sind es ca. 0,6 °C pro 100 Höhenmeter (Massenerhebungseffekt[1]).

„… aber vor allem erinnere ich mich daran, wie schwer jeder Schritt war. Ich hatte das Gefühl, mein Rucksack wog doppelt so viel. Ich habe ***schnell geatmet****, aber trotzdem hatte ich das Gefühl, nie genug Luft zu bekommen." Prof. Simon nickt. „Das sind typische Erfahrungen und liegt daran, dass mit zunehmender Höhe die Partialdrücke der einzelnen Gase in der Luft abnehmen und wir somit weniger Sauerstoff aufnehmen können."*

Merke

Nach dem Gesetz von Dalton setzt sich der Gesamtdruck eines Gasgemisches aus der Summe der Partialdrücke der einzelnen Gase (bei der Atemluft sind das Stickstoff, Sauerstoff, Kohlendioxid und Edelgase) zusammen.

Mit zunehmender Höhe **sinken die Partialdrücke** der einzelnen Gase und der **Gesamtdruck** der Luft. Auf Meereshöhe liegt der Luftdruck bei etwa 1013 hPa, auf dem Gipfel des Mount Everest nur noch bei rund 279 hPa. Obwohl der Sauerstoffanteil von 21 % in der Atemluft gleichbleibt, sinkt der **Sauerstoffpartialdruck** dramatisch. Auf dem Everest sind es nur noch etwa 59 hPa pO_2, also weniger als ein Drittel dessen, was man auf Meereshöhe zur Verfügung hat. Studien zeigten, dass der gemessene arterielle Sauerstoffpartialdruck sogar nur noch bei ca. 33 hPa liegt.

1 Als **Massenerhebungseffekt** wird ein gebirgsklimatisches Phänomen bezeichnet, das durch eine abgeschwächte Temperaturabnahme über größeren Massenerhebungen bei zunehmender Höhe über dem Meeresspiegel gekennzeichnet ist. So liegen die mittleren Lufttemperaturen in gleicher Höhe über dem Tiefland deutlich niedriger.

Merke
Auf dem Mount Everest beträgt der Sauerstoffpartialdruck weniger als ein Drittel des Wertes auf Meereshöhe.

„Was heißt das für den Körper konkret?", fragt eine Zuschauerin aus dem Publikum. „Das bedeutet, dass mit jedem Atemzug deutlich weniger Sauerstoff in die Lunge gelangt und somit dem Körper wesentlich weniger Sauerstoff für die Energiegewinnung zur Verfügung steht", erklärt Prof. Simon. „Und deswegen geht uns am Berg, umgangssprachlich gesagt, die Luft aus und wir können weniger Leistung erbringen."

Aber nicht nur der Sauerstoffmangel ist ein Problem: Mit zunehmender Höhe nimmt auch die absolute Luftfeuchtigkeit stark ab. Kalte Luft kann weniger Wasserdampf aufnehmen, wodurch die Luft in großen Höhen extrem trocken ist, vergleichbar mit der Trockenheit in Wüsten oder Flugzeugkabinen. Das birgt die Gefahr des Austrocknens der Schleimhäute. Durch die rasche Atmung wird der Effekt noch verstärkt, da mehr trockene Luft durch Mund und Nase gezogen wird. Obwohl so viel Flüssigkeit verloren geht, verspüren viele Menschen leider in der Höhe weniger Durst, sodass hier der entstehende Flüssigkeitsmangel nicht durch zusätzliche Aufnahme kompensiert wird.

10.2 Physiologie in großen Höhen

Bereits nach kurzer Zeit registrieren **zentrale und periphere Chemorezeptoren** den Sauerstoffmangel. Die Atmung wird schneller.

Durch die **Hyperventilation** wird vermehrt CO_2 abgeatmet, was zu einem Anstieg des Blut-pH-Werts führt und zu einer sogenannten **respiratorischen Alkalose**. Zusätzlich wird die Hypoxie als Stress wahrgenommen, wodurch das **vegetative Nervensystem**, in diesem Fall der **Sympathikus**, aktiviert wird. Die Ausschüttung von Adrenalin und Noradrenalin nimmt zu, Herzfrequenz und Blutdruck steigen, die Gefäße in der Peripherie verengen sich.

Nach einigen Stunden beginnt der Körper, die Alkalose zu kompensieren. Die Nieren scheiden vermehrt **Bikarbonat** und damit auch Wasser aus. Diese sogenannte **Höhendiurese** kann zu einer Dehydratisierung führen, was die Viskosität des Blutes erhöht und das Schlagvolumen senkt. Die Folge ist eine schnellere Erschöpfung. Deshalb ist eine ausreichende Flüssigkeitszufuhr in großen Höhen essenziell.

Mittelfristig verändert sich die Sauerstoffbindungskinetik des Hämoglobins durch eine erhöhte Bildung von **2,3-Bisphosphoglycerat** in den roten Blutkörperchen (◘ Abb. 10.2). **2,3-Bisphosphoglycerat** senkt die Sauerstoffaffinität des Hämoglobins und fördert somit die O_2-Abgabe im Gewebe.

Nach einigen Tagen oder Wochen erhöht sich auch die Zahl der **Erythrozyten** (**Polyglobulie**), ein Effekt, den sich Ausdauersportler beim Höhentraining zunutze machen (▶ Abschn. 10.2.1). Gleichzeitig steigt die **Kapillardichte** in der Muskulatur und der Körper schaltet zunehmend auf **Fettstoffwechsel** um, da Fettsäuren pro verbrauchtem Liter Sauerstoff mehr Energie liefern (s. dazu auch ▶ Kap. 1, kalorisches Äquivalent).

Auf zellulärer Ebene wird der Energieverbrauch reduziert. Prozesse wie die Proteinsynthese oder die Aktivität von Ionenpumpen werden heruntergefahren, es kommt zu funktionellen Anpassungen der mitochondrialen Aktivität und des Sauerstoffverbrauchs. Gesteuert werden viele dieser Anpassungen durch den **Transkriptionsfaktor HIF-1α** (s. ▶ Kap. 3), der unter Hypoxie eine Vielzahl von Genen aktiviert, darunter solche für **Erythropoetin** (Hormon für die Neusynthese von Erythrozyten), für **VEGF** (Vascular Endothelial Growth Factor, Wachstumsfaktor für die Gefäßneubildung) und für Enzyme der anaeroben Glykolyse.

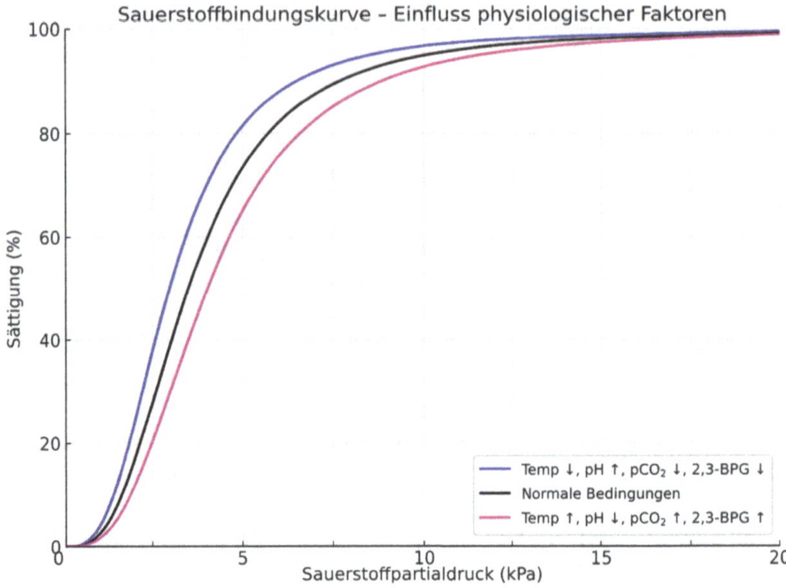

Abb. 10.2 Sauerstoffbindungskurve

Merke
Der Körper begegnet dem Sauerstoffmangel (Hypoxie) mit einer Reihe von Anpassungsreaktionen.

Diese Anpassungsreaktionen machen sich Athleten beim Höhentraining zunutze.

10.2.1 Höhentraining

Höhentraining ist eine bewährte Methode zur Steigerung der Ausdauerleistung. Dieser Effekt beruht auf der physiologischen Anpassung des Körpers an den reduzierten Sauerstoffpartialdruck in großer Höhe. Diese Reize können sowohl unter natürlichen Bedingungen (z. B. Aufenthalt in den Bergen) als auch durch **künstlich erzeugte Hypoxie** (z. B. Höhenkammer, Hypoxiezelt) gesetzt werden.

Mit zunehmender Höhe sinkt, wie schon eingangs erwähnt, der **atmosphärische Gesamtdruck**, wodurch auch der **Sauerstoffpartialdruck** abnimmt. Um den verminderten Sauerstoffgehalt der Atemluft zu kompensieren, reagiert der Körper mit kurz- und langfristigen Anpassungsmechanismen, unter anderem wird die Erythropoetinsynthese erhöht. Die gesteigerte Erythropoese führt zu einer erhöhten Anzahl roter Blutkörperchen und damit zu einer verbesserten Sauerstofftransportkapazität des Blutes. Darüber hinaus bewirkt die Zunahme der Hämoglobinkonzentration eine Erweiterung der Pufferkapazität, da Hämoglobin etwa 35 % zur gesamten Pufferwirkung des Blutes beiträgt. Dies ist insbesondere unter Belastungsbedingungen von Relevanz, wenn es im Rahmen einer vermehrten anaeroben Glykolyse zur Akkumulation von Laktat und folglich zu einer metabolischen Azidose kommt. Die beschriebenen hämatologischen Anpassungen tragen maßgeblich zur Verbesserung der Ausdauerleistungsfähigkeit unter normoxischen Bedingungen, beispielsweise auf Meereshöhe, bei.

Beim Höhentraining wird am häufigsten die Trainingsform **Live high – train low** angewandt. Hier wohnen und schlafen die Athleten in großer Höhe (z. B. 2000–2500 m), um die positiven Effekte der Höhenanpassung zu nutzen. Trainiert wird jedoch in tieferen Lagen (unter 1500 m), um die Trainingsintensität aufrechterhalten zu können. Auch **Train high – sleep low** wird manchmal praktiziert.

Das Training findet in der Höhe statt, während in niedriger Lage geschlafen wird. Dies kann kurzfristig Stimuli setzen, wie z. B. einen verstärkten kardiovaskulären Trainingsreiz oder auch einen hypoxischen Reiz für die Anpassung des Energiestoffwechsels, hat aber meist weniger nachhaltige Effekte. Manche Profis nutzen auch eigene **Höhenkammern** zu Hause. Dabei wird der Sauerstoffgehalt künstlich reduziert, etwa durch Erhöhung des Stickstoffanteils in der Atemluft. Das simuliert eine große Höhe, ohne dass man den Ort tatsächlich verlassen muss.

10.3 Die olympischen Spiele in Mexico City

Die Olympischen Spiele 1968 fanden in Mexiko-Stadt statt – auf etwa 2300 Metern Höhe über dem Meeresspiegel. Diese Höhenlage hatte deutliche Auswirkungen auf die sportlichen Leistungen, sowohl positiv als auch negativ, abhängig von der jeweiligen Disziplin.

Wie oben beschrieben, nehmen mit zunehmender Höhe die Partialdrücke der Gase ab und somit wird auch die Luftdichte geringer. Dies führt dazu, dass der Luftwiderstand geringer wird und höhere Endgeschwindigkeiten möglich sind. Besonders **Schnellkraftathleten** wie Sprinter und Springer profitierten, was außergewöhnliche **Rekordergebnisse** zur Folge hatte. Der Amerikaner Bob Beamon sprang z. B. unglaubliche 8,90 m im Weitsprung, 55 cm über dem alten Rekord. Das wurde als „Sprung ins nächste Jahrhundert" gefeiert und sein Rekord hatte 23 Jahre lang Bestand.

Für **Ausdauerdisziplinen** war die Höhenlage ein massiver **Nachteil**, da durch den reduzierten Sauerstoffpartialdruck in der Luft eine geringere maximale Sauerstoffaufnahme (VO2max) resultierte (s. u.) und dies zu frühzeitiger Erschöpfung und längeren Erholungszeiten führte. Viele Athleten konnten nicht ihre gewohnte Leistung abrufen. Athleten aus Ländern mit Höhenlagen (z. B. Kenia, Äthiopien) waren deutlich im Vorteil.

Die Olympischen Spiele 1968 waren ein wissenschaftliches Lehrstück in Sachen Sportphysiologie. Diese Spiele führten zu einem tieferen Verständnis für die Rolle von Umweltbedingungen im Leistungssport, ein Wissen, das bis heute in der Trainingsplanung, Höhenanpassung und Leistungsdiagnostik eine zentrale Rolle spielt.

10.4 Höhenkrankheiten

„Wenn der Körper sich so gut anpassen kann, warum ist es dann überhaupt gefährlich, in großen Höhen unterwegs zu sein?", fragt Joyce.

Wenn der Sauerstoffpartialdruck zu niedrig wird, kann in der Lunge keine ausreichende Diffusion mehr stattfinden, denn der Gradient, der die treibende Kraft der Diffusion darstellt, ist stark reduziert. Deshalb nutzen die meisten BergsteigerInnen beim Besteigen von Achttausendern zusätzlichen Sauerstoff, um eine ausreichende Sauerstoffaufnahme zu ermöglichen. Gefährlich wird es zudem vor allem dann, wenn man dem Körper nicht die nötige Zeit zur Höhenanpassung gibt. Wer zu schnell aufsteigt, riskiert die sogenannte Höhenkrankheit, auch D'Acosta[2]-Krankheit genannt. Die häufigste Form ist die **akute Höhenkrankheit**, kurz **AMS** (Acute Mountain Sickness). Sie äußert sich mit Kopfschmerzen, Schwindel, Schlafstörungen und Übelkeit. In schweren Fällen kann sie aber in ein **Höhenlungenödem (High Altitude Pulmonary Edema: HAPE)** oder ein Höhenhirnödem (High Altitude Cerebral Edema: HACE) übergehen.

„Was genau passiert beim HAPE?", fragte Bruce.

2 **José D'Acosta:** 1539–1599, spanischer Jesuit, Missionar und Gelehrter.

10.4.1 Höhenlungenödem – HAPE (High Altitude Pulmonary Edema)

Beim HAPE führt die Hypoxie über den sogenannten **Euler[3]-Liljestrand[4]-Mechanismus** zu einer **Verengung der Lungengefäße**. Dieser physiologische Reflex sorgt normalerweise dafür, dass schlecht belüftete (ventilierte) Lungenareale auch weniger durchblutet (perfundiert) werden, dies dient zur Optimierung des Ventilations-/Perfusionsverhältnisses. In großen Höhen betrifft die hypoxische Vasokonstriktion jedoch größere Lungenbereiche. Der dadurch erhöhte Druck in den Kapillaren führt zu einem Flüssigkeitsaustritt in das Lungengewebe. Typisch sind Atemnot, rasselnde Geräusche über der Lunge, Zyanose und schnelle Erschöpfung. Besonders tückisch ist, dass sich die Symptome oft schleichend entwickeln und dann rasch verschlechtern. Auch das HAPE kann lebensbedrohlich werden und auch hier ist die entscheidende Maßnahme der zügige Abstieg.

„Und beim Höhenhirnödem?"

10.4.2 Höhenhirnödem – HACE (High Altitude Cerebral Edema)

Das HACE ist eine lebensbedrohliche Komplikation, deren Ursachen wissenschaftlich noch nicht abschließend geklärt sind. Im Gehirn führt der O_2-Mangel zu einer gestörten Autoregulation. Die Hirngefäße erweitern sich übermäßig, was den Hirndruck erhöht. Gleichzeitig wird die **Blut-Hirn-Schranke** durchlässiger, es kommt zu Flüssigkeitseinlagerungen und Mikroblutungen. Leitsymptom ist die **Ataxie**, also eine Gangunsicherheit. Weitere Warnzeichen sind Verwirrtheit, Halluzinationen, Sprachstörungen und Bewusstseinsverlust. Ohne Behandlung ist die Sterblichkeit sehr hoch.

„Und was kann man dagegen tun?"

Die wichtigste Maßnahme ist immer der sofortige **Abstieg**. Ist dieser aufgrund des schlechten Zustands der betroffenen Person nicht mehr möglich, kann eine mobile Überdruckkammer eingesetzt werden. Zusätzlich kann Sauerstoff gegeben werden, oft auch in Kombination mit Medikamenten wie Acetazolamid (eher prophylaktisch) und Dexamethason. Dexamethason wirkt entzündungshemmend und reduziert die Hirnschwellung. So wird Zeit gewonnen, um in niedrigere und damit lebensrettende Höhen abzusteigen.

Merke
Höhenkrankheiten entstehen durch Sauerstoffmangel bei schnellem Aufstieg.

Sie reichen von harmlosen Symptomen bis zu lebensbedrohlichen Komplikationen. Der wichtigste Schutz ist ein langsamer Aufstieg und rechtzeitiger Abstieg bei Beschwerden. „Ich habe mal gehört, dass nicht alle Menschen gleich anfällig für Höhenkrankheiten sind. Stimmt das und wenn ja, warum?", fragt Regina.

Das stimmt. Die Ursachen sind noch nicht vollständig geklärt, aber genetische Faktoren scheinen dabei eine zentrale Rolle zu spielen. Bevölkerungsgruppen wie Sherpas oder Tibeter haben sich über Generationen an extreme Höhen angepasst. Bei ihnen findet man z. B. eine Variante des EPAS1-Gens (**HIF-2α**), welches eine übermäßige Bildung roter Blutkörperchen verhindert. Dadurch bleibt das Blut dünnflüssiger, was gut ist, denn zu viele Erythrozyten führen zu einer

3 **Ulf Svante von Euler-Chelpin**: 1905–1983, schwedischer Mediziner, Physiologe, Pharmakologe, Neurophysiologe und Neurochemiker.

4 **Göran Liljestrand**: 1886–1968, schwedischer Pharmakologe.

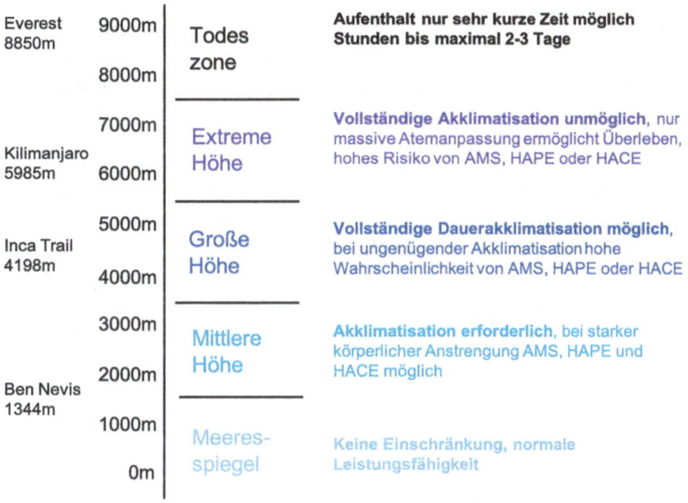

Abb. 10.3 Die Höhenzonen – die Ausprägung ist individuell unterschiedlich. (Nach Berghold, Gieseler, Schaffert und MedEx)

Everest 8850m
9000m
8000m
Todes zone
Aufenthalt nur sehr kurze Zeit möglich Stunden bis maximal 2-3 Tage

7000m
Kilimanjaro 5985m
6000m
Extreme Höhe
Vollständige Akklimatisation unmöglich, nur massive Atemanpassung ermöglicht Überleben, hohes Risiko von AMS, HAPE oder HACE

5000m
Inca Trail 4198m
4000m
Große Höhe
Vollständige Dauerakklimatisation möglich, bei ungenügender Akklimatisation hohe Wahrscheinlichkeit von AMS, HAPE oder HACE

3000m
2000m
Ben Nevis 1344m
Mittlere Höhe
Akklimatisation erforderlich, bei starker körperlicher Anstrengung AMS, HAPE und HACE möglich

1000m
0m
Meeres- spiegel
Keine Einschränkung, normale Leistungsfähigkeit

erhöhten Viskosität, was die Durchblutung und die Sauerstoffversorgung der Gewebe verschlechtern kann. Andere relevante Gene wie **VEGF**[5], **eNOS**[6], **ET-1**[7] oder **ACE**[8] beeinflussen den Gefäßtonus, die Blutdruckregulation und die Gefäßpermeabilität. Ob jemand gut mit der Höhe klarkommt oder zu AMS, HAPE oder HACE neigt, hängt also auch davon ab, welche Gene bei Hypoxie wie aktiviert oder gehemmt werden. Anders als oft angenommen, ist es NICHT abhängig vom Trainingszustand.

Merke

Genetische Faktoren beeinflussen das Risiko für die Entwicklung einer Höhenkrankheit.

„Aber genetische Faktoren hin oder her, in der Todeszone hält es keiner lange aus." „Wie war das noch mal mit den verschiedenen Zonen?", fragt Bruce (Abb. 10.3).

Reinhold und Alison haben da offensichtlich genetisch die besten Voraussetzungen, sie fühlen sich in großen Höhen ganz in ihrem Element und sehen auch einfach fantastisch aus in ihren ***Gletscherbrillen****. „Aber warum tragt ihr eigentlich diese speziellen Brillen?", fragt Chuck.*

10.5 Auge, Schneeblindheit

Wenn man große Höhen bezwingt, muss man sich nicht nur auf die wechselnden Wetterbedingungen einstellen. Man sollte auch daran denken, die Augen zu schützen, egal ob der Himmel bewölkt ist oder die Sonne scheint. Das menschliche Auge ist für elektromagnetische Strahlung zwischen 400 bis 750 nm optimiert. Strahlung in diesem Bereich kann das 11-cis-Retinal in unseren **Photorezeptoren** in einen angeregten Zustand versetzen, indem es das Licht absorbiert und ein Übergang in all-trans-Retinal erfolgt. Dies ist eine wichtige Voraussetzung für den in der Retina initiierten Sehprozess.

Die für uns nicht sichtbare kurzwelligere elektromagnetische Strahlung wie Gamma-

5 **VEGF**: Vascular Endothelial Growth Factor, fördert die Angiogenese.

6 **eNOS:** endotheliale NO-Synthase, produziert gefäßerweiterndes NO.

7 **ET-1**: Endothelin-1, wirkt stark gefäßverengend.

8 **ACE**: Angiotensin-Converting Enzym, Teil des Renin-Angiotensin-Systems.

strahlung oder **ultraviolette Strahlung** ist besonders energiereich. Diese Strahlung hat daher eher das Potenzial, Moleküle zu zerstören, als sie in angeregte Zustände zu versetzen. Je höher man in die Berge aufsteigt, umso mehr nimmt die Intensität der ultravioletten Strahlung zu. Wenn die Augen nicht mit einer Sonnenbrille mit UV-Filter geschützt sind, kann es zu einer dem Sonnenbrand vergleichbaren Erscheinung an Hornhaut und Bindehäuten (Tunica conjunctiva) der Augen kommen. Diese sogenannte „Schneeblindheit" (in der Fachsprache **Photokeratitis** genannt) ist sehr schmerzhaft und kann zu dauerhaften Schäden führen. Schnee- und Eisflächen in den Bergen können den Strahlungseffekt noch verstärken, da diese hellen Oberflächen die UV-Strahlen reflektieren und somit zusätzlich zur direkten Strahlung durch die Sonne von oben auch die reflektierte Strahlung von unten auf die Augen trifft. Die Sonnenbrillen für BergsteigerInnen sollten also einen guten UV-Filter haben und möglichst große Gläser. An den Seiten sollten sie einen zusätzlichen Blendschutz aufweisen, damit keine Strahlung von der Seite auf die Augen treffen kann.

10.6 Ernährung

Eine letzte Frage hat Chuck noch an Prof. Simon: „Wie sieht eigentlich die optimale Ernährung aus, um möglichst fit am Gipfel anzukommen?" „Fast noch wichtiger ist erst mal das Trinken!", erklärt Prof. Simon.

Wie oben erwähnt, entsteht durch Höhenatmung und trockene Luft leicht ein Wassermangel. Die empfohlene Trinkmenge ist daher 3–4 l/Tag. Isotonische Getränke oder Tee mit Salz helfen, Elektrolyte auszugleichen.

Prinzipiell wichtig sind eine kohlenhydratbetonte Ernährung (6–10 g/kg/Tag) und eine ausreichende Proteinzufuhr (mindestens 1,2 g/kg/Tag). Kohlenhydrate wie z. B. Brot, Haferflocken, Trockenfrüchte, Müsliriegel oder Gels sind leicht verdaulich und liefern schnell verfügbare Energie, um die Leistungsfähigkeit zu erhalten. Proteine wie z. B. Trockenfleisch, Hülsenfrüchte, Proteinriegel und Milchpulver sind wichtig für Muskelerhalt und Regeneration.

Der Aufenthalt und die körperliche Belastung bei Höhenlagen ab 2500 m führen zu erhöhtem **oxidativen Stress.** Ein Grund ist, dass die Atmungskette in den Mitochondrien bei niedrigerem Sauerstoffpartialdruck mehr Elektronen „verliert". So entstehen Superoxid und andere **Sauerstoffradikale** (s. ▸ Kap. 9, Wassersport).

*Hier ergreift Alison das Wort: „Daher empfehle ich **antioxidanzienreiche** Lebensmittel. Das reduziert nachweislich Entzündungs- und Stressmarker, ohne die Höhenanpassung zu beeinträchtigen. Getrocknete Beeren und Nüsse, gerne auch dunkle Schokolade, das ist bei mir immer dabei!" Reinhold ergänzt: „Wichtig ist auch **Eisen** für die Blutbildung, das **Ferritin** sollte bei ≥ 35–50 µg/l sein, sonst sollte man oral supplementieren. **Magnesium** und **Kalium** können gegen Muskelkrämpfe sinnvoll sein. Für andere Supplemente wie Ketone, β-Alanin oder Nitrate gibt es bisher keine Studien zu evidenzbasierter Wirksamkeit."*

„Sehr wichtig ist es, genug zu essen. Leider schaffen das die meisten nicht!", wirft Alison noch ein.

Der Appetit ist in der Höhe deutlich reduziert (**Höhenanorexie**). Gleichzeitig ist aber in der Kälte der **Kalorienbedarf** erhöht. Dazu kommen die körperliche Belastung und der geringere **Sauerstoffpartialdruck**, d. h. der Stoffwechsel arbeitet reduziert. Empfohlen werden daher regelmäßige, energiedichte Mahlzeiten.

Der Aufenthalt in großen Höhen bedeutet also eine große Belastung für den menschlichen Körper. Tatsächlich begeben sich Menschen aber schon seit Tausenden von Jahren in große Höhen, wie der spektakuläre Fund von Ötzi zeigt.

10.7 Ötzi – der Mann vom Hauslabjoch

Die Gletschermumie vom Similaun aus der späten Jung- bzw. Kupfersteinzeit wurde am 19.09.1991 von den deutschen Bergwanderern Erika und Helmut Simon aus Nürnberg beim 3208 m hohen Tisenjoch in den Ötztaler Alpen gefunden, bedingt durch den Rückzug des den Körper schützenden Gletschereises infolge starker Abtauvorgänge während eines heißen Sommers. Der Todeszeitpunkt wurde mittels **Radiokohlenstoffdatierung**[9] auf das Jahr 3258 ± 89 Jahre v. Chr. geschätzt (Abb. 10.4).

Das wahrscheinliche Sterbealter des ca. 1,54 m großen und 13 kg schweren, gefriergetrockneten Leichnams wird mit 45–46 ± 5 Jahren angegeben, die Größe zu Lebzeiten mit etwa 1,60 m. Der Körper weist lumbale Bandscheibendegenerationen, eine Pfeilschussverletzung der linken Schulter sowie eine Fraktur der rechten Sutura zygomaticofrontalis und ein Schädelhirntrauma auf. Zahnmedizinisch imponieren Karies, eine leichte Parodontose und ein Diastema.

Aufgrund einiger Tätowierungen an klassischen Akupunkturpunkten (u. a. parallele Linien im LWS-Bereich, Streifen um den rechten Fußknöchel und ein Kreuz hinter dem rechten Knie) wird über eine therapeutische Funktion dieser Tattoos spekuliert. Internistisch bestanden außerdem Gallensteine sowie ein positiver Helicobacter pylori-Nachweis im Magen. Der mitgeführte Birkenporling weist therapeutisch auf Magenbeschwerden hin. Eine genetische Untersuchung deutet auf eine Laktoseintoleranz hin. Ötzi war Träger der **Blutgruppe 0**.

9 Die **Radiokohlenstoffdatierung** (auch ^{14}C-Datierung) ist ein Verfahren zur Altersbestimmung organischer Materialien. Es beruht auf dem Zerfall des radioaktiven Kohlenstoffisotops ^{14}C, das nach dem Tod eines Organismus nicht mehr aufgenommen wird. Anhand des verbliebenen ^{14}C-Anteils lässt sich das Alter des Materials bis etwa 50.000 Jahre zurück berechnen.

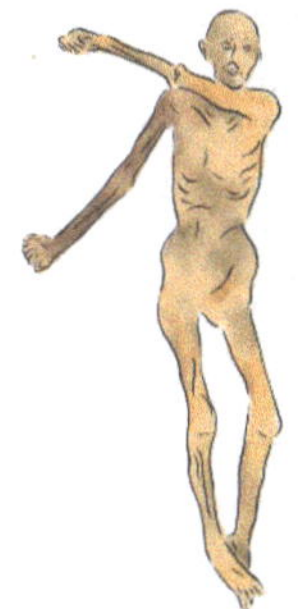

Abb. 10.4 Ötzi – die Gletschermumie vom Similaun

Schnittverletzungen am linken Arm und an den Händen sowie Kratzspuren am gesamten Körper könnten Hinweise für einen Nahkampf am Tag vor seinem Tod sein. Offensichtlich war er vor seinem Tod von einem Bogenschützen attackiert worden. Die Pfeilspitze hatte ein etwa 2 cm großes Loch in die linke Scapula geschlagen. Möglicherweise starb er aber nicht an den unmittelbaren Folgen der Schussverletzung, sondern durch ein anschließendes schweres Schädeltrauma als Folge eines rückwärtigen Sturzes. Zur Todesursache gibt es keinen allgemeinen Expertenkonsens.

Die Mumie wird im Südtiroler Archäologiemuseum in Bozen in einer Kühlzelle aufbewahrt, die mit einer Temperatur von −6,5 °C und 97–99 % Luftfeuchtigkeit die Gletscherbedingungen imitieren soll.

Weiterführende Literatur

Bärtsch P, Swenson ER (2013) Acute high-altitude illnesses. N Engl J Med 369(17):1666–1667. https://doi.org/10.1056/NEJMc1309747

Berger M, Berghold F, Brugger H, Burtscher M, Fischer R, Paal P, Schobersberger W, Sumann G (Hrsg) (2025) Alpin- und Höhenmedizin. Springer, Berlin

Berghold F, Brugger H, Burtscher M, Domej W, Durrer B, Fischer R, Paal P, Schaffert W, Schobersberger W, Sumann G (Hrsg) (2019) Alpin- und Höhenmedizin. Springer, Heidelberg

Bhagi S, Srivastava S, Singh SB (2014) High-altitude pulmonary edema: review. J Occup Health 56(4):235–243. https://doi.org/10.1539/joh.13-0256-ra

Brandes R, Lang F, Schmidt R (2019) Physiologie des Menschen. Springer, Heidelberg

Engelhardt M (Hrsg) (2022) Sportverletzungen. Diagnose, Management und Begleitmaßnahmen. Urban & Fischer, München

Fluhrer R, Hampe W (Hrsg) (2023) Biochemie und Molekularbiologie hoch2. Elsevier, München

Gilbert-Kawai ET, Milledge JS, Grocott MP, Martin DS (2014) King of the mountains: Tibetan and Sherpa physiological adaptations for life at high altitude. Physiology 29(6):388–402. https://doi.org/10.1152/physiol.00018.2014

Grocott MP, Martin DS, Levett DZ, McMorrow R, Windsor J, Montgomery HE (2009) Arterial blood gases and oxygen content in climbers on Mount Everest. N Engl J Med 360(2):140–149. https://doi.org/10.1056/NEJMoa0801581

Karpęcka-Gałka E, Frączek B (2024) Nutrition, hydration and supplementation considerations for mountaineers in high-altitude conditions: a narrative review. Front Sports Act Living. https://doi.org/10.3389/fspor.2024.1435494

de Marées H (2002) Sportphysiologie. Sport und Buch Strauß, Köln

Raschka C, Kliem B (2023) Sportmedizin – Fragen und Antworten. 1000 Fakten für die Zusatzbezeichnung. Springer, Heidelberg

Raschka C, Nitsche L (Hrsg) (2016) Praktische Sportmedizin. Thieme, Stuttgart New York

Raschka C, Ruf S (2026) Sport und Ernährung – Wissenschaftlich basierte Empfehlungen, Tipps und Ernährungspläne für die Praxis. Thieme, Stuttgart

Raschka C, Nitsche L, Kuchler W (Hrsg) (2019) Ski- und Snowboardmedizin. Wulff, Dortmund

Ronen R, Zhou D, Bafna V, Haddad GG (2014) The genetic basis of chronic mountain sickness. Physiology 29(6):403–412. https://doi.org/10.1152/physiol.00008.2014

Schöffl V, Schöffl I, Hochholzer T, Lutter C (Hrsg) (2020) Klettermedizin: Grundlagen, Unfälle, Verletzungen und Therapie. Springer, Berlin Heidelberg New York

Weineck J (2010) Sportbiologie. Spitta Verlag. Balingen

Regeneration: im Wellnesshotel

Björn Kliem, Corinna Haupt, Daniela Kugelmann, Christoph Raschka und Christine Wild-Bode

Inhaltsverzeichnis

C. Raschka, C. Wild-Bode (Hrsg.), *Grundlagen der Sportmedizin*,
https://doi.org/10.1007/978-3-662-72761-4_11

Nachdem alle Studenten das Wintersemester und ihre sportlichen Aktivitäten erfolgreich abschließen konnten, gönnt sich die Clique ein gemeinsames Wochenende im Wellnesshotel „Thor liebt Moor" am Fuße der Alpen. Nach einer Schneeschuhwanderung durch die eindrucksvolle Winterlandschaft gönnen sich Anna und Marc eine Massage. Anna wird vom indischen Besitzer Ranga persönlich massiert (◻ Abb. 11.1)*, der Masseur von Marc erinnert an den bekannten Marvelstar aus den Thor-Filmen mit seinen großen Händen und ausgeprägten Muskeln. Am Abend halten Indra und Ranga einen kleinen Vortrag, „Massage, Meditation und mehr", den sich die Freunde anhören.*

11.1 Massagen

Massagen sind eine der ältesten und am weitesten verbreiteten Methoden zur Unterstützung der körperlichen Regeneration nach sportlicher Belastung. Durch mechanische Reize auf Muskulatur und Bindegewebe werden lokale Durchblutung, Lymphfluss und Gewebsstoffwechsel angeregt. Studien zeigen, dass Massagen zu einer Reduktion muskelspezifischer Entzündungsmarker (z. B. CK, IL-6) führen können. Neuromechanisch wirken Massagen entspannend über eine vermehrte parasympathische Aktivierung und können den Cortisolspiegel senken, was zur mentalen und körperlichen Erholung beiträgt. Besonders bei Muskelkater wird Massage oft zur Linderung eingesetzt – auch wenn der Effekt auf objektive Leistungsparameter eher moderat ausfällt (◻ Abb. 11.2).

11

11.2 Muskelkater

Muskelkater, medizinisch auch als DOMS („*delayed onset muscle soreness*") bezeichnet, entsteht typischerweise 12 bis 24 Stunden nach ungewohnter oder exzentrischer Muskelbelastung. Biochemisch ist Muskelkater nicht primär durch die Ansammlung von Laktat bedingt, wie früher angenommen wurde, sondern durch mikroskopische Strukturveränderungen in den Muskelfasern. Dabei kommt es insbesondere zu **Mikrotraumata** an den **Z-Scheiben** der Sarkomere. Diese Mikroverletzungen lösen eine **Entzündungsreaktion** aus, bei der Zytokine und andere Entzündungsmediatoren wie Prostaglandine und Interleukine freigesetzt werden. Diese fördern die Einwanderung von Immunzellen (z. B. Makrophagen), die Gewebetrümmer abbauen und zugleich weitere Entzündungsprozesse stimulieren. Im Verlauf werden vermehrt freie Radikale gebildet, die oxidativen Stress verursachen und die Zellmembranen weiter schädigen

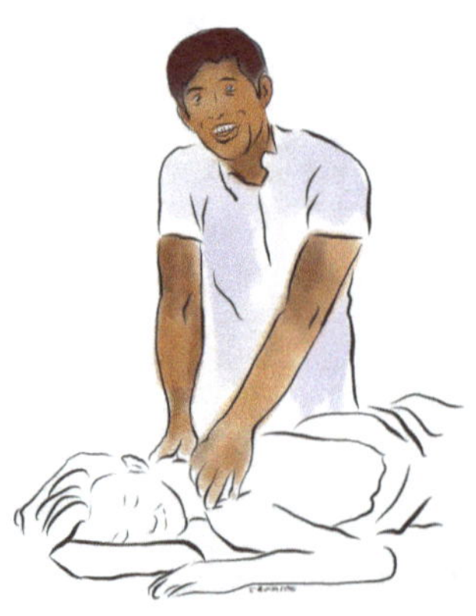

◻ **Abb. 11.1** Ranga, ein hervorragender Masseur

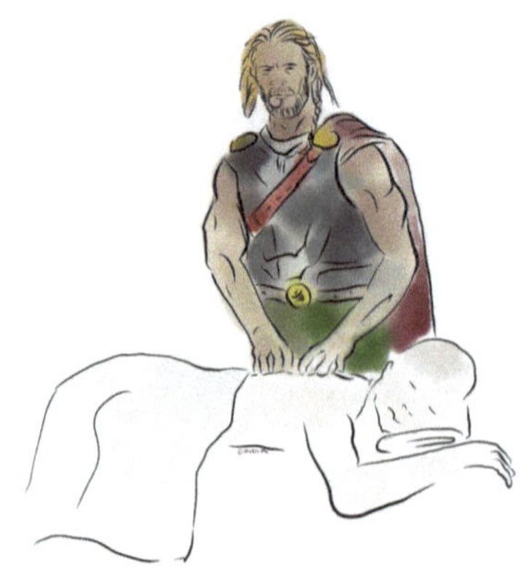

◻ **Abb. 11.2** Marc stellt sich vor, er wird von Thor persönlich massiert

können. Die dabei entstehende **Ödembildung** und Sensibilisierung der nozizeptiven Nervenendigungen durch Bradykinin[1] und Substanz P[2] führen letztlich zum typischen Schmerzempfinden bei Muskelkater.

11.3 Propriozeption und Muskeldehnung

Die Dehnung eines Muskels ist nicht nur biomechanisch bedeutsam, sondern auch ein zentraler Stimulus für das propriozeptive System. Während eines Dehnreizes werden insbesondere die Muskelspindeln aktiviert – mechanosensitive Rezeptoren, die sich parallel zu den Muskelfasern im Muskelbauch befinden. Sie detektieren sowohl die momentane Länge des Muskels als auch die Geschwindigkeit, mit der sich diese Länge verändert. Diese Informationen werden über afferente Nervenfasern an das Rückenmark und supraspinale Zentren weitergeleitet und dort in motorische Antworten integriert.

Dehnungsreize liefern damit kontinuierliche Informationen über die Position und Bewegung der Extremitäten im Raum. Vor allem bei statischer Dehnung führt die längere Aktivierung der Muskelspindeln zu einer Modulation des Muskeltonus – eine Grundlage vieler therapeutischer Dehntechniken. In dynamischen Bewegungen, etwa im Sport, tragen Dehnreflexe dazu bei, die Muskelspannung zu regulieren und plötzliche Längenveränderungen kontrolliert abzufangen.

1 **Bradykinin** ist ein Entzündungsmediator, der im Rahmen muskulärer Mikrotraumata oder Überbelastung freigesetzt wird. Es fördert Vasodilatation, Schmerzempfindung und Gefäßpermeabilität – wichtige Prozesse für Heilung und Anpassung im Sport.

2 **Substanz P** ist ein Neuropeptid, das bei Gewebeschädigung oder Überbelastung freigesetzt wird. Es vermittelt Schmerzreize, fördert die Entzündungsreaktion und unterstützt Heilungsprozesse, etwa durch Gefäßerweiterung und Aktivierung von Immunzellen.

Hamstring-Strain

Bei unzureichender Dehnfähigkeit, z. B. der ischiokruralen Muskulatur, kann es zu einer eingeschränkten Bewegungsökonomie und veränderten propriozeptiven Rückmeldungen kommen. Ein typisches Beispiel ist der Hamstring-Strain bei Sprintbelastungen: Durch unzureichende Dehnungsfähigkeit und eine verspätete oder abgeschwächte Rückmeldung der Muskelspindeln wird die reflektorische Schutzspannung unzureichend aktiviert, was zu Überlastung und Muskelfaserriss führen kann. Umgekehrt kann gezieltes, regelmäßig durchgeführtes Dehnen die propriozeptive Wahrnehmung verbessern, reflektorische Schutzmechanismen schulen und das Verletzungsrisiko senken.

In der Rehabilitation nutzt man diese Effekte gezielt: Dehnübungen werden nicht nur zur Beweglichkeitsverbesserung, sondern auch zur Reaktivierung propriozeptiver Steuerung eingesetzt – etwa bei chronischen Instabilitäten oder nach längerer Immobilisation.

In der Pause fragt Alfredo seine Freunde: „Wie steht ihr eigentlich zum Dehnen? Macht ihr das vor oder nach dem Training?"

Prinzipiell wird das Dehnen oder Stretching seit vielen Jahren heiß diskutiert. Die Datenlage aus der Forschung ist kontrovers. Selbst unter den Leistungssportlern gibt es solche, die auf Dehnen niemals verzichten würden, und solche, die es nicht praktizieren. Es gibt verschiedene Gründe, warum eine Dehnung der Muskulatur durchgeführt wird. Es geht u. a. um die Verringerung von Verletzungsrisiken (dann dehnt man meist vor der Trainingseinheit) oder darum, die Beweglichkeit oder den Muskeltonus positiv zu beeinflussen. Man muss hierbei unterscheiden zwischen statischem und dynamischem Dehnen der Muskulatur. Man empfiehlt derzeit nach

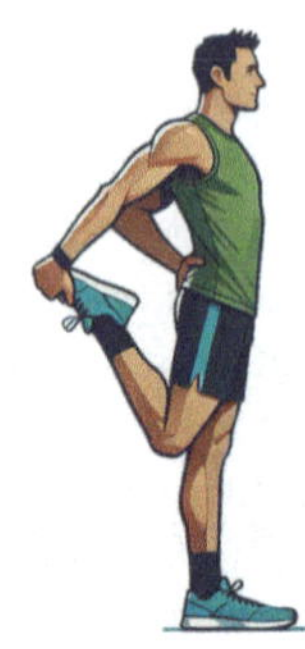

Abb. 11.3 Die Oberschenkelmuskulatur wird statisch gedehnt.

dem Sport vor allem dann Dehnübungen, wenn das Training eine Wiederholung der immer gleichen Bewegung beinhaltete, z. B. nach dem Joggen. Man kann das ja recht oft beobachten bzw. macht man das nach einem Lauf vielleicht selbst: die klassische statische Dehnübung, bei der man, gegen eine Mauer oder ähnliches gelehnt, ein Bein nach hinten anwinkelt und mit dem Arm an den Oberschenkel heranzieht (Abb. 11.3).

11

Hierbei wird die Muskelgruppe also passiv und statisch gedehnt. Ein Halten der Dehnposition von 15–30 Sekunden ist in der Regel optimal, da so der Muskeldehnungsreflex ausgeschaltet werden kann und die Übung damit effektiv wird. Bei einem dynamischen Stretching spricht man von einer aktiven Bewegung, die dazu führt, dass der Muskel und das zugehörige Bindegewebe durch den gesamten möglichen Bewegungsbereich geführt werden und keine Halteposition eingenommen wird. Das könnte also so aussehen, dass man sich mit den Zehenspitzen auf eine Kante stellt und eine wippende Bewegung ausführt und somit die gesamte Wadenmuskulatur dynamisch dehnt.

Ranga beendet die Diskussion zur Dehnung mit den Worten: „Na ja, ob euch Dehnen eine Hilfe ist oder nicht, solltet ihr für euch selbst testen. Das Beste ist so oder so bei Training und Erholungsphasen, auf sich und die Signale des Körpers zu achten. Für manche Sportler ist das Dehnen auch der notwendige Abschluss der Trainingseinheit und hat definitiv auch eine psychologische Komponente.“

11.4 Neuroanatomie und -physiologie der Entspannung

Verschiedene Entspannungsverfahren wie z. B. die **Meditation** haben sich als effektive Werkzeuge zur Förderung der psychischen und physischen Erholung etabliert. Durch fokussierte Aufmerksamkeitslenkung, Atemtechniken und Achtsamkeitstraining wird das autonome Nervensystem beeinflusst: Die **Sympathikusaktivität** wird gehemmt, der **Parasympathikus** (Vagus-vermittelt) aktiviert, was Herzfrequenz und Blutdruck senkt.

Mehrere kortikale und auch subkortikale Strukturen sind hierbei aktiv. Der präfrontale Kortex, der im Bereich des Frontallappens liegt, übernimmt die Steuerung von Aufmerksamkeit und Handlungsplanung und hat auch Einfluss auf die emotionale Kontrolle. Es gibt Studien, die eine erhöhte Aktivierung und verbesserte funktionelle Vernetzung nach Meditation zeigen. Auch das **limbische System**, zu dem u. a. Hippocampus und Amygdala zählen, die beide im Temporallappen liegen, sind beteiligt: Der Hippocampus ist entscheidend für die Gedächtnisbildung, aber auch für die Stressregulation. Die **Amygdala** (Mandelkern), die vor dem **Hippocampus** liegt, steuert emotionale Reaktionen wie Angst und Stress. Hier zeigte sich in Untersuchungen eine reduzierte Aktivität, die mit einer geringeren Stressbelastung korreliert. Auch das „Tor zum Bewusstsein“, der **Thalamus**, der im Zwischenhirn liegt, empfängt sensorische Signale, leitet diese zur Großhirnrinde (Kortex) weiter und steuert somit die Aufmerksamkeit (Abb. 11.4).

Neurowissenschaftlich wird auch ein **Default Mode Network** (DMN) beschrieben, ein

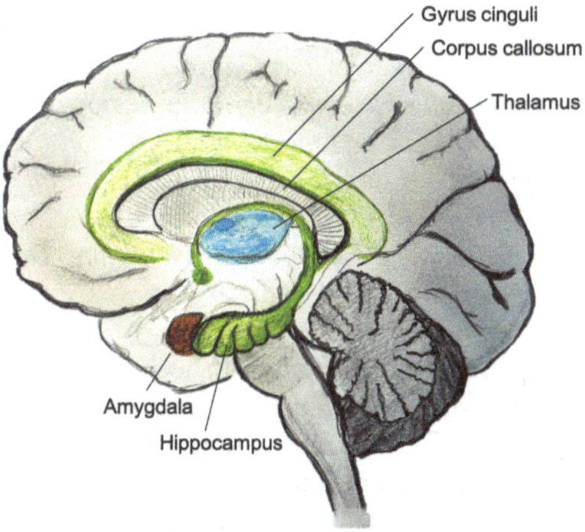

Abb. 11.4 Hippocampus und Amygdala sind Teil des limbischen Systems, das emotionale Reaktionen steuert. Sie können durch Meditation in ihrer Aktivität gehemmt werden. Der Thalamus als „Tor zum Bewusstsein" spielt eine wichtige Rolle für die Körperwahrnehmung, die bei der Meditation aktiviert wird, während gleichzeitig der „Default Mode", der z. B. das Nachdenken über sich selbst beinhaltet, reduziert wird

Netzwerk, das Hirnregionen umfasst, die vor allem dann aktiv sind, wenn man nicht auf eine (äußere) Aufgabe konzentriert ist, wie es zum Beispiel bei gedanklichen Abschweifungen, Tagträumen, Nachdenken über sich selbst etc. vorkommt. Zu diesem Netzwerk zählen u. a. der mediale präfrontale Kortex, der im Parietallappen liegende Precuneus, aber auch Teile des Temporallappens. Während der Meditation zeigt sich eine geringere Aktivität dieses Systems, während gleichzeitig Areale stärker aktiviert sind, die für Aufmerksamkeit und Körperwahrnehmung zuständig sind. Das kann darauf hinweisen, dass Mediation die Aufmerksamkeit stabilisiert und die Selbstfokussierung verringert.

Regelmäßige Entspannung kann darüber hinaus die Schlafqualität, die Schmerzwahrnehmung und auch die Fokussierung im Training verbessern – ein zunehmend bedeutender Baustein in der ganzheitlichen Sportregeneration.

11.5 Regeneration: Autogenes Training, PMR, Hypnose und mehr

Am Abend regeneriert die Clique in der Sauna. „Nach den teilweise doch extremen Belastungen der letzten Monate freue ich mich richtig auf die Tage der Entspannung hier mit euch", lässt Marc wissen, während er sich auf die oberste Bank der finnischen Sauna legt. „Ja, ich freue mich auch und bin ganz gespannt auf die Moor-Anwendungen", sagt Joyce, als Ranga zum Aufguss hineinkommt. „Torf als ortsgebundenes Heilmittel hat unglaubliche Wirkungen – das müsst ihr ausprobieren", Ranga kommt ins Schwärmen.

Das **Moorbreivollbad** – meist eine Mischung aus Thermalwasser und Badetorf – wird in der Regel mit einer Temperatur von 40–42 °C über etwa 15–20 Minuten angewandt und wird – im Gegensatz zu 40° heißem Wasser – nicht als heiß empfunden. Der Badetorf ist aufgrund seiner physikalischen Eigenschaften nämlich ein schlechter Wärmeleiter. Die Wärme wird daher mittels Advektion nur sehr langsam abgegeben. Dies führt nicht nur zu einer langsamen, sondern auch zu einer langanhaltenden Aufwärmung des menschlichen Körpers im Moorbad, sodass die Körperkerntemperatur von 37 °C auf bis zu 39–40 °C ansteigen und auch für etwa 2 Stunden gehalten werden kann. Diese Hyperthermie wird in der Naturheilkunde als **Heilfieber** bezeichnet. Denn aufgrund dieser thermophysikalischen Eigenschaften kommt es zu einer deutlichen Mehrdurchblutung sämtlicher Gewebe. Dies wiederum führt zu einer Reduktion der Viskosität der Synovia, welche so arthrotische und arthritische Gelenke besser ernähren kann. Es kommt weiterhin zur Entspannung der Muskulatur (detonisierende **Wärme-Analgesie**) und zur Dämpfung des vegetativen Nervensystems (Sympathikolyse).

Darüber hinaus wird u. a. auch das Immunsystems aktiviert, was zu einem Anstieg der Leukozyten und weiterer antiinflammatorischer Mediatoren sowie zu einer Verminderung proinflammatorischer Mediatoren wie den Prostaglandinen führen kann. Dieser Prozess wird in der Naturheilkunde auch gerne als „Aktivierung der Selbstheilungskräfte" bezeichnet. Auch wenn der thermische Aspekt der Wichtigste ist, so hilft – aufgrund der höheren spezifischen Dichte des Badetorfes im Vergleich zu Wasser – auch der Auftrieb im Moorbreivollbad, Gelenke, Wirbelsäule und Muskulatur zu entlasten. Da auch der hydrostatische Druck höher ist als im Wasser, sollten sich Menschen mit Herzkreislauf- und Lungenerkrankungen vorher einer ärztlichen Untersuchung unterziehen, um Kontraindikationen nicht zu übersehen. Sollten Kontraindikationen vorliegen, so sind Moorpackungen eine Alternative. Für die Moorbestandteile wie Mineralien als auch organische Bestandteile wie Huminsäuren, Extraktbitumen, Lignine, Fluvensäuren oder auch Phytohormone werden heilsame Wirkungen propagiert; diese sind jedoch wissenschaftlich bisher nicht ausreichend nachgewiesen. Aufgrund des Klimawandels sollten unsere Moore, die eine wichtige CO_2-Senke darstellen, „geflutet" und nicht weiter abgebaut werden – zumindest nicht für Wellnessanwendungen. In erster Linie aufgrund der besonderen thermophysikalischen Eigenschaften des Badetorfs bieten Moorbreivollbäder bei medizinischer Indikation nicht nur eine hervorragende Möglichkeit zur psychophysischen Entspannung, sondern führen bei Menschen mit muskulären (Rücken-)Schmerzen, degenerativen Gelenkerkrankungen und rheumatischen Erkrankungen regelmäßig zu einer deutlichen und länger anhaltenden Schmerzreduktion.

Nachdem alle den Aufguss genossen hatten, hatte sich Joyce schnell noch für das letzte Moorbad am Nachmittag angemeldet. Danach treffen sich die Freunde noch auf einen ayurvedischen Tee im Spa-Bereich. „Also, das Moorbad war der Hammer. Unfassbar. Mir ist auch jetzt, 'ne Stunde nach dem Bad, noch so warm, dass ich schwitze. Gar nicht zu vergleichen mit einem Bad in Thermalwasser. Totale Entspannung. Und meine Knieschmerzen sind auch weg", erklärt Joyce. „Hört sich gut an", meint Hagen. „Aber um wirklich runterzukommen, mache ich Autogenes Training. Das hilft mir richtig gut", fährt er fort.

Das **Autogene Training** wurde in den 20er Jahren des letzten Jahrhunderts vom deutschen Psychiater JH Schultz[3] aus der Hypnose heraus entwickelt. Es ging ihm darum, ein Verfahren zu entwickeln, bei dem Entspannung selbständig – also autogen – durch **Autosuggestionen** herbeigeführt werden kann. Die Grundversion besteht aus einer Schwere- und einer Wärme-Übung, z. B. mit den Formeln „Der rechte Arm ist schwer." und „Der rechte Arme ist warm." Dies wird fortgeführt mit dem linken Arm und den beiden Beinen. Danach wurden die Herz-, Atem-, Sonnengeflechts- und die Stirnkühle-Übung entwickelt. Später wurden diese sogenannten Unterstufen-Übungen noch um meditative Oberstufen-Übungen und spezielle Übungen ergänzt. Diese können jedoch nicht von jedem immer angewendet werden und sind auch nicht so gut validiert. Gute Evidenz besteht jedoch besonders für die Wärme- und die Schwere-Übung bzgl. stress- und angstreduzierender Wirkung und daraus folgend für die Anwendung bei Angststörungen, leicht- bis mittelgradigen Depressionen, funktionellen Schlafstörungen, Spannungskopfschmerzen, Migräne, Bluthochdruck und somatoformen Schmerzstörungen. Im Breiten- wie im Leistungssport wird daher Autogenes Training gerne als ein leicht in den Trainings- und Wettkampfalltag zu integrierendes Verfahren zur Entspannung, Förderung von Schlaf und Erholung sowie zur Reduktion von Stress, Angst und Schmerz genutzt.

---

3 **Johannes Heinrich Schultz:** 1884-1970, dt. Psychiater, Psychotherapeut und Psychoanalytiker.

Am nächsten Tag trifft sich die Clique im Spa-Bereich des Hotels. „Ich geh jetzt zur PMR – finde ich besser als Autogenes Training. Wer kommt mit?“, erklärt Arnold. „Was ist PMR?“, möchte Alfredo wissen. „Na, Progressive Muskelrelaxation. Da kann ich meine Muskeln so schön anspannen und dann aber auch entspannen“, demonstriert der ehemalige Kraft-Dreikämpfer seine immer noch üppigen Muskelpakete.

Wahrscheinlich weil der Fokus auf der Muskulatur liegt, ist die **Progressive Muskelrelaxation** das vermutlich beliebteste Entspannungsverfahren sowohl in der Psychotherapie als auch im Sport. Die PMR wurde zu Beginn des 20 Jh. vom amerikanischen Physiologen Edmund Jacobson[4] entwickelt, nachdem er entdeckt hatte, dass durch den systematischen Wechsel von An- und Entspannung das parasympathische vegetative Nervensystem aktiviert und damit der Muskeltonus gesenkt werden kann. Die ursprüngliche Form umfasst 30 Muskelgruppen; eine kürzere Version umfasst 16 Muskelgruppen. Die Kurzversion besteht aus 5 Muskelgruppen: Arme, Beine, Gesicht, Schulter-Nackenbereich sowie Bauch- und Rückenmuskeln. Die PMR wurde – wie das Autogene Training auch – ursprünglich in der sitzenden Droschkenkutscher-Haltung durchgeführt. Bessere Entspannung finden die meisten jedoch in der liegenden Position.

Im Verlauf wurden weitere Varianten entwickelt wie die ausschließlich lösende Entspannung (ohne vorherige Anspannungsphase), die gut für Schmerzpatienten geeignet ist, oder auch die Konfrontations-Entspannung („application training“) mit imaginierter oder tatsächlicher Konfrontation mit angst- bzw. stressauslösenden Situationen. Die Wirksamkeit der PMR bei Spannungskopfschmerzen und Migräne ist ebenso nachgewiesen wie die angst- und stressreduzierende Wirkung. Aufgrund dessen wird die PMR im Sport gerne eingesetzt. Sie ist ähnlich wirksam wie das Biofeedback-Verfahren, kommt jedoch ohne Geräte aus und ist daher überall einsetzbar. Zudem lässt sich die Kurz-Version gut in den Trainings- und Wettkampfalltag integrieren. In Kombination mit Imaginationsverfahren kann die PMR erfolgreich zur Reduktion von Wiederverletzungsangst und zur Beschleunigung der Wundheilung eingesetzt werden. Das von der PMR behauptete Potenzial zur Steigerung der Leistung und zur Beschleunigung der Regeneration konnte jedoch bisher leider wissenschaftlich noch nicht bestätigt werden.

Nach der PMR fragt Hagen: „Was sind eigentlich Imaginationsverfahren?“

Imaginationsverfahren setzen mentale Prozesse des Wahrnehmens – visuell, auditiv, olfaktorisch, gustatorisch, taktil und/oder ggf. auch nozizeptiv – gezielt ein, um Veränderungen auf körperlicher und/oder psychischer Ebene zu erzielen. Es gibt mehrere Imaginationsverfahren. Das wahrscheinlich Bekannteste ist die Vorstellung vom „sicheren Ort“. Diese kann nicht nur zur Entspannung eingesetzt werden, sondern auch sehr erfolgreich bei posttraumatischen Belastungsstörungen. Imaginationen sind zudem die Basis des Mentalen Trainings im Sport (s. ▸ Abschn. 5.5). Sie dienen somit der Steigerung der Leistung – insbesondere von technischen Bewegungsabläufen. Weiterhin werden Imaginationen im Sport aber auch zur Entspannung, zur Vorbeugung von Verletzungen sowie zur Reduktion von Versagensangst eingesetzt.

„Und was ist mit Biofeedback gemeint?“, möchte Alfredo wissen.

Beim **Biofeedback** werden biologische Parameter, also körperliche Funktionen, wie Muskelspannung (EMG), Herzfrequenz, Hauttemperatur, Hautleitwert, Atemfrequenz, die elektrische Gehirnaktivität (EEG)

---

4 **Edmund Jacobson**: 1888-1983, amerik. Arzt.

und andere Parameter der betreffenden Person zurückgemeldet. Diese Rückmeldungen werden mittels spezieller Sensoren erhoben, von einem Computer in verständliche Daten transformiert, die wiederum als Bilder oder Töne vom Computer dargeboten werden. Die therapeutische Wirksamkeit der Reduktion von Spannungskopfschmerzen, Migräne, chronischen Rückenschmerzen sowie Stress und Angst ist ebenso wissenschaftlich belegt wie die leistungssteigernde Wirkung im Sport. Athleten können mithilfe von Biofeedback nicht nur besser entspannen, sondern auch ihr kognitives als auch ihr emotionales Aktivierungsniveau besser regulieren und daraus folgend bessere Leistungen zeigen, wie z. B. im Bogenschießen, Golf oder Kayakfahren gezeigt werden konnte.

Nach der PMR begegnen die Freunde auf dem Gang Indra. „Ihr habt ein echt tolles Angebot zu Entspannung hier: neben der Sauna das Autogene Training, die Progressive Muskelrelaxation und natürlich die Mooranwendungen", ist Joyce begeistert. „Danke für das Kompliment. Aber wir haben noch mehr: Hypnose. Einer unserer Hypnotherapeuten gibt in 5 Minuten eine Entspannungshypnose. Ihr könnt gerne teilnehmen", lädt Indra die Gruppe ein. „Ich weiß nicht. Da hat man dann ja nichts mehr unter Kontrolle, oder?", fragt Siegfried. „Ach nein! Er wird dich nicht anleiten, ihm Geld zu überweisen oder so. Er macht keine Showhypnose. Er ist Therapeut und macht eine Entspannungshypnose. Probiert es doch gemeinsam aus. Es wird euch gefallen", beruhigt Indra.

Die therapeutische **Hypnose** ist nicht mit Showhypnose zu verwechseln. Die Hypnotherapie könnte man daher auch als Kunst bezeichnen, einen Menschen mithilfe seiner Vorstellungskraft in eine für ihn alternative und heilsame Wirklichkeit zu führen. Auch wenn 1841 der schottische Chirurg James Braid[5] erstmals den Begriff Hypnose – entlehnt aus dem griechischen Wort für Schlaf – verwendete, so ist die hypnotische Trance kein Schlaf, sondern ein tief entspannter Wachzustand, bei dem die Aufmerksamkeit auf nur wenige Inhalte eingeschränkt ist. Die therapeutische Wirksamkeit bzgl. Angststörungen, Depressionen und z. B. Schmerzstörungen ist genauso wissenschaftlich belegt wie die Leistungssteigerung im Sport. Hypnose kann die Wurfgenauigkeit im Basketball erhöhen, Wettkampfangst reduzieren und die Wahrnehmung der Anstrengung im Radsport reduzieren. Auch kann man mit Hypnose ebenso wie mit den Imaginationsverfahren Bewegungsabläufe intensiv trainieren.

„Das war ja ganz anders, als ich dachte", korrigiert sich Siegfried selbst. „Das war richtig klasse. Damit komm ich viel besser runter als mit Progressiver Muskelrelaxation", findet Hagen. Die Clique ist sich beim abendlichen Tee in der Lounge einig: Im „Thor liebt Moor" ist für jeden die richtige Anwendung zur Entspannung und Regeneration dabei.

11.6 Baden in heißen Quellen und Suhlen im Schlamm

Ein ausgesprochener Liebhaber der Balneotherapie ist offensichtlich der zur Familie der Meerkatzenverwandten (Cercopithecidae) zählende Japanmakak bzw. **Schneeaffe** oder Rotgesichtsmakake (Macaca fuscata), der von allen Primaten (mit Ausnahme des Menschen) das nördlichste Verbreitungsgebiet aufweist. Seine Kopfrumpflänge beträgt 52 bis 57 cm. Männchen sind mit durchschnittlich 11,3 kg schwerer als die Weibchen mit 8,4 kg. Das Gesicht ist unbehaart und rosa oder rötlich gefärbt. Im Winter suchen sie in kühleren Regionen gerne **heiße Quellen** auf, die im vulkanreichen Japan recht häufig sind. Zur Regulation ihrer Körpertemperatur halten sie sich oft stundenlang in diesen warmen Gewässern auf. Das Verhalten wurde erstmals 1965 beobachtet. Einer Studie aus

5 **James Braid**: 1795-1860, schottischer Chirurg und Hypnoseforscher.

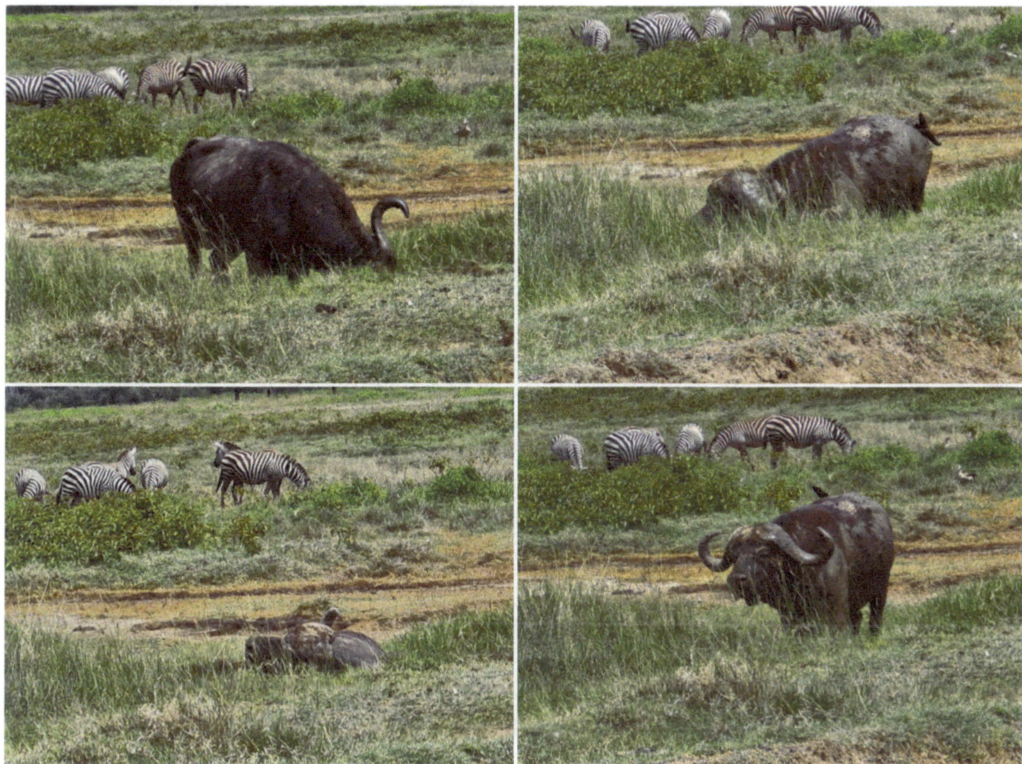

Abb. 11.5 Büffel suhlen sich gerne im Schlamm. Kenia, Nakurusee

dem Jahr 2006 zufolge wurde dieses Verhalten bei rund einem Drittel der weiblichen Tiere beobachtet, bei männlichen deutlich seltener.

Als **Suhle** wird eine morastige Bodenvertiefung bezeichnet, in welcher sich Rot-, Sika- oder Schwarzwild niederlegt, um sich bei Hitze abzukühlen und sich von Ungeziefer (z. B. Hirschlausfliegen) und Zecken zu reinigen. Dieses **Suhlen** gehört auch zum Komfortverhalten von Haus-, Wild- und Warzenschweinen, Flusspferden, Nashörnern, Büffeln, Elefanten und anderen Wildtieren (Abb. 11.5).

11.7 Die Tummo-Mönche

Dass mentale Techniken wie Meditation positive Auswirkungen auf das psychische Wohlbefinden haben können, ist inzwischen weitgehend akzeptiert. Doch wie tief diese Effekte in die Physiologie eingreifen können, zeigt ein eindrucksvolles Beispiel aus der tibetisch-buddhistischen Praxis: die sogenannte **Tummo-Meditation**. Diese Technik wurde in den 1980er-Jahren unter anderem vom Harvard-Kardiologen Dr. Herbert Benson[6] untersucht, der mit seinem Forschungsteam abgelegene Klöster im Himalaya besuchte, um die physiologischen Veränderungen bei tief meditierenden Mönchen wissenschaftlich zu dokumentieren (Abb. 11.6).

Die Beobachtungen waren ebenso spektakulär wie medizinisch verblüffend: In einer Zeremonie saßen die **Mönche** bei Außentemperaturen um den Gefrierpunkt nahezu unbekleidet und umhüllten sich lediglich mit in eiskaltes Wasser getauchten Baumwolltüchern. Innerhalb weniger Minuten begannen

6 **Herbert Benson**: 1935-2022.

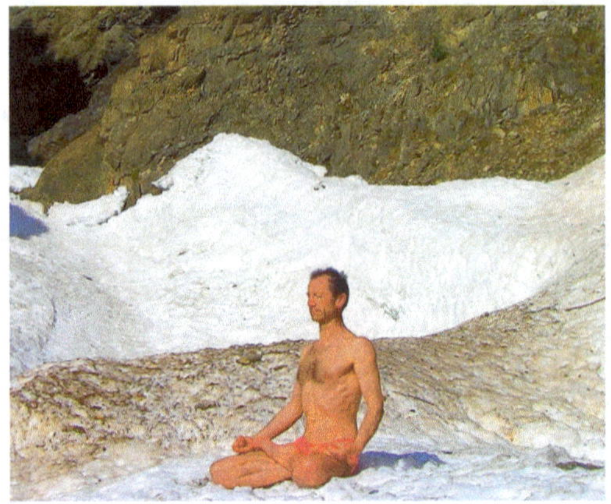

Abb. 11.6 Tummo-Mönch bei der Meditation. (Nach Tanumanasi CC BY-SA 3.0)

diese Tücher zu dampfen – sie trockneten regelrecht am Körper der Meditierenden, ohne dass sich diese bewegten. Die **Körpertemperatur** stieg während der Meditation um mehrere Grad Celsius an, insbesondere im Bereich des Rumpfs und der Extremitäten.

11

Merke

Aus medizinischer Sicht handelt es sich dabei um eine bewusste Aktivierung der Thermoregulation.

Die Thermoregulation ist eine Fähigkeit, die normalerweise dem **unwillkürlichen vegetativen** Nervensystem vorbehalten ist. Begleitende Messungen zeigten darüber hinaus eine deutliche Reduktion der Atemfrequenz und des Sauerstoffverbrauchs, eine Verlangsamung der Herzfrequenz sowie charakteristische Veränderungen im EEG – allesamt Hinweise auf einen tiefen regenerativen Zustand, vergleichbar mit Phasen der **Tiefschlaf**- oder **REM-Aktivität**.

Diese Erkenntnisse werfen ein neues Licht auf die Bedeutung mentaler Techniken für die körperliche Gesundheit. Für die Sportmedizin ist dies von besonderem Interesse: Meditation kann **Stresshormone** wie Cortisol senken, **Entzündungsprozesse** dämpfen und das **autonome Nervensystem** so beeinflussen, dass Regeneration, Konzentration und vegetative Kontrolle verbessert werden. Hochleistungssportler nutzen ähnliche Methoden bereits gezielt, etwa zur **mentalen Wettkampfvorbereitung**, zur schnelleren Erholung nach Belastung oder zum besseren Umgang mit Schmerz und Erschöpfung.

Der Fall der Tummo-Mönche zeigt exemplarisch, wie tiefgreifend mentale Disziplin den menschlichen Organismus beeinflussen kann – nicht als esoterisches Phänomen, sondern als ernstzunehmende, wissenschaftlich belegbare physiologische Realität.

Weiterführende Literatur

Beer AM, Fetaj S, Lange U (2013) Peloidtherapie. Z Rheumatol 72(6):581–589. https://doi.org/10.1007/s00393-013-1144-7

Benson H, Lehmann JW, Malhotra MS, Goldman RF, Hopkins J, Epstein MD (1982) Body temperature changes during the practice of g Tummo yoga. Nature 295(5846):234–236. https://doi.org/10.1038/295234a0

Brandes R, Lang F, Schmidt R (2019) Physiologie des Menschen. Springer, Heidelberg

Clausen M, Seifritz E (2024) Lehrbuch der Sportpsychiatrie und -psychotherapie. Band 2: Sport und Bewegung bei psychischen Erkrankungen. Hogrefe, Bern

Crevenna R (2017) Kompendium Physikalische Medizin und Rehabilitation. Springer, Heidelberg

Engelhardt M (Hrsg) (2022) Sportverletzungen. Diagnose, Management und Begleitmaßnahmen. Urban & Fischer, München

Fluhrer R, Hampe W (Hrsg) (2023) Biochemie und Molekularbiologie hoch2. Elsevier, München

Hölzel BK, Carmody J, Evans KC, Hoge EA, Dusek JA, Morgan L, Pitman RK, Lazar SW (2010) Stress reduction correlates with structural changes in the amygdala. Soc Cogn Affect Neurosci 5(1):11–17. https://doi.org/10.1093/scan/nsp034

Jiménez Morgan S, Molina Mora JA (2017) Effect of heart rate variability biofeedback on sport performance, a systematic review. Appl Psychophysiol Biofeedback 42(3):235–245. https://doi.org/10.1007/s10484-017-9364-2

Joisten C (Hrsg) (2023) Repetitorium Sportmedizin. Springer, Berlin

Kaiser Rekkas A (2022) Hypnose und Hypnotherapie, Manual für Praxis, Fortbildung und Lehre, Modul 1 Grundkurs. Carl Auer, Heidelberg

Kleinschmidt J (1989) Physikalische Wirkfaktoren der Peloidtherapie. In: Schmidt K (Hrsg) Physikalische Wirkfaktoren der Peloidtherapie. Steinkopff, Darmstadt

Kudlackova K, Eccles DW, Dieffenbach K (2013) Use of relaxation skills in differentially skilled athletes. Psychol Sport Exerc 14(4):468–475

Landers DM, Petruzzello SJ, Salazar W, Crews DJ, Kubitz KA, Gannon TL, Han M (1991) The influence of electrocortical biofeedback on performance in pre-elite archers. Med Sci Sports Exerc 23(1):123–129

Lange U, Ehnert M, Goronzy JE, Fetaj S (2012) Wirkeffekte serieller Heiltorfapplikationen (Moorbäder, Moorpackungen) und einer physikalischen Komplextherapie auf die funktionale und funktionelle Gesundheit sowie molekulare Wirkungsebene bei Gon- und Coxarthrose. Phys Med Rehab Kuror 22(04):A41. https://doi.org/10.1055/s-0032-1322841

de Marées H (2002) Sportphysiologie. Sport und Buch Strauß, Köln

Mayer J, Hermann H (2015) Mentales Training. Springer, Heidelberg

Noh YE, Morris T, Andersen MB (2007) Psychological intervention programs for reduction of injury in ballet dancers. Res Sports Med 15(1):13–32. https://doi.org/10.1080/15438620600987064

Pates J, Cummings A, Maynard I (2002) The effects of hypnosis on flow states and three-point shooting performance in basketball players. Sport Psychol 16(1):34–47

Pelka M, Heidari J, Ferrauti A, Meyer T, Pfeiffer M, Kellmann M (2016) Relaxation techniques in sports: a systematic review on acute effects on performance. Perform Enhanc Health 5(2):47–59. https://doi.org/10.1016/j.peh.2016.05.003

Raschka C, Kliem B (2023) Sportmedizin – Fragen und Antworten. 1000 Fakten für die Zusatzbezeichnung. Springer, Heidelberg

Raschka C, Nitsche L (Hrsg) (2016) Praktische Sportmedizin. Thieme, Stuttgart New York

Raschka C, Nowacki PE, Zichner L, May R (Hrsg) (2011) Doping – Wirkstoffe, fachärztliche und interdisziplinäre Aspekte. Schattauer, Stuttgart

Rosenberg RN, Pascual JM (Hrsg) (2020) Rosenberg's molecular and genetic basis of neurological and psychiatric disease, 7. Aufl. Academic Press, London Oxford Boston New York San Diego

Tang YY, Hölzel BK, Posner MI (2015) The neuroscience of mindfulness meditation. Nat Rev Neurosci 16(4):213–225. https://doi.org/10.1038/nrn3916

Weineck J (2010) Sportbiologie. Spitta, Balingen

Serviceteil

C. Raschka, C. Wild-Bode (Hrsg.), *Grundlagen der Sportmedizin*,
https://doi.org/10.1007/978-3-662-72761-4

Stichwortverzeichnis

C

D

E

F

G

H

I

N

O

P

Q

R

S

Z

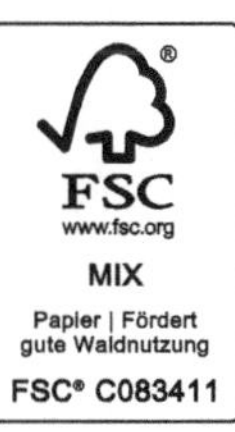

Zeitfracht Medien GmbH
Ferdinand-Jühlke-Straße 7
99095 Erfurt, Deutschland
produktsicherheit@kolibri360.de